ガイドライン準拠

エキスパート 管理栄養士養成シリーズ

基礎栄養学

［第5版］

坂井堅太郎 編

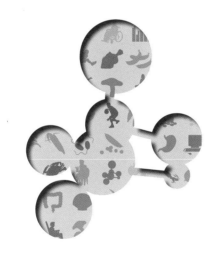

化学同人

■ シリーズ編集委員

小川　　正（京都大学名誉教授）

下田　妙子（東京医療保健大学名誉教授，
　　　　　　前 奈良女子大学生活環境学部 特任教授）

上田　隆史（元 神戸学院大学名誉教授）

大中　政治（関西福祉科学大学名誉教授）

辻　　悦子（前 神奈川工科大学応用バイオ科学部 教授）

坂井堅太郎（徳島文理大学人間生活学部 教授）

■ 執筆者

岡崎　　眞（畿央大学名誉教授・健康科学研究所）　　　　　4.1 ～ 4.3

金子　一郎（兵庫県立大学環境人間学部 准教授）　　　　　4.4，4.5，9章

桑原　頌治（滋賀県立大学人間文化学部 講師）　　　　　　4.4，4.5，9章

◎坂井堅太郎（徳島文理大学人間生活学部 教授）　　　　　1章，8章

曽川美佐子（四国大学生活科学部 教授）　　　　　　　　　5章

髙橋　享子（武庫川女子大学食物栄養科学部 教授）　　　　2章

田中　紀子（神戸女子大学 名誉教授）　　　　　　　　　　6章

妻木　陽子（広島女学院大学人間生活学部 准教授）　　　　1章，8章

堀尾　拓之（東海学園大学健康栄養学部 教授）　　　　　　3章

山中なつみ（名古屋女子大学健康科学部 教授）　　　　　　4.6，7章

（五十音順，◎印は編者）

はじめに

　日本人の健康と栄養状況は，戦後の生活水準と医療制度の向上によりきわめて高いものになり，平均寿命は男女ともに上昇し続けている．一方で，長年の食生活の不摂生の蓄積による「生活習慣病」ということばも定着した．最近では，日常生活に制限のない期間として健康寿命の概念が注目されるようになり，平均寿命の増加分を上回る健康寿命の増加を目標として掲げられている．

　栄養学は，これまで栄養素の量的な確保を目的としてきたが，現在と将来を見据えた適量と質的側面の両方を満たす視点をもつように，大きく変化している．このような背景のなかで適切な栄養摂取の目安として，「食事バランスガイド」が作成され，改訂された「食生活指針」とともに広く利用されている．また，「健康づくりのための身体活動基準2013」の策定により，生活習慣病予防の観点に基づいた運動の普及がすすめられている．さらに，2019年12月末には「日本人の食事摂取基準（2020年版）」が公開され，これは，高齢社会のさらなる進展を踏まえ，高齢者の低栄養・フレイル予防を新たに視野に入れて策定された．

　本書は，管理栄養士養成カリキュラムに対応した教科書として企画され，第5版と版を重ねてきている．本書の内容は，管理栄養士の養成カリキュラムを履修していく過程の，おそらく早い段階で学ぶものであろう．したがって，科学的な視点をもとに，栄養学の基本から全体を体系的に学習できることを目的とし，編集にあたっては，管理栄養士国家試験出題基準（ガイドライン）に従った．まず，栄養の定義と栄養学の歴史について理解を深め，栄養素の吸収・代謝の機構と生理的役割がスムーズに理解できるよう配置している．また，栄養状態の判定方法，エネルギー代謝，栄養素の分子生物学的役割などを学習することにより，栄養素が生体で利用される過程を理解し，栄養と健康とのかかわりについての理解力が自然に養われるよう構成した．

　とくに「8章　エネルギー代謝」では，食物から得られるエネルギーの生体内での利用とエネルギー必要量の概念を容易に理解できるよう，エネルギー量の算出の具体例を用いて解説したほか，「健康づくりのための身体活動基準2013」の内容についても盛り込んでいる．また，分子栄養学の基本的知識が得られる，「9章　遺伝子発現と栄養」を設けている．第5版の出版にともない，執筆者に第4章および第9章に新しい先生方が加わった．また，各章末にある予想問題の一部を新しくするなど，国家試験を受験する際にも，むだなく準備ができるよう配慮した．

　最後に本書の出版にあたり，多大なご協力とご配慮をいただいた化学同人編集部諸氏に感謝を申し上げます．

2020年8月

執筆者を代表して
坂井堅太郎

エキスパート管理栄養士養成シリーズ　シリーズ刊行にあたって

　社会環境とライフスタイルの著しい変化により飽食化が進み，生活習慣病が大きな社会問題となるにつれて，栄養指導概念を見直す必要に迫られてきた．科学の世界では，ヒトゲノムの全容が解明され，生命現象や多くの疾患が遺伝子レベルで解明されようとしている．これらを背景として，年々進行する少子・高齢社会にも対応した栄養指導を行える管理栄養士の養成が望まれるようになった．

　平成14年4月に「栄養士法の一部を改正する法律」が施行されるとともに，制度と教育についての検討が行われ，管理栄養士の位置づけが明確にされた．新しいカリキュラムの修了者には，新制度による管理栄養士国家試験が課せられ，出題基準（ガイドライン）も提示された．

　【エキスパート管理栄養士養成シリーズ】は，こうした状況に応えるべく企画された教科書シリーズである．ガイドラインに含まれる項目をすべて網羅し，各養成施設校では新カリキュラムの講義がどのように行われているか，その実情を先生方にうかがいながら構成を勘案し，まとめ上げた．かなりの冊数のシリーズとなったが，管理栄養士養成校における教科書の範ともいえるかたちを示せたのではないかと考えている．

　このシリーズでは，各分野で活躍しておられるエキスパートの先生方に執筆をお願いした．また，さまざまな現場で実務に従事しておられる方がた，学生の教育に携わっておられる方がたからアドバイスを多々いただき，学生にもまた教師にも役立つ情報を随所に挿入した．さらに，学ぶ側の負担を必要以上に重くしないよう，また理解を少しでも助けるために，全体にわたって平易な記述を心がけた．こうしてできあがったシリーズの各冊は，高度な知識と技術を兼ね備えた管理栄養士の養成に必須の内容を盛り込んだ教科書だと考えている．

　加えて，各分野で研究に携わっている専門の先生方に細部にわたって検討していただき，それぞれが独立した専門書として利用できる，充実した内容となるようにも努めた．学生諸君が卒業後も使うことができるシリーズであると信じている．

　栄養指導の業務がますます複雑多様化していくと考えられるいま，この教科書シリーズが，これらの業務に対応しうる栄養士・管理栄養士のエキスパート育成に役立つことを期待している．

エキスパート管理栄養士養成シリーズ

編集委員

基礎栄養学
目次

3章　栄養と疾病

4章　栄養素の構造と機能

5章 栄養素の消化と吸収

6章　栄養素の代謝

7 章　水・電解質の代謝

8 章　エネルギー代謝

9章 遺伝子発現と栄養

本書の章末の予想問題の解答・解説は，小社ホームページ内にて掲載しています．
→ https://www.kagakudojin.co.jp

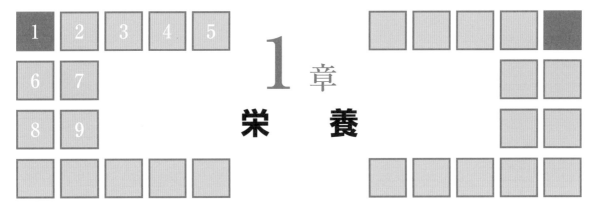

1章

栄　養

1.1　栄養と栄養素

　栄養は食事によって健康を維持，増進することを意味することばである．「栄」とは「榮」すなわち「熒」とよく燃える木を表す「桐の木」からなる合わせ字であり，よく燃える木から転じて繁栄することを意味するようになったものであり，「養」とは給食を意味し，「羊」と「食」の合わせ字である．さらに「羊」はその肉を意味し，タンパク質や脂質を意味する．また，乳，乳製品なども得られ，その中にはタンパク質はもちろんのこと，無機質やビタミンを含んでいる．さらに「食」は，人が「白いもの」すなわち穀物を皿によそって，匙をもって食することを意味するといわれている．穀類には糖質，食物繊維，ビタミンなども含まれている．「栄養」の語彙に今日的な解釈を加えるなら，毎日の生活の中で，人が健康を維持，増進してゆくために「どのような食品をどのくらい食べるか」と捉えることもできる．地球上には多くの種類の生物が生存しており，それぞれが生活を営んでいる．植物は他の生物に依存することなく独立栄養（autotrophy）を行い，人を含めて動物，細菌類は他の生物に依存した従属栄養（heterotrophy）を行って生命現象を営んでいる．このように外界より必要な物質を取り入れ，それを利用して消化，吸収，代謝，排泄，運動，成長，繁殖などの生命現象を営むことを栄養（nutrition）とよんでいる．

　栄養素（nutrient）とは，生活現象すなわち「栄養」を行うのに必要な物質「素」を意味する．1827 年，イギリスの学者プラウトが牛乳から三つの成分を分離して，糖質（*saccharina*），脂質（*oleosa*），タンパク質（*albuminosa*）に相当するラテン名を記載したのが三大栄養素の最初の命名である．その後，無機質が加えられ，ビタミンがそれに続いた．今日，栄養素は糖質（carbohydrate），脂質（lipid），タンパク質（protein），無機質（ミネラル，mineral），ビタミン（vitamin），食物繊維（dietary fiber）に分類されており，この中で体内でエネルギーとして利用が可能な糖質，脂質，タンパク質を三大栄養素，これに無機質とビタミンを加えて五大栄養素とよんでいる．食物繊維は多くの有用な生理作用があることから，現在では栄養素の一つとして扱われている．水は栄養素の一つとして扱われることは少ないが，必須栄養素とよばれ食物などから必ず摂取しなければならない成分である．

　なお，日本人のエネルギー・栄養素の摂取量の基準を示した「日本人の食事摂取基準

（2020年版）」では，ミネラルを，多量ミネラル（ナトリウム，カリウム，カルシウム，マグネシウム，リン），微量ミネラル（鉄，亜鉛，銅，マンガン，ヨウ素，セレン，クロム，モリブデン）に分類している．

1.2　生体成分としての栄養素

食物から摂取した糖質，脂質，タンパク質，無機質，ビタミン，食物繊維は栄養素として生体内において，① エネルギー源，② 体構成，③ 身体機能調節という三つの役割を担っている．エネルギー源として糖質，脂質，タンパク質が，体構成成分として脂質，タンパク質，無機質が，身体機能調節成分として脂質，タンパク質，無機質，ビタミン，食物繊維が働いている．

食物では水分を除くと糖質が大半を占め，ほかにタンパク質と脂質も主要な成分となっている（図1-1）．一方，人体では，50～60% を占める水分以外では脂質とタンパク質が主要な構成成分である．糖質は人体の構成成分としては非常に少なく，0.5% 程度である．このように摂取した食物からの栄養素は，体内でエネルギーとして使用されたり，必要に応じてほかの成分につくり変えられている．

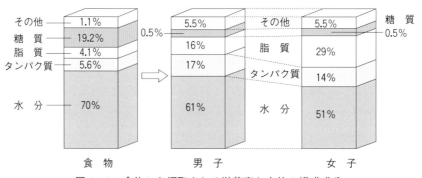

図1-1　食物から摂取される栄養素と人体の構成成分

1.3　食品成分としての栄養素

食品は三つの機能をもっている．一次機能（栄養機能）はエネルギー，体構成成分，身体機能調節成分としての機能であり，二次機能（感覚機能）は食品の味，香り，色，歯触りなどの味覚，嗅覚，視覚，触覚などにかかわり，食品の嗜好性などに影響する機能である．三次機能（生体調節機能）は食品に含まれる特定の成分を摂取することにより，生体の恒常性を維持し，生理機能を調節する機能である．

現在，食品中の各成分の含量は「日本食品標準成分表2015年版（七訂）」（2015年，文部科学省）で知ることができる．食品群は18食品群とされ，その名称と配列は次頁のようになっている．

「日本食品標準成分表2015年版（七訂）」は，「追補2016年」，「追補2017年」および「追補

1. 穀類, 2. いも及びでん粉類, 3. 砂糖及び甘味類, 4. 豆類, 5. 種実類, 6. 野菜類, 7. 果実類, 8. きのこ類, 9. 藻類, 10. 魚介類, 11. 肉類, 12. 卵類, 13. 乳類, 14. 油脂類, 15. 菓子類, 16. し好飲料類, 17. 調味料及び香辛料類, 18. 調理加工食品類

2018年」を経て,「2019 年における日本食品標準成分表 2015 年版(七訂)のデータ更新」として公表され, 2,375 食品が収載されている. 収載食品の分類および配列は大分類, 中分類, 小分類および細分の四段階となっている(表 1 - 1). 食品番号は 5 桁とし, 初めの 2 桁は食品群を, 次の 3 桁は小分類または細分を示している. 原材料的食品の名称は学術名または慣用名を採用し, 加工食品は一般に用いられている名称や食品規格基準等において公的に定められている名称を勘案している. 収載している食品成分は, 一般成分として可食部 100 g 当たりの水分, タンパク質, 脂質, 炭水化物および灰分であり, g 単位で示されている. 無機質は, すべての人において必須性が認められたものでナトリウム, カリウム, カルシウム, マグネシウム, リン, 鉄, 亜鉛, 銅, マンガンが mg 単位で, ヨウ素, セレン, クロム, モリブデンが μg 単位で示されている. ビタミンは脂溶性ビタミンのA(レチノール, α-カロテン, β-カロテン, β-クリプトキサンチン, β-カロテン当量, レチノール活性当量), D, E(α-, β-, γ-, δ-トコフェロール), K, 水溶性ビタミンの B_1, B_2, ナイアシン, B_6, B_{12}, 葉酸, パントテン酸, ビオチンおよびCが記載されており, E, B_1, B_2, ナイアシン, B_6, パントテン酸およびCが mg, そのほかは μg で示されている. 脂肪酸は分子内に二重結合をもたない飽和脂肪酸, 二重結合を一つもつ一価不飽和脂肪酸または二つ以上もつ多価不飽和脂肪酸に分けて表示されている. コレステロールは遊離型とエステル型の合計で示されている. 食物繊維は水溶性食物繊維, 不溶性食物繊維, および両者の合計を総量として示されている. 食塩相当量はナトリウム量に 2.54 を乗じて算出した値で示されている.

表 1 - 1　食品の分類, 配列と食品番号

食品番号	食品群	区分	大分類	中分類	小分類	細分
	穀類	―	あわ	―	精白粒	―
01002	01	―	―	―	002	―
	穀類	―	こむぎ	[小麦粉]	強力粉	1 等
01020	01	―	―	―	―	020
	魚介類	(かに類)	がざみ	―	生	―
10332	10	―	―	―	332	―

文部科学省科学技術・学術審議会資源調査分科会 編,「日本食品標準成分表 2015 年版(七訂)」, (2015).

1.4　栄養学史

　栄養学史を以下にまとめた(表 1 - 2). 過去の歴史をひもとくことによって, 現在を知り, より良い将来を構築してゆくことが望まれる.

表 1 - 2　栄養学史

	人 物 名		業　　　績
18世紀〜	ラボアジェ	エネルギー代謝	・エネルギー代謝の研究の基礎を築く. ・呼吸によって二酸化炭素の生成と熱が発生することから，呼吸作用が燃焼作用と同じ現象であることを明らかにした.
19世紀〜	プラウト	三大栄養素	・牛乳から糖質，脂質，タンパク質の成分を分離し，三大栄養素として位置づけた.
	ベルナール	脂質の消化	・膵液中にリパーゼが存在し，脂質は一度脂肪酸とグリセロールに分解されると報告した.
		糖質の消化	・肝臓から調整したグリコーゲンが唾液や膵液によって麦芽糖に転換することを発見した. ・膵臓がグリコーゲンを分解して糖を生成することを認め，さらにデンプンも膵液によってブドウ糖を生成することを報告した. ・ショ糖を分解するインベルターゼが小腸分泌物に存在することを発見した.
	ルブネル(ルブナー)	エネルギー代謝	・糖質，脂質，タンパク質の生理的燃焼値を，それぞれ，1 g 当たり4.1 kcal，9.3 kcal，4.1 kcal とした. ・基礎代謝は体重よりも体表面積に比例すると発表した. ・特異動的作用(食事誘発性熱産生)を発見した.
	アトウォーター	エネルギー代謝	・糖質，脂質，タンパク質の生理的燃焼値を，それぞれ，1 g 当たり 4 kcal，9 kcal，4 kcal とした. 以後，この数値がアトウォーターのエネルギー換算係数として広く用いられるようになった.
	ケルダール	窒素実験	・タンパク質の硫黄分解による窒素定量法を開発した. その結果，窒素出納法によるタンパク質の栄養価測定が容易になった.
	高木兼寛	ビタミン	・海軍兵に多く見られていた脚気の原因を，米食を主体とした日本食における栄養の偏りではないかと考えた. そこで，海軍兵食をパンと麦飯を主体とする洋食に切り替え，海軍から脚気を追放することに成功した.
	森林太郎(森　鷗外)	ビタミン	・「日本兵食論大意」を書き，兵食の洋食化に反対した.
	エイクマン	ビタミン	・ニワトリに白米を与えると，脚気に似た麻痺症状が起こり，米ぬかを与えると治ることを認めた. ・脚気が栄養素欠乏による病気であることを明らかにした.
	高峰譲吉	消化酵素	・アミラーゼの一種ジアスターゼを抽出し，タカジアスターゼとした. このタカジアスターゼは，消化薬として広く用いられている.
		ホルモン	・アドレナリンの抽出結晶化に成功した.

(続く)

	人 物 名	業 績	
20世紀〜	クヌープ	脂質の消化	・脂肪酸分解として，β酸化説を発表した.
	鈴木梅太郎	ビタミン	・米ぬかに含まれるオリザニン（粗ビタミン B_1）を分離した. ・オリザニンの分離と脚気への有効性を発表した.
	フンク	ビタミン	・米ぬかから抗脚気因子を抽出し，ビタミンと命名した．また，脚気のほか，壊血病，くる病，ペラグラもビタミン欠乏と論じた.
	佐伯　矩	栄養学の発展	・栄養研究所や栄養学校の創設，栄養士制度の発展に寄与した.
	バー夫妻	脂質の作用	・リノール酸とリノレン酸が必須脂肪酸であることを報告した.
	コリ夫妻	糖質の消化	・グリコーゲンの代謝経路を解明した. ・コリ回路を発見した.
	ローズ	タンパク質の栄養価	・必須アミノ酸としてのトレオニンを発見し，同時にほかの必須アミノ酸の存在も明らかにした.
	リービッヒ	タンパク質の栄養価	・食品中の窒素がタンパク質に由来することを発見した.

予想問題

1 栄養素についての記述である．誤っているのはどれか．2つ選べ．

(1) 三大栄養素の命名者はイギリスの学者プラウトで，牛乳から分離した三成分を糖質，脂質，タンパク質に相当するラテン名で記載した.

(2) 糖質，脂質，タンパク質，ビタミンおよび食物繊維を五大栄養素とよんでいる.

(3) 栄養素は生体内ではエネルギー源，体構成成分および身体機能調節成分の三つの役割を担っている.

(4) 生体内で糖質，脂質および無機質はエネルギー源として作用している.

(5) タンパク質はエネルギー源，体構成成分および身体機能調節成分の三つの役割のすべてを担っている.

2 栄養素に関する記述である．正しいのはどれか．1つ選べ．

(1) 食品中に含まれるすべての成分を総称して栄養素という.

(2) 摂取した栄養素は，生体内に蓄積されることはない.

(3) 栄養素の必要量は，他の栄養素の摂取量により影響を受けない.

(4) 摂取した栄養素は，生体内で他の栄養素に転換されない.

(5) 栄養素には，遺伝子の発現を調節するものがある.

3 栄養および食品成分としての栄養素についての記述である．正しいのはどれか．2つ選べ．
  (1) 栄養の形態により，生物は独立栄養生物と従属栄養生物に分類される．ヒトや動物は前者である．
  (2) 栄養とは生物が外界より必要な物質を取り入れ，それを利用して生活現象を営むことをいう．
  (3) 食品の一次機能は栄養素を供給する機能である．
  (4) 食品の二次機能は，特定の食品成分を摂取することによる生体の恒常性維持機能などをさす．
  (5) 食品の三次機能は味覚，嗅覚，視覚，触覚などにかかわり，食品の嗜好性などに影響する機能である．

4 「日本食品標準成分表 2015 年版(七訂)」についての記述である．誤っているのはどれか．2つ選べ．
  (1) 「日本食品標準成分表 2015 年版(七訂)」は 2015 年に発表されたものである．
  (2) 食品群は 18 食品群，「2019 年における日本食品標準成分表 2015 年版(七訂)のデータ更新」を経て収載食品数 2,375 食品である．
  (3) 可食部 100 g 当たりのエネルギー量や五大栄養素量，食塩相当量や食物繊維などが示されている．
  (4) ビタミン A に関する単位として，μg と国際単位(IU)が併記されている．
  (5) 無機質は，すべての人において必須性が認められたものでナトリウム，カリウム，カルシウム，マグネシウム，リン，鉄，亜鉛，銅，マンガンが mg 単位で示されている．

5 栄養学史についての記述である．正しいのはどれか．2つ選べ．
  (1) アトウォーターは，特異動的作用(食事誘発性熱産生)を発見した．
  (2) ラボアジェは，呼吸作用と燃焼作用が同じ現象であることを明らかにした．
  (3) 高峰譲吉は，牛乳から糖質，脂質，タンパク質の成分を分離し，三大栄養素として位置づけた．
  (4) フンクは，必須アミノ酸としてのトレオニンを発見した．
  (5) 鈴木梅太郎は，米ぬかに含まれるオリザニンを分離した．

6 栄養学の歴史に関する記述である．正しいのはどれか，1つ選べ．
  (1) クレブスは，炭水化物，脂質，タンパク質を三大栄養素として位置づけた．
  (2) プラウトは，クエン酸が酸化されてオキサロ酢酸になる回路を発見した．
  (3) ローズは，米ぬかや酵母から抽出した抗脚気因子をビタミンと命名した．
  (4) アトウォーターは，必須アミノ酸(不可欠アミノ酸)の概念を確立した．
  (5) ラボアジェは，呼吸が燃焼と同じ現象であることを明らかにした．

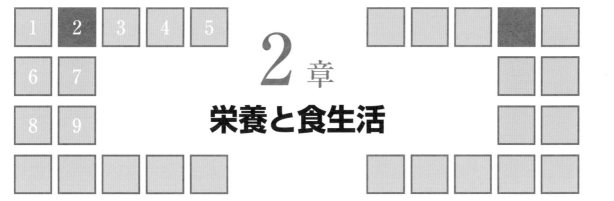

2章
栄養と食生活

2.1 健康と食生活

　世界保健機構（WHO：World Health Organization）では健康を「単に疾病や虚弱な状態にないだけでなく，肉体的，精神的ならびに社会的に健全（well-being）な状態である」と定義している．この定義は世界の人びとの理想的な健康観として定着している．また，各国では望ましい食生活のための食生活ガイドラインが掲げられている．

2.1.1 栄養素摂取状況の推移

（1）国民健康・栄養調査

　国民健康・栄養調査は，「健康増進法」（平成14年法律第103号）に基づき，国民の身体の状況，栄養摂取量および摂取量の実態を把握すると同時に栄養と健康との関係を明らかにし，広く健康増進対策などに必要な基礎資料を得ることを目的としている．

　調査項目は，① 身体状況調査（身長，体重，腹囲，血圧，血液検査，歩数計による1日運動量の測定，服薬状況，運動についての問診），② 栄養摂取状況調査（各世帯および世帯員の24時間内の食品摂取量を秤量調査，外食および欠食状況調査），③ 生活習慣調査（食生活，身体活動・運動，休養（睡眠），飲酒，喫煙，歯の健康などに関する生活習慣全般を把握する調査）である．

　調査対象は無作為に抽出された300単位区内のすべての世帯および世帯員とし，厚生労働大臣が調査地区を定め，その地区内において都道府県知事が調査世帯を指定することになっている．調査は毎年行われ，調査の実施には都道府県知事から任命された医師，管理栄養士，保健師，臨床検査技師および事務担当者らの調査員が調査の実施にあたっている．

（2）平成30年の調査結果

　平成30年の調査は，国民健康・栄養調査（the national health and nutrition survey in Japan）として，健康増進法に基づいて行われた．栄養摂取状況は表2-1に示すように，平成30年のエネルギー摂取量（energy intake）は平均で1,900 kcalとなり，ほぼ適正量となっている．また，これまでのエネルギー摂取量の年次推移から見ると，昭和50年以降は若干の増減を繰り返しながらも漸減の傾向が見られ，平成30年は昭和50年の86.8％となった．摂取エネルギーに占めるタンパク質，脂質，炭水化物の構成比は図2-1に示すように，ここ数年ほとんど変わっていない．しかし，炭水化物からのエネルギー構成比は56.8％，

表2-1 栄養素等摂取量の年次推移（全国，1人1日当たり）

			昭和50年 1975	55年 1980	60年 1985	平成2年 1990	7年 1995	12年 2000	17年 2005	22年 2010	25年 2013	30年 2018
エネルギー		kcal	2,188	2,084	2,088	2,026	2,042	1,948	1,904	1,849	1,873	1,900
タンパク質	総量	g	80.0	77.9	79.0	78.7	81.5	77.7	71.1	67.3	68.9	70.4
	動物性	g	38.9	39.2	40.1	41.4	44.4	41.7	38.3	36.0	37.2	38.9
脂質	総量	g	52.0	52.4	56.9	56.9	59.9	57.4	53.9	53.7	55.0	60.4
	動物性	g	25.6	27.2	27.6	27.5	29.8	28.8	27.3	27.1	28.1	31.8
炭水化物		g	337	313	298	287	280	266	267	258	259	251.2
カルシウム		mg	550	535	553	531	585	547	539	503	504	505
鉄		mg	13.4	13.1	10.8	11.1	11.8	11.3	8.0	7.4	7.4	7.5
食塩（ナトリウム ×2.54/1,000）		g*1	14.0	13.0	12.1	12.5	13.2	12.3	11.0	10.2	9.8	9.7
ビタミン	A	IU	1,602	1,576	2,188	2,567	2,840	2,654	—	—	—	—
		μgRE*2	—	—	—	—	—	—	604	529	516	518
	B$_1$	mg	1.11	1.16	1.34	1.23	1.22	1.17	0.87	0.83	0.85	0.90
	B$_2$	mg	0.96	1.01	1.25	1.33	1.47	1.40	1.18	1.13	1.13	1.16
	C	mg	117	107	128	120	135	128	106	90	94	95
炭水化物エネルギー比率*3,4		%	—	—	—	—	—	—	59.6	59.4	58.9	56.8
穀類エネルギー比率*4		%	49.8	48.7	47.2	45.5	40.7	41.4	42.7	43.0	42.0	40.0
動物性タンパク質比率*4		%	48.6	50.3	50.8	52.6	54.5	53.6	52.1	51.7	52.3	53.5

＊1 食塩相当量＝ナトリウム量(mg)×2.54/1,000で算出.
＊2 RE：レチノール当量. 平成17年より栄養素等摂取量の算出に使用されている「五訂増補日本食品標準成分表」では，レチノール当量の算出式が変更されている.
＊3 炭水化物エネルギー比率＝100－タンパク質エネルギ 比率 脂肪エネルギ 比率，で算出.
＊4 これらの比率は個々人の計算値を平均したものである.
平成30年厚生労働省「国民健康・栄養調査」.

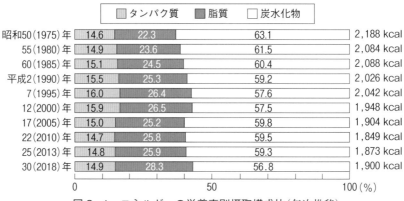

図2-1 エネルギーの栄養素別摂取構成比（年次推移）
平成30年厚生労働省「国民健康・栄養調査」.

昭和50年の63.1％から大きく減少している.

　タンパク質摂取量(protein intake)は，平成30年の結果では70.4 gとなり，昭和50年からの推移を見ると，やや減少してきている．また，動物性タンパク質の占める割合が48.6％から徐々に増加し，平成30年では53.5％となっている.

　脂肪摂取量(lipid intake)の増加は，摂取総エネルギーが減少してきているため，脂肪エネルギー比率を押し上げている．平成30年では，28.3％となっている．年齢階級別で脂肪エ

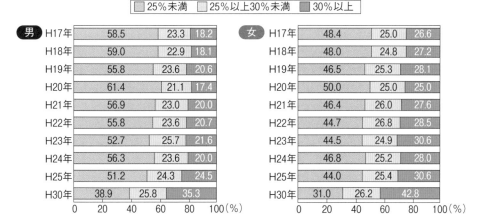

図2-2　脂肪エネルギー比率の分布の年次推移(20歳以上)

脂肪エネルギー比率：脂肪からのエネルギー摂取割合
(参考)日本人の食事摂取基準(2020年版)：脂肪エネルギー比率の目標量
1〜17歳：20〜30 %，18〜74歳：20〜30 %，75歳以上：20〜30 %

平成30年厚生労働省「国民健康・栄養調査」.

2・1　健康と食生活

ネルギー比率を見ると，15歳〜49歳で適正比率の上限30 %をやや超えた状態になっている(国民健康・栄養調査　平成30年).つまり，20歳以上の脂肪エネルギー比率の年次推移では，30 %以上の者は，成人の男性35.3 %，女性で42.8 %，男性は25 %未満の比率が漸減し，30 %以上の者の比率が漸増している.同様に，女性も，25 %未満の比率が漸減し，30 %以上の者の比率が漸増している(図2-2).

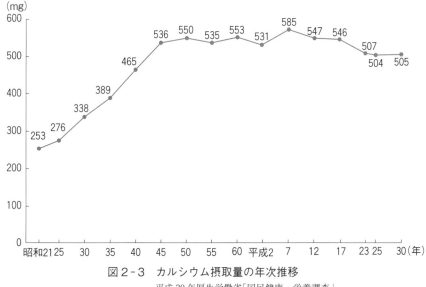

図2-3　カルシウム摂取量の年次推移

平成30年厚生労働省「国民健康・栄養調査」.

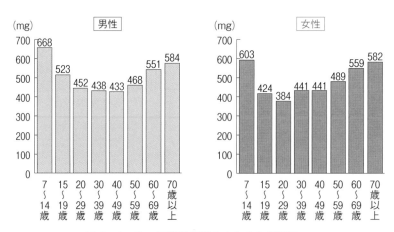

図2-4　性・年齢階級別カルシウム摂取量

平成30年厚生労働省「国民健康・栄養調査」.

　カルシウム摂取量（calcium intake）は，第二次世界大戦後大きく増加したものの，昭和50年以降は近年まで横ばいを示している（図2-3）．カルシウムは現在でも食事摂取基準を下回る栄養素で，とくに20～49歳代男女で大きく不足している（図2-4）．

　食塩摂取量（sodium chloride intake）については，12歳以上で男性は1日8.0g未満，女性は1日7.0g未満が目標とされているが，平成30年では全国1人1日当たりの食塩摂取量は9.7gとなっている（図2-5）．また，食塩の摂取量は40歳代以上の年代で10gを超

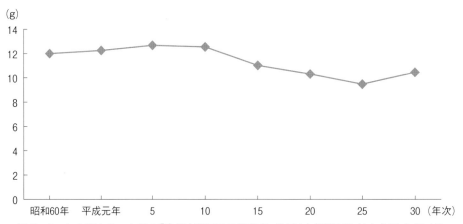

図2-5　1人当たり・1日の「食塩」摂取量の推移（1歳以上）（昭和60年から平成30年）

1. 上記の数値は，摂取した食物中に含まれるナトリウム量の数値に2.54倍して求めた値で，実際に調理や味つけに使用した塩量を測定したものではありません．
2. 平成12年までは「四訂日本食品標準成分表」，平成13年から平成16年は「五訂日本食品標準成分表」，平成17年から平成22年までは「五訂増補日本食品標準成分表」，平成30年は「2019年における日本食品標準成分表」を用いて算出しています．
3. 「日本人の食事摂取基準（2020年版）」では，食塩摂取の目標量として，成人男性が7.5g未満，成人女性が6.5g未満となっています．

平成30年厚生労働省「国民健康・栄養調査」.

えており，とくに15〜70歳以上の男性で顕著な過剰摂取となっている．

2.1.2 日本人の食事摂取基準（2020年版）

「日本人の食事摂取基準（2020年版）」（DRI：Dietary Reference Intakes for Japanese, 2020）は，おもに健康な個人または集団を対象に策定されたものである（図2-6）．策定にあたっては，2015年版で用いられた方針を踏襲しながら，可能な限り，科学的根拠に基づいた策定を行うことを基本とし，国内外の学術論文ならびに入手可能な学術資料を最大限に活用する（図2-7）．

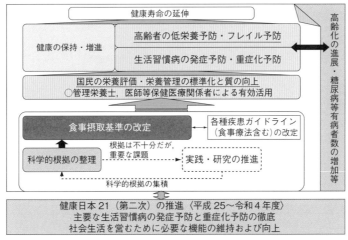

図2-6　日本人の食事摂取基準（2020年版）策定の方向性

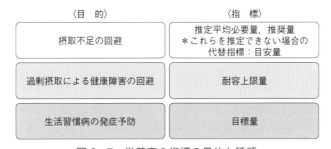

図2-7　栄養素の指標の目的と種類

＊十分な科学的根拠がある栄養素については，上記の指標とは別に，生活習慣病の
　重症化予防およびフレイル予防を目的とした量を設定．

年 齢 区 分

　表2-2に示した年齢区分を用いることとした．乳児については，前回と同様に，「出生後6カ月未満（0〜5カ月）」と「6カ月以上1歳未満（6〜11カ月）」の二つに区分することとしたが，とくに成長に合わせてより詳細な年齢区分設定が必要と考えられたエネルギーおよびタンパク質については，「出生後6カ月未満（0〜5カ月）」および「6カ月以上9カ月未満（6〜8カ月）」，「9カ月以上1歳未満（9〜11カ月）」の三つの区分で表した．

1～17歳を小児，18歳以上を成人とした．なお，高齢者については，65歳以上とし，年齢区分については，65～74歳，75歳以上の二つの区分を設けた．

表2-2　年齢区分

年　齢　等												
0 〜 5 (月)*	6 〜 11 (月)*	1 〜 2 (歳)	3 〜 5 (歳)	6 〜 7 (歳)	8 〜 9 (歳)	10 〜 11 (歳)	12 〜 14 (歳)	15 〜 17 (歳)	18 〜 29 (歳)	30 〜 49 (歳)	50 〜 64 (歳)	65 〜 74 (歳)	75 以上 (歳)

*エネルギーおよびタンパク質については，「0～5カ月」，「6～8カ月」，「9～11カ月」の三つの区分で表した．

策定するエネルギーおよび栄養素

1. 国民がその健康の保持増進を図るうえで摂取することが望ましい熱量に関する事項
2. 国民がその健康の保持増進を図るうえで摂取することが望ましい次に掲げる栄養素の量に関する事項
   - イ　国民の栄養摂取の状況からみてその欠乏が国民の健康の保持増進に影響を与えているものとして厚生労働省令で定める栄養素
     - ・タンパク質
     - ・n-6系脂肪酸，n-3系脂肪酸
     - ・炭水化物，食物繊維
     - ・ビタミンA，ビタミンD，ビタミンE，ビタミンK，ビタミンB_1，ビタミンB_2，ナイアシン，ビタミンB_6，ビタミンB_{12}，葉酸，パンテトン酸，ビオチン，ビタミンC
     - ・カリウム，カルシウム，マグネシウム，リン，鉄，亜鉛，銅，マンガン，ヨウ素，セレン，クロム，モリブデン
   - ロ　国民の栄養摂取の状況からみてその過剰な摂取が国民の健康の保持増進に影響を与えているものとして厚生労働省令で定める栄養素
     - ・脂質，飽和脂肪酸，コレステロール
     - ・糖類（単糖類または二糖類であって，糖アルコールでないものに限る．）
     - ・ナトリウム

設定指標

エネルギーについては1種類，栄養素については5種類の指標を設定した．

エネルギー：推定エネルギー必要量．

推定エネルギー必要量（estimated energy requirement：EER）

推定エネルギー必要量は，エネルギーの摂取量および消費量のバランス（エネルギー収支バランス）の維持を示す指標に，体格を用いることとなった．

また栄養素については，推定平均必要量とし，半数の人が必要量を満たす量である．

$$\text{BMI} = \text{体重(kg)} \div (\text{身長(m)})^2$$

エネルギー出納：成人の場合，エネルギー摂取量 − エネルギー消費量

栄養素：「推定平均必要量」，「推奨量」，「目安量」，「耐容上限量」，「目標量」．

摂取不足の回避を目的として，「推定平均必要量」と「推奨量」の二つの値を設定し，この2指標を設定することができない栄養素については，「目安量」を設定した．また，過剰摂取による健康障害を未然に防ぐことを目的として，「耐容上限量」を設定した．さらに，生活習慣病の予防を目的として食事摂取基準を設定する必要のある栄養素については，「目標量」を設定した．

推定平均必要量（estimated average requirement：EAR）

ある母集団における平均必要量の推定値．ある母集団に属する 50 % の人が必要量を満たすと推定される 1 日の摂取量（p. 17，18 参照）．

推奨量（recommended dietary allowance：RDA）

ある母集団のほとんど（97 〜 98 %）の人において 1 日の必要量を満たすと推定される 1 日の摂取量（p. 17，18 参参照）．

目安量（adequate intake：AI）

推定平均必要量および推奨量を算定するのに十分な科学的根拠が得られない場合に，特定の集団の人びとがある一定の栄養状態を維持するのに十分な量．

耐容上限量（tolerable upper intake level：UL）

ある母集団に属するほとんどすべての人びとが，健康障害をもたらす危険がないとみなされる習慣的な摂取量の上限を与える量．

目標量（tentative dietary goal for preventing life-style related diseases：DG）

生活習慣病の一次予防を目的として，現在の日本人が当面の目標とすべき摂取量．

「日本人の食事摂取基準（2020 年版）」の活用には，「個人」と「集団」に応じた食事改善を目的として食事摂取基準を用いる場合の基本的な考え方を表 2 - 3，2 - 4 に示している．

2.1.3　エネルギー必要量

エネルギーの食事摂取基準には，推定エネルギー必要量（EER：estimated energy requirement）という概念が適用され，後述する栄養素とは異なる概念で策定されている．エネルギー収支バランスは，エネルギー摂取量−エネルギー消費量として定義される．成人においては，その結果が体重の変化と体格（body mass index：BMI）であり，エネルギー摂取量がエネルギー消費量を上回る状態（正のエネルギー収支バランス）が続けば体重は増加し，逆に，エネルギー消費量がエネルギー摂取量を上回る状態（負のエネルギー収支バランス）では体重が減少する（図 2 - 8，表 2 - 5）．したがって，短期的なエネルギー収支のアンバランスは体重の変化で評価できる．

2・1 健康と食生活

表2-3　個人の食事改善を目的として食事摂取基準を活用する場合の基本的事項

目　的	用いる指標	食事摂取状況のアセスメント	食事改善の計画と実施
エネルギー摂取の過不足の評価	体重変化量BMI	○体重変化量を測定 ○測定されたBMIが，目標とするBMIの範囲を下回っていれば「不足」，上回っていれば「過剰」のおそれがないか，ほかの要因も含め，総合的に判断	○BMIが目標とする範囲内に留まること，またはその方向に体重が改善することを目的として立案 〈留意点〉一定期間をおいて2回以上の評価を行い，その結果に基づいて計画を変更，実施
栄養素の摂取不足の評価	推定平均必要量推奨量目安量	○測定された摂取量と推定平均必要量ならびに推奨量から不足の可能性とその確率を推定 ○目安量を用いる場合は，測定された摂取量と目安量を比較し，不足していないことを確認	○推奨量よりも摂取量が少ない場合は，推奨量をめざす計画を立案 ○摂取量が目安量付近かそれ以上であれば，その量を維持する計画を立案 〈留意点〉測定された摂取量が目安量を下回っている場合は，不足の有無やその程度を判断できない
栄養素の過剰摂取の評価	耐容上限量	○測定された摂取量と耐容上限量から過剰摂取の可能性の有無を推定	○耐容上限量を超えて摂取している場合は耐容上限量未満になるための計画を立案 〈留意点〉耐容上限量を超えた摂取は避けるべきであり，それを超えて摂取していることが明らかになった場合は，問題を解決するためにすみやかに計画を修正，実施
生活習慣病の予防を目的とした評価	目標量	○測定された摂取量と目標量を比較.ただし，予防を目的としている生活習慣病が関連するほかの栄養関連因子ならびに非栄養性の関連因子の存在とその程度も測定し，これらを総合的に考慮したうえで評価	○摂取量が目標量の範囲内に入ることを目的とした計画を立案 〈留意点〉予防を目的としている生活習慣病が関連するほかの栄養関連因子ならびに非栄養性の関連因子の存在と程度を明らかにし，これらを総合的に考慮したうえで，対象とする栄養素の摂取量の改善の程度を判断．また，生活習慣病の特徴から考えて，長い年月にわたって実施可能な改善計画の立案と実施が望ましい

表2-4　集団の食事改善を目的として食事摂取基準を活用する場合の基本的事項

目　的	用いる指標	食事摂取状況のアセスメント	食事改善の計画と実施
エネルギー摂取の過不足の評価	体重変化量BMI	○体重変化量を測定 ○測定されたBMIの分布から，BMIが目標とするBMIの範囲を下回っている，あるいは上回っている者の割合を算出	○BMIが目標とする範囲内に留まっている者の割合を増やすことを目的として計画を立案 〈留意点〉一定期間をおいて2回以上の評価を行い，その結果に基づいて計画を変更し，実施
栄養素の摂取不足の評価	推定平均必要量目安量	○測定された摂取量の分布と推定平均必要量から，推定平均必要量を下回る者の割合を算出 ○目安量を用いる場合は，摂取量の中央値と目安量を比較し，不足していないことを確認	○推定平均必要量では，推定平均必要量を下回って摂取している者の集団内における割合をできるだけ少なくするための計画を立案 ○目安量では，摂取量の中央値が目安量付近かそれ以上であれば，その量を維持するための計画を立案 〈留意点〉摂取量の中央値が目安量を下回っている場合，不足状態にあるかどうかは判断できない
栄養素の過剰摂取の評価	耐容上限量	○測定された摂取量の分布と耐容上限量から，過剰摂取の可能性を有する者の割合を算出	○集団全員の摂取量が耐容上限量未満になるための計画を立案 〈留意点〉耐容上限量を超えた摂取は避けるべきであり，超えて摂取している者がいることが明らかになった場合は，問題を解決するためにすみやかに計画を修正，実施
生活習慣病の予防を目的とした評価	目標量	○測定された摂取量の分布と目標量から，目標量の範囲を逸脱する者の割合を算出する．ただし，予防を目的としている生活習慣病が関連するほかの栄養関連因子ならびに非栄養性の関連因子の存在と程度も測定し，これらを総合的に考慮したうえで評価	○摂取量が目標量の範囲に入る者または近づく者の割合を増やすことを目的とした計画を立案 〈留意点〉予防を目的としている生活習慣病が関連するほかの栄養関連因子ならびに非栄養性の関連因子の存在とその程度を明らかにし，これらを総合的に考慮したうえで，対象とする栄養素の摂取量の改善の程度を判断．また，生活習慣病の特徴から考え，長い年月にわたって実施可能な改善計画の立案と実施が望ましい

2章　栄養と食生活

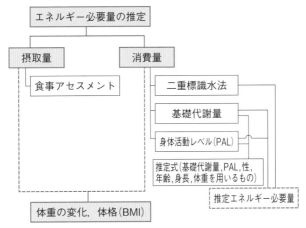

図2-8 エネルギー必要量を推定するための測定法と体重変化,
体格(BMI),推定エネルギー必要量との関連

表2-5 目標とするBMIの範囲(18歳以上)[1], [2]

年齢(歳)	目標とするBMI(kg/m^2)
18 ～ 49	18.5 ～ 24.9
50 ～ 64	20.0 ～ 24.9
65 ～ 74[3]	21.5 ～ 24.9
75 以上[3]	21.5 ～ 24.9

[1] 男女共通. あくまでも参考として使用すべきである.
[2] 観察疫学研究において報告された総死亡率が最も低
　かったBMIをもとに,疾患別の発症率とBMIとの関
　連,死因とBMIとの関連,喫煙や疾患の合併による
　BMIや死亡リスクへの影響,日本人のBMIの実態に配
　慮し,総合的に判断し目標とする範囲を設定.
[3] 高齢者では,フレイルの予防および生活習慣病の発症
　予防の両者に配慮する必要があることも踏まえ,当面
　目標とするBMIの範囲を21.5～24.9 kg/m^{2}とした.

　日常生活を自由に営んでいる健康人のエネルギー消費量を正確に測定する標準法は,二重標識水(DLW:doubly labeled water)法とされている(第8章参照,p.180). すでにアメリカやカナダではエネルギー消費量の推定に二重標識水法が導入されている. しかし,二重標識水法による測定は,技術に熟練性を必要とし,二重標識水と分析機器が高価であることから,日本では推定エネルギー必要量を算出するための十分な標本数がない. そこで「日本人の食事摂取基準(2020年版)」では,成人の推定エネルギー必要量を,基礎代謝量(kcal/日)に身体活動レベルを乗じて算出している.

基礎代謝量(kcal/日) = 基礎代謝基準値(kcal/kg/体重/日) × 基準体重(kg)

> 成人の推定エネルギー必要量(kcal/日) = 基礎代謝量(kcal/日)× 身体活動レベル

　身体活動レベル(PAL：physical activity level)とは，1日のエネルギー消費を1日当たりの基礎代謝量で除した指数である(第8章参照，p.181)．身体活動レベルについては，二重標識水法から測定されたエネルギー消費量と基礎代謝量から3区分され，成人の場合，レベルⅠ(低い：1.50)，レベルⅡ(ふつう：1.75)，レベルⅢ(高い：2.00)となっている(表2-6，表2-7)．

　小児における各区分の身体活動レベルの値は，各年齢階級の「ふつう」からそれぞれ0.20だけ増加または減少させた値とした(表2-8)．

表2-6　身体活動レベル別にみた活動内容と活動時間の代表例

身体活動レベル[*1]	低い(Ⅰ)	ふつう(Ⅱ)	高い(Ⅲ)
	1.50 (1.40〜1.60)	1.75 (1.60〜1.90)	2.00 (1.90〜2.20)
日常生活の内容[*2]	生活の大部分が座位で，静的な活動が中心の場合	座位中心の仕事だが，職場内での移動や立位での作業・接客など，あるいは通勤・買い物・家事，軽いスポーツなどのいずれかを含む場合	移動や立位の多い仕事への従事者，あるいはスポーツなど余暇における活発な運動習慣をもっている場合
中程度の強度(3.0〜5.9メッツ)の身体活動の1日当たりの合計時間(時間／日)[*3]	1.65	2.06	2.53
仕事での1日当たりの合計歩行時間(時間／日)[*3]	0.25	0.54	1.00

*1　代表値．(　)内はおよその範囲．
*2　Black, *et al.*, Ishikawa - Takata, *et al.*, を参考に，身体活動レベル(PAL)に及ぼす職業の影響が大きいことを考慮して作成．
*3　Ishikawa - Takata, *et al.*, による．
厚生労働省「日本人の食事摂取基準(2020年版)」．

表2-7　年齢階級別に見た身体活動レベルの群分け(男女共通)

身体活動レベル	レベルⅠ(低い)	レベルⅡ(ふつう)	レベルⅢ(高い)
1〜2(歳)	―	1.35	―
3〜5(歳)	―	1.45	―
6〜7(歳)	1.35	1.55	1.75
8〜9(歳)	1.40	1.60	1.80
10〜11(歳)	1.45	1.65	1.85
12〜14(歳)	1.50	1.70	1.90
15〜17(歳)	1.55	1.75	1.95
18〜29(歳)	1.50	1.75	2.00
30〜49(歳)	1.50	1.75	2.00
50〜64(歳)	1.50	1.75	2.00
65〜74(歳)	1.45	1.70	1.95
75以上(歳)	1.40	1.65	―

表2-8 エネルギーの食事摂取基準：推定エネルギー必要量(kcal/日)

性　別	男　性			女　性		
身体活動レベル*1	Ⅰ	Ⅱ	Ⅲ	Ⅰ	Ⅱ	Ⅲ
0 〜 5 (月)	—	550	—	—	500	—
6 〜 8 (月)	—	650	—	—	600	—
9 〜11 (月)	—	700	—	—	650	—
1 〜 2 (歳)	—	950	—	—	900	—
3 〜 5 (歳)	—	1,300	—	—	1,250	—
6 〜 7 (歳)	1,350	1,550	1,750	1,250	1,450	1,650
8 〜 9 (歳)	1,600	1,850	2,100	1,500	1,700	1,900
10 〜11 (歳)	1,950	2,250	2,500	1,850	2,100	2,350
12 〜14 (歳)	2,300	2,600	2,900	2,150	2,400	2,700
15 〜17 (歳)	2,500	2,800	3,150	2,050	2,300	2,550
18 〜29 (歳)	2,300	2,650	3,050	1,700	2,000	2,300
30 〜49 (歳)	2,300	2,700	3,050	1,750	2,050	2,350
50 〜64 (歳)	2,200	2,600	2,950	1,650	1,950	2,250
65 〜74 (歳)	2,050	2,400	2,750	1,550	1,850	2,100
75 以上 (歳)*2	1,800	2,100	—	1,400	1,650	
妊婦(付加量)*3 初期				+ 50	+ 50	+ 50
中期				+ 250	+ 250	+ 250
後期				+ 450	+ 450	+ 450
授乳婦(付加量)				+ 350	+ 350	+ 350

＊1 身体活動レベルは，低い，ふつう，高いの三つのレベルとして，それぞれⅠ，Ⅱ，Ⅲで示した.
＊2 レベルⅡは自立している者，レベルⅠは自宅にいてほとんど外出しない者に相当する. レベルⅠは高齢者施設で自立に近い状態で過ごしている者にも適用できる値である.
＊3 妊婦個々の体格や妊娠中の体重増加量および胎児の発育状況の評価を行うことが必要である.
(注1) 活用に当たっては，食事摂取状況のアセスメント，体重および BMI の把握を行い，エネルギーの過不足は，体重の変化または BMI を用いて評価すること.
(注2) 身体活動レベルⅠの場合，少ないエネルギー消費量に見合った少ないエネルギー摂取量を維持することになるため，健康の保持・増進の観点からは，身体活動量を増加させる必要がある.
厚生労働省「日本人の食事摂取基準(2020 年版)」.

妊婦では胎児を母体の組織の増加に相当するエネルギーを，授乳婦では泌乳に必要なエネルギーおよび産後の体重変化に相当するエネルギーを考慮する(表2-8).

2.1.4 栄養素の食事摂取基準として策定された指標

栄養素については，健康の維持・増進と栄養素の欠乏予防の指標として推定平均必要量(EAR：estimated average requirement)と推奨量(RDA：recommended dietary allowance)が設定されている(図2-9). なお，推定平均必要量と推奨量で示すことができない栄養素の場合には，目安値(AI：adequate intake)が設定されている. また，過剰摂取による健康障害を未然に防ぐことを目的として，耐容上限量(UL：tolerable upper intake level)を設定した. 推定平均必要量とは，対象となる集団に置いて測定された必要量の分布に基づく平均値の推定値を示すものである. したがって，推定平均必要量は母集団の半数(50 %)の人が必要量を満たすと推定される栄養素の摂取量となる.

推奨量は，推定平均必要量に標準偏差の2倍(2 SD)を加えた値として理論的に算出されるが，実際に推定平均必要量の標準偏差を正確に求めることは難しい. そこで，「日本人の食事摂取基準(2020 年版)」では，推奨量を推定平均必要量に推奨量算定係数を乗じた値とし，対象集団に属するほとんどの人(97 〜 98 %)が充足する摂取量と定義している(表2-9).

2·1

健康と食生活

食事摂取基準の各指標を理解するための概念(参考)

推定平均必要量や耐容上限量などの指標を理解するための概念図を下記に示す. この図は, 習慣的な摂取量と摂取不足または過剰摂取に由来する健康障害のリスク, すなわち健康障害が生じる確率との関係を概念的に示している. この概念を集団に当てはめると, 摂取不足を生じる人の割合または過剰摂取によって健康障害を生じる人の割合を示す図として理解することもできる.

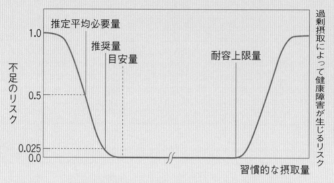

図2-9　食事摂取基準の各指標(推定平均必要量, 推奨量, 目安値, 耐容上限量)を理解するための概念図

縦軸は, 個人の場合は不足または過剰によって健康障害が生じる確率を, 集団の場合は不足状態にある人または過剰摂取によって健康障害を生じる人の割合を示す.

不足の確率が確定平均必要量では0.5(50%)あり, 推奨量では0.02～0.03(中間値として0.025)(2～3%または2.5%)あることを示す. 耐容上限量以上を摂取した場合には, 過剰摂取による健康障害が生じる潜在的なリスクが存在することを示す. そして, 推奨量と耐容上限量との間の摂取量では, 不足のリスク, 過剰摂取による健康障害が生じるリスクとともに0(ゼロ)に近いことを示す.

目安量については, 推定平均必要量並びに推奨量と一定の関係をもたない. しかし, 推奨量と目安量を同時に算定することが可能であれば, 目安量は推奨量よりも大きい(図では右方)と考えられるため, 参考として印した.

目標量は, ここに示す概念や方法とは異なる性質のものであることから, ここには図示できない.

表2-9　推定平均必要量から推奨量を推定するために用いられた変動係数と推奨量算定係数の一覧

変動係数	推奨量算定係数	栄養素
10%	1.2	ビタミンB_1, ビタミンB_2, ナイアシン, ビタミンB_6, ビタミンB_{12}, 葉酸, ビタミンC, カルシウム, マグネシウム, 鉄(6歳以上), 亜鉛, セレン
12.5%	1.25	タンパク質
15%	1.3	モリブデン
20%	1.4	ビタミンA, 鉄(6カ月～5歳), ヨウ素

厚生労働省「日本人の食事摂取基準(2020年版)」.

$$推奨量 ＝ 推定平均必要量 \times (1 ＋ 2 \times 変動係数)$$
$$＝ 推定平均必要量 \times 推奨量算定係数$$

　栄養素の中には，生活習慣病である循環器疾患（高血圧，脂質異常症，脳卒中，心筋梗塞），がん（とくに胃がん）の一次予防のための摂取すべき量が目標量（DG：tentative dietary goal for preventing life-style related diseases）として設定されている．

　理論的には，「耐容上限量」は，「健康障害が発現しないことが知られている習慣的な摂取量」の最大値（健康障害非発現量，no observed adverse effect level：NOAEL）と「健康障害が発現したことが知られている習慣的な摂取量」の最小値（最低健康障害発現量，lowest observed adverse effect level：LOAEL）とのあいだに存在する．しかし，人の健康障害非発現量に関する研究は，非常に少なく，また，特殊集団を対象としているものに限られていることから，安全を考慮して，多くの場合，得られた健康障害非発現量を「不確実性因子」（uncertain factor：UF）で除した値を耐容上限量とした（図2-10）．ヒトを対象として通常の食品を摂取した報告に基づく場合，不確実性因子は1から5の範囲で適当な値を採用した（表2-10）．

$$耐容上限量（UL） ＝ \frac{健康障害非発現量（NOAEL）}{不確実性因子（UF）}$$

健康障害非発現量（NOAEL）：健康障害が発現しないことが知られている量の最大値．
不確実性因子（UF）：栄養素の特徴や健康障害の重篤度などの不確実な因子からの安全を考慮するための値．

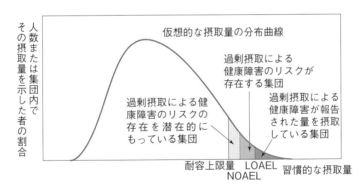

図2-10　過剰摂取による健康障害のリスクをもっている集団を理解するための概念図

曲線はある集団における仮想的な摂取量の分布を示す．縦軸は，人数または集団内でその摂取量を示した者の割合を示す．
耐容上限量以上を習慣的に摂取している者は，過剰摂取による健康障害のリスクを潜在的にもっている．LOAEL 以上を習慣的に摂取している者は，過剰摂取による健康障害が生じる事実が確認されている量以上を摂取している．
NOAEL ＝健康障害非発現量，LOAEL ＝最低健康障害発現量．
厚生労働省「日本人の食事摂取基準（2020年版）」．

表2-10 耐容上限量が策定された栄養素で，その算定のために用いられた
不確実性因子(UF)

不確実性因子	栄養素
1	ビタミンE，マグネシウム*1，マンガン，ヨウ素(成人)*2
1.2	カルシウム，リン
1.5	亜鉛，銅，ヨウ素(小児)
1.8	ビタミンD(乳児)
2	鉄(成人)，セレン，クロム*1，モリブデン
2.5	ビタミンD(成人)
3	ヨウ素(乳児)
5	ビタミンA(成人)，ナイアシン，ビタミンB$_6$，葉酸*1
10	ビタミンA(乳児)，ヨウ素(成人)*3
30	鉄(小児)

＊1 通常の食品以外からの摂取について設定.
＊2 健康障害非発現量を用いた場合.
＊3 最低健康障害発現量を用いた場合.

2.1.5 各栄養素の食事摂取基準

(1) タンパク質

　体内のタンパク質(protein)は，常に合成と分解が繰り返されている．また，体内のタンパク質は，糖質のグリコーゲンや脂質のトリグリセリドのような貯蔵形態をもたない．そのため過剰に摂取したタンパク質中の窒素は尿素などに合成された尿中に排泄され，タンパク質が不足するとおもに筋肉タンパク質を分解して，タンパク質合成のためのアミノ酸(amino acid)を供給している．したがって，タンパク質は毎日食事から摂取する必要がある．

　「日本人の食事摂取基準(2020年版)」では，以下の4点に留意してタンパク質の食事摂取基準が策定されている(表2-11)．

◆エネルギー平衡状態で測定される必要量に留意する.
◆適度な身体活動レベルの者を対象にする.
◆個人間の変動係数を12.5％とした.
◆ストレスによる安全率を見込まない.

　成人のタンパク質の摂取基準では，窒素出納実験により測定した良質タンパク質の窒素平衡維持量を0.66 g/kg 体重/日とし，日常食混合タンパク質の消化・吸収率を90％(0.90)としている．したがって，タンパク質の推奨量は，窒素平衡維持量を日常食混合タンパク質の消化・吸収率で補正して推定平均必要量を算出し，それに推奨量算定係数の1.25を乗じて算定される．健康な高齢者の推定平均必要量は，0.85 g/kg体重/日とし，成長期の幼児，児童および青少年は，0.66 g/kg体重/日とした．目標量の上限は，成人における各種の代謝変化への影響や，高齢者における高窒素血症の発症を予防する観点などから，1歳以上の全年齢区分において20％エネルギーとした．

表 2-11　タンパク質の食事摂取基準

（推定平均必要量，推奨量，目安量；g/ 日，目標量；% エネルギー）

性　別	男　性				女　性			
年 齢 等	推定平均必要量	推奨量	目安量	目標量*1	推定平均必要量	推奨量	目安量	目標量*1
0 〜 5（月）	—	—	10	—	—	—	10	—
6 〜 8（月）	—	—	15	—	—	—	15	—
9 〜 11（月）	—	—	25	—	—	—	25	—
1 〜 2（歳）	15	20	—	13 〜 20	15	20	—	13 〜 20
3 〜 5（歳）	20	25	—	13 〜 20	20	25	—	13 〜 20
6 〜 7（歳）	25	30	—	13 〜 20	25	30	—	13 〜 20
8 〜 9（歳）	30	40	—	13 〜 20	30	40	—	13 〜 20
10 〜 11（歳）	40	45	—	13 〜 20	40	50	—	13 〜 20
12 〜 14（歳）	50	60	—	13 〜 20	45	55	—	13 〜 20
15 〜 17（歳）	50	65	—	13 〜 20	45	55	—	13 〜 20
18 〜 29（歳）	50	65	—	13 〜 20	40	50	—	13 〜 20
30 〜 49（歳）	50	65	—	13 〜 20	40	50	—	13 〜 20
50 〜 64（歳）	50	65	—	14 〜 20	40	50	—	14 〜 20
65 〜 74（歳）*2	50	60	—	15 〜 20	40	50	—	15 〜 20
75 以上（歳）*2	50	60	—	15 〜 20	40	50	—	15 〜 20
妊婦（付加量）初期					+ 0	+ 0	—	—*3
中期					+ 5	+ 5	—	—*3
後期					+ 20	+ 25	—	—*4
授乳婦（付加量）					+ 15	+ 20	—	—*4

＊1 範囲に関しては，おおむねの値を示したものであり，弾力的に運用すること.
＊2 65 歳以上の高齢者について，フレイル予防を目的とした量を定めることは難しいが，身長・体重が参照体位に比べて小さい者や，とくに 75 歳以上であって加齢に伴い身体活動量が大きく低下した者など，必要エネルギー摂取量が低い者では，下限が推奨量を下回る場合がありうる. この場合でも，下限は推奨量以上とすることが望ましい.
＊3 妊婦（初期・中期）の目標量は，13 〜 20% エネルギーとした.
＊4 妊婦（後期）および授乳婦の目標量は，15 〜 20% エネルギーとした.
厚生労働省「日本人の食事摂取基準（2020 年版）」.

成人の推定平均必要量（g/kg 体重 / 日）＝ 窒素平衡維持量 ÷ 消化・吸収率
＝ 0.65÷0.90 ＝ 0.72（g/kg 体重 / 日）
成人の推定平均必要量（g/ 日）＝ 推定平均必要量（g/kg 体重 / 日）× 基準体重（kg）
成人の推奨量（g/ 日）＝ 推定平均必要量（g/ 日）× 推奨量算定係数

（2）脂　質

　脂質（lipid）は，エネルギー源としてだけでなく，身体構成成分としても重要な役割を果たしている. 脂質を構成している脂肪酸の中には，食事から摂取しなければならない必須脂肪酸（EFA：essential fatty acid）としてリノール酸，α-リノレン酸，アラキドン酸がある（表 2 - 12）.

表 2-12　脂肪酸の種類

飽和脂肪酸（S）	パルミチン酸，ステアリン酸，ラウリル酸，アラキジン酸，カプリル酸
一価不飽和脂肪酸（M）	オレイン酸
多価不飽和脂肪酸（P）	リノール酸，α-リノレン酸，アラキドン酸，（エ）イコサペンタエン酸（EPA，魚類），ドコサヘキサエン酸（DHA，魚類）

脂肪酸(fatty acid)には，その種類によって異なった生理作用を示すものがある．不飽和脂肪酸(unsaturated fatty acid)の中でn-6系多価不飽和脂肪酸とn-3系多価不飽和脂肪酸は，摂取する割合で生体の生理機能が変わる(図2-11)．n-6系およびn-3系の不飽和脂肪酸から生成される炭素数20のエイコサノイド(eicosanoid)は生理活性脂質ともよばれ，生体内の生理作用を調節している(表2-13)．エイコサノイドには，プロスタグランジン(PG：prostaglandin)，トロンボキサン(TX：thromboxane)，ロイコトリエン(LT：leukotriene)がある．

脂質は，炭水化物やタンパク質よりも1g当たりのエネルギー価が2倍以上と高いので，人はエネルギー蓄積物質として優先的に脂質を蓄積すると考えられる．脂質の食事摂取基準は，タンパク質や炭水化物の摂取量と生活習慣病の予防を考慮に入れ，脂肪エネルギー比率，飽和脂肪酸，n-6系脂肪酸，n-3系脂肪酸，コレステロールについて，目安量または目標量が設定されている(表2-14，2-15)．

脂肪エネルギー比率において，1～75歳以上まで下限の目標量を20%エネルギーと設定している．一方，脂肪エネルギー比率の上限の目標量は脂肪の摂取量増加が肥満，血中コレステロールの上昇，冠動脈性心疾患に結びつくことから，1～75歳以上まで30%としている．

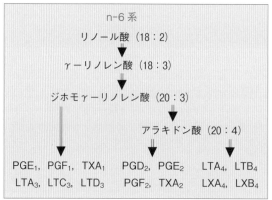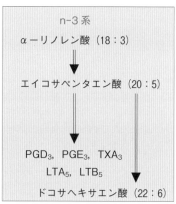

図2-11　n-6系脂肪酸とn-3系脂肪酸の代謝

表2-13　エイコサノイドの生理活性作用

プロスタグランジン	PGE_2, PGI_2	血小板凝集抑制，血管拡張
	PGF_2	Na利尿，子宮収縮
	PGD_2	血管収縮，血小板凝集阻害，睡眠誘発
トロンボキサン	TXA_2	血栓形成，血小板凝集，血管収縮
ロイコトリエン	LTB_4	白血球遊走，白血球凝集，脱顆粒
	LTC_4, LTD_4	血管透過性亢進，気管支収縮
		黄体刺激ホルモン分泌

表2-14 脂質の食事摂取基準 　　　　　　　　（％エネルギー）

性　別	男　性		女　性	
年齢等	目安量	目標量*	目安量	目標量*
0 ～ 5（月）	50	—	50	—
6 ～ 11（月）	40	—	40	—
1 ～ 2（歳）	—	20 ～ 30	—	20 ～ 30
3 ～ 5（歳）	—	20 ～ 30	—	20 ～ 30
6 ～ 7（歳）	—	20 ～ 30	—	20 ～ 30
8 ～ 9（歳）	—	20 ～ 30	—	20 ～ 30
10 ～ 11（歳）	—	20 ～ 30	—	20 ～ 30
12 ～ 14（歳）	—	20 ～ 30	—	20 ～ 30
15 ～ 17（歳）	—	20 ～ 30	—	20 ～ 30
18 ～ 29（歳）	—	20 ～ 30	—	20 ～ 30
30 ～ 49（歳）	—	20 ～ 30	—	20 ～ 30
50 ～ 64（歳）	—	20 ～ 30	—	20 ～ 30
65 ～ 74（歳）	—	20 ～ 30	—	20 ～ 30
75 以上（歳）	—	20 ～ 30	—	20 ～ 30
妊　婦			—	20 ～ 30
授乳婦			—	20 ～ 30

＊範囲に関しては，おおむねの値を示したものである．
厚生労働省「日本人の食事摂取基準（2020 年版）」．

表2-15 n-6系脂肪酸，n-3系脂肪酸，飽和脂肪酸の食事摂取基準

年　齢	n-6系脂肪酸（g／日）		n-3系脂肪酸（g／日）		飽和脂肪酸*1,2（％エネルギー）	
	男性	女性	男性	女性	男　性	女　性
	目安量	目安量	目安量	目安量	目標量	目標量
0 ～ 5（月）	4	4	0.9	0.9	—	—
6 ～ 11（月）	4	4	0.8	0.8	—	—
1 ～ 2（歳）	4	4	0.7	0.8	—	—
3 ～ 5（歳）	6	6	1.1	1.0	10 以下	10 以下
6 ～ 7（歳）	8	7	1.5	1.3	10 以下	10 以下
8 ～ 9（歳）	8	7	1.5	1.3	10 以下	10 以下
10 ～ 11（歳）	10	8	1.6	1.6	10 以下	10 以下
12 ～ 14（歳）	11	9	1.9	1.6	10 以下	10 以下
15 ～ 17（歳）	13	9	2.1	1.6	8 以下	8 以下
18 ～ 29（歳）	11	8	2.0	1.6	7 以下	7 以下
30 ～ 49（歳）	10	8	2.0	1.6	7 以下	7 以下
50 ～ 64（歳）	10	8	2.2	1.9	7 以下	7 以下
65 ～ 74（歳）	9	8	2.2	2.0	7 以下	7 以下
75 以上（歳）	8	7	2.1	1.8	7 以下	7 以下
妊　婦		9		1.6		7 以下
授乳婦		10		1.8		7 以下

＊1 飽和脂肪酸と同じく，脂質異常症および循環器疾患に関与する栄養素としてコレステロールがある．コレステロールに目標量は設定しないが，これは許容される摂取量に上限が存在しないことを保証するものではない．また，脂質異常症の重症化予防の目的からは，200 mg/ 日未満に留めることが望ましい．
＊2 飽和脂肪酸と同じく，冠動脈疾患に関与する栄養素としてトランス脂肪酸がある．日本人の大多数は，トランス脂肪酸に関する世界保健機関（WHO）の目標（1 ％エネルギー未満）を下回っており，トランス脂肪酸の摂取による健康への影響は，飽和脂肪酸の摂取によるものと比べて小さいと考えられる．ただし，脂質に偏った食事をしている者では，留意する必要がある．トランス脂肪酸は人体にとって不可欠な栄養素ではなく，健康の保持・増進を図る上で積極的な摂取は勧められないことから，その摂取量は1 ％エネルギー未満に留めることが望ましく，1 ％エネルギー未満でもできるだけ低く留めることが望ましい．
厚生労働省「日本人の食事摂取基準（2020 年版）」．

（3）炭水化物・食物繊維・アルコール

炭水化物（carbohydrate）は，脂質とタンパク質とのバランスを考慮して摂取することが望ましい．タンパク質と脂質の目標量から換算して，炭水化物の目標量を 50 〜 65 ％ エネルギーとしている（表 2 - 16）．

食物繊維（dietary fiber）は，排便促進作用，耐糖能改善作用，血清コレステロール低下作用などの生理作用をもち，日本では「人の消化酵素で消化されない食物中の難消化性成分の総体」と定義している．食物繊維の食事摂取基準は，欧米の心筋梗塞のリスク低下と日本人の排便を促進する排便重量を根拠にして男性 21 g／日以上，女性 18 g／日以上を目標量とした．

アルコール（エタノール）は，ヒトにとって必須の栄養素ではないため，食事摂取基準としては，アルコールの過剰摂取による健康障害への注意喚起を行うに留め，指標は算定しないことにした．

表 2 - 16　炭水化物・食物繊維の食事摂取基準

年　　齢	炭水化物 （％ エネルギー）		食物繊維 （g／日）	
	男　性 目標量[*1,*2]	女　性 目標量[*1,*2]	男　性 目標量	女　性 目標量
0 〜 5（月）	—	—	—	—
6 〜 11（月）	—	—	—	—
1 〜 2（歳）	50 〜 65	50 〜 65	—	—
3 〜 5（歳）	50 〜 65	50 〜 65	8 以上	8 以上
6 〜 7（歳）	50 〜 65	50 〜 65	10 以上	10 以上
8 〜 9（歳）	50 〜 65	50 〜 65	11 以上	11 以上
10 〜 11（歳）	50 〜 65	50 〜 65	13 以上	13 以上
12 〜 14（歳）	50 〜 65	50 〜 65	17 以上	17 以上
15 〜 17（歳）	50 〜 65	50 〜 65	19 以上	18 以上
18 〜 29（歳）	50 〜 65	50 〜 65	21 以上	18 以上
30 〜 49（歳）	50 〜 65	50 〜 65	21 以上	18 以上
50 〜 64（歳）	50 〜 65	50 〜 65	21 以上	18 以上
65 〜 74（歳）	50 〜 65	50 〜 65	20 以上	17 以上
75 以上（歳）	50 〜 65	50 〜 65	20 以上	17 以上
妊　婦		50 〜 65		18 以上
授乳婦		50 〜 65		18 以上

＊1 範囲については，おおむねの値を示したものである．
＊2 アルコールを含む．ただし，アルコールの摂取を勧めるものではない．
厚生労働省「日本人の食事摂取基準（2020 年版）」．

（4）脂溶性ビタミン，水溶性ビタミン

ビタミン（vitamin）は，健康的な生活を営むために欠くことができない栄養素の一つである．ビタミンの生理作用として，これまで補酵素，あるいは代謝調節の作用がよく知られていたが，最近では抗酸化や細胞情報伝達などの，栄養素としての作用以外のものがあることも判明している．したがって，ビタミンを適量摂取することは，単にビタミン欠乏症を予防するばかりでなく，健康を保持・増進させ疾病の予防にもつながる．

脂溶性ビタミンでは，ビタミン A，ビタミン D，ビタミン E，ビタミン K の 4 種類が設定されている（表 2 - 17）．ビタミン A の推定平均必要量と推奨量は，肝臓におけるビタミ

ンＡ蓄積量の維持から算出され，耐容上限量は妊婦の胎児奇形と成人の肝臓障害から算定されている．なお，プロビタミンＡのレチノール活性当量（RAE：retinol activity equivalents）への換算は次の通りである．

表 2-17　脂溶性ビタミンの食事摂取基準

年　齢	ビタミンＡ (µgRAE／日)*1								ビタミンＤ (µg／日)*4			
	男　性				女　性				男　性		女　性	
	推定平均必要量*2	推奨量*2	目安量*3	耐容上限量*3	推定平均必要量*2	推奨量*2	目安量*3	耐容上限量*3	目安量	耐容上限量	目安量	耐容上限量
0 〜 5（月）	—	—	300	600	—	—	300	600	5.0	25	5.0	25
6 〜 11（月）	—	—	400	600	—	—	400	600	5.0	25	5.0	25
1 〜 2（歳）	300	400	—	600	250	350	—	600	3.0	20	3.5	20
3 〜 5（歳）	350	450	—	700	350	500	—	850	3.5	30	4.0	30
6 〜 7（歳）	300	400	—	950	300	400	—	1,200	4.5	30	5.0	30
8 〜 9（歳）	350	500	—	1,200	350	500	—	1,500	5.0	40	6.0	40
10 〜 11（歳）	450	600	—	1,500	400	600	—	1,900	6.5	60	8.0	60
12 〜 14（歳）	550	800	—	2,100	500	700	—	2,500	8.0	80	9.5	80
15 〜 17（歳）	650	900	—	2,500	500	650	—	2,800	9.0	90	8.5	90
18 〜 29（歳）	600	850	—	2,700	450	650	—	2,700	8.5	100	8.5	100
30 〜 49（歳）	650	900	—	2,700	500	700	—	2,700	8.5	100	8.5	100
50 〜 64（歳）	650	900	—	2,700	500	700	—	2,700	8.5	100	8.5	100
65 〜 74（歳）	600	850	—	2,700	500	700	—	2,700	8.5	100	8.5	100
75 以上（歳）	550	800	—	2,700	450	650	—	2,700	8.5	100	8.5	100
妊婦（付加量）初期					+ 0	+ 0	—	—			（妊婦）	
中期					+ 0	+ 0	—	—			8.5	
後期					+ 60	+ 80	—	—			（授乳婦）	
授乳婦（付加量）					+ 300	+ 450	—	—			8.5	

＊1 レチノール当量（µgRAE）
　 ＝レチノール（µg）＋ β−カロテン（µg）×1/12 ＋ α−カロテン（µg）×1/24
　　 ＋ β−クリプトキサンチン（µg）×1/24 ＋ そのほかのプロビタミンＡカロテノイド（µg）×1/24
＊2 プロビタミンＡカロテノイドを含む.
＊3 プロビタミンＡカロテノイドを含まない.
＊4 日照により皮膚でビタミンＤが産生されることを踏まえ，フレイル予防を図る者はもとより，全年齢区分を通じて，日常生活において可能な範囲内での適度な日光浴を心がけるとともに，ビタミンＤの摂取については，日照時間を考慮に入れることが重要である.

年　齢	ビタミンＥ (mg／日)*				ビタミンＫ (µg／日)	
	男　性		女　性		男　性	女　性
	目安量	耐容上限量	目安量	耐容上限量	目安量	目安量
0 〜 5（月）	3.0	—	3.0	—	4	4
6 〜 11（月）	4.0	—	4.0	—	7	7
1 〜 2（歳）	3.0	150	3.0	150	50	60
3 〜 5（歳）	4.0	200	4.0	200	60	70
6 〜 7（歳）	5.0	300	5.0	300	80	90
8 〜 9（歳）	5.0	350	5.0	350	90	110
10 〜 11（歳）	5.5	450	5.5	450	110	140
12 〜 14（歳）	6.5	650	6.0	600	140	170
15 〜 17（歳）	7.0	750	5.5	650	160	150
18 〜 29（歳）	6.0	850	5.0	650	150	150
30 〜 49（歳）	6.0	900	5.5	700	150	150
50 〜 64（歳）	7.0	850	6.0	700	150	150
65 〜 74（歳）	7.0	850	6.5	650	150	150
75 以上（歳）	6.5	750	6.5	650	150	150
妊　婦			6.5	—		150
授乳婦			7.0	—		150

＊ α−トコフェロールについて算定した. α−トコフェロール以外のビタミンＥは含んでいない.
厚生労働省「日本人の食事摂取基準（2020 年版）」.

$$1\ \mu gRAE\ =\ 1\ \mu g\ レチノール$$
$$=\ 12\ \mu g\ \beta-カロテン$$
$$=\ 24\ \mu g\ \alpha-カロテン$$
$$=\ 24\ \mu g\ \beta-クリプトキサンチン$$

　ビタミンDは血中25-ヒドロキシビタミンD濃度を指標として算定され，耐容上限量は高カルシウム血症を指標に策定されている．なお，日照を受ける機会が少なく，もっぱら母乳で保育された乳児では，くる病のリスクが高いとの報告があることから，乳児では，日照の影響を考慮したビタミンDの目安量が設定されている．ビタミンEは血中α-トコフェロール濃度を指標にして，α-トコフェロールのみについて算定され，α-トコフェロール以外のほかのビタミンEは含んでいない．ビタミンEの耐容上限量は出血作用の指標から設定されている．ビタミンKは正常な血液凝固能を維持するのに必要な摂取量を基準として設定され，大量に摂取しても毒性が認められないため耐容上限量が設定されていない．

　水溶性ビタミンでは，ビタミンB群（ビタミンB_1，ビタミンB_2，ナイアシン，ビタミンB_6，ビタミンB_{12}，葉酸，パントテン酸，ビオチン）とビタミンCの合計9種類が策定されている（表2-18）．

　ビタミンB_1およびビタミンB_2は，それぞれの体内量が飽和する最小摂取量をもって推定平均必要量とした．また，ビタミンCは，心臓血管系の疾病予防効果および抗酸化作用を発揮できる最小摂取量をもって推定平均必要量とした．

　ビタミンB_6は，体内量が適正に維持される最小摂取量をもって推定平均必要量とした．

　ナイアシン，ビタミンB_{12}および葉酸は，欠乏の症状を予防できる最小摂取量をもって推定平均必要量とした．

　妊娠を計画している女性，妊娠の可能性がある女性および妊娠初期の妊婦は，胎児の神経管閉鎖障害のリスク低減のために，通常の食品以外の食品に含まれる葉酸（狭義の葉酸）を$400\ \mu g/$日摂取することが望まれる．

　水溶性ビタミンの摂取と生活習慣病の発症予防および重症化予防に関しては十分な科学的根拠がなく，目標量および重症化予防を目的とした量は設定しなかった．

　ビタミンB_1，ビタミンB_2，ナイアシンはエネルギー代謝に関与することから推定エネルギー必要量の比較において数値が設定されている．なお，ナイアシンは生体内でトリプトファンから合成されるので，トリプトファン-ニコチンアミド転換率を重量比で1/60とし，ナイアシン当量（NE：niacin equivalent）を下記の式から求めている．

$$ナイアシン当量（mgNE）=ニコチンアミド（mg）+ニコチン酸（mg）$$
$$+1/60\ トリプトファン（mg）$$

　ビタミンCは，壊血病予防ならびに抗酸化と心臓血管系の疾病予防が期待できる摂取量から算定されている．なお，喫煙者は非喫煙者に比べてビタミンCの代謝回転が速いの

表 2-18　水溶性ビタミンの食事摂取基準

年　齢	ビタミンB$_1$ (mg/日)*1,*2						ビタミンB$_2$ (mg/日)*3					
	男　性			女　性			男　性			女　性		
	推定平均必要量	推奨量	目安量	推定平均必要量	推奨量	目安量	推定平均必要量	推奨量	目安量	推定平均必要量	推奨量	目安量
0 ～ 5（月）	—	—	0.1	—	—	0.1	—	—	0.3	—	—	0.3
6 ～ 11（月）	—	—	0.2	—	—	0.2	—	—	0.4	—	—	0.4
1 ～ 2（歳）	0.4	0.5	—	0.4	0.5	—	0.5	0.6	—	0.5	0.5	—
3 ～ 5（歳）	0.6	0.7	—	0.6	0.7	—	0.7	0.8	—	0.6	0.8	—
6 ～ 7（歳）	0.7	0.8	—	0.7	0.8	—	0.8	0.9	—	0.7	0.9	—
8 ～ 9（歳）	0.8	1.0	—	0.8	0.9	—	0.9	1.1	—	0.9	1.0	—
10 ～ 11（歳）	1.0	1.2	—	0.9	1.1	—	1.1	1.4	—	1.0	1.3	—
12 ～ 14（歳）	1.2	1.4	—	1.1	1.3	—	1.3	1.6	—	1.2	1.4	—
15 ～ 17（歳）	1.3	1.5	—	1.0	1.2	—	1.4	1.7	—	1.2	1.4	—
18 ～ 29（歳）	1.2	1.4	—	0.9	1.1	—	1.3	1.6	—	1.0	1.2	—
30 ～ 49（歳）	1.2	1.4	—	0.9	1.1	—	1.3	1.6	—	1.0	1.2	—
50 ～ 64（歳）	1.1	1.3	—	0.9	1.1	—	1.2	1.5	—	1.0	1.2	—
65 ～ 74（歳）	1.1	1.3	—	0.9	1.1	—	1.2	1.5	—	1.0	1.2	—
75 以上（歳）	1.0	1.2	—	0.8	0.9	—	1.1	1.3	—	0.9	1.0	—
妊　婦（付加量）				＋0.2	＋0.2	—				＋0.2	＋0.3	—
授乳婦（付加量）				＋0.2	＋0.2	—				＋0.5	＋0.6	—

＊1 チアミン塩化物塩酸塩（分子量 =337.3）の重量として示した.
＊2 身体活動レベル II の推定エネルギー必要量を用いて算定した.
特記事項1：推定平均必要量は，ビタミンB$_1$ の欠乏症である脚気を予防するに足る最小必要量からではなく，尿中にビタミンB$_1$ の排泄量が増大し始める摂取量（体内飽和量）から算定.
＊3 身体活動レベル II の推定エネルギー必要量を用いて算定した.
特記事項2：推定平均必要量は，ビタミンB$_2$ の欠乏症である口唇炎，口角炎，舌炎などの皮膚炎を予防するに足る最小必要量からではなく，尿中にビタミンB$_2$ の排泄量が増大し始める摂取量（体内飽和量）から算定.
厚生労働省「日本人の食事摂取基準（2020 年版）」.

年　齢	ナイアシン (mgNE/日)*1,*2								ビタミンB$_6$ (mg/日)*5							
	男　性				女　性				男　性				女　性			
	推定平均必要量	推奨量	目安量	耐容上限量*3	推定平均必要量	推奨量	目安量	耐容上限量*3	推定平均必要量	推奨量	目安量	耐容上限量*6	推定平均必要量	推奨量	目安量	耐容上限量*6
0 ～ 5（月）*4	—	—	2		—	—	2		—	—	0.2	—	—	—	0.2	—
6 ～ 11（月）	—	—	3		—	—	3		—	—	0.3	—	—	—	0.3	—
1 ～ 2（歳）	5	6	—	60(15)	4	5	—	60(15)	0.4	0.5	—	10	0.4	0.5	—	10
3 ～ 5（歳）	6	8	—	80(20)	6	7	—	80(20)	0.5	0.6	—	15	0.5	0.6	—	15
6 ～ 7（歳）	7	9	—	100(30)	7	8	—	100(30)	0.7	0.8	—	20	0.6	0.7	—	20
8 ～ 9（歳）	9	11	—	150(35)	8	10	—	150(35)	0.8	0.9	—	25	0.8	0.9	—	25
10 ～ 11（歳）	11	13	—	200(45)	10	10	—	150(45)	1.0	1.1	—	30	1.0	1.1	—	30
12 ～ 14（歳）	12	15	—	250(60)	12	14	—	250(60)	1.2	1.4	—	40	1.0	1.3	—	40
15 ～ 17（歳）	14	17	—	300(70)	11	13	—	250(65)	1.2	1.5	—	50	1.0	1.3	—	45
18 ～ 29（歳）	13	15	—	300(80)	9	11	—	250(65)	1.1	1.4	—	55	1.0	1.1	—	45
30 ～ 49（歳）	13	15	—	350(85)	10	12	—	250(65)	1.1	1.4	—	60	1.0	1.1	—	45
50 ～ 64（歳）	12	14	—	350(85)	9	11	—	250(65)	1.1	1.4	—	55	1.0	1.1	—	45
65 ～ 74（歳）	12	14	—	300(80)	9	11	—	250(65)	1.1	1.4	—	50	1.0	1.1	—	40
75 以上（歳）	11	13	—	300(75)	9	10	—	250(60)	1.1	1.4	—	50	1.0	1.1	—	40
妊　婦（付加量）					＋0	＋0	—	—					＋0.2	＋0.2	—	—
授乳婦（付加量）					＋3	＋3	—	—					＋0.3	＋0.3	—	—

＊1 ナイアシン当量（NE）＝ナイアシン＋ 1/60 トリプトファンで示した.
＊2 身体活動レベル II の推定エネルギー必要量を用いて算定した.
＊3 ニコチンアミドの重量（mg/日），（　）内はニコチン酸の重量（mg/日）.
＊4 単位は mg/日.
＊5 タンパク質の推奨量を用いて算定した（妊婦・授乳婦の付加量は除く）.
＊6 ピリドキシン（分子量＝ 169.2）の重量として示した.
厚生労働省「日本人の食事摂取基準（2020 年版）」.

2・1 健康と食生活

| 年　齢 | ビタミンB$_{12}$ (µg/日)*1 | | | | | | 葉　酸 (µg/日)*2 | | | | | | | |
| | 男　性 | | | 女　性 | | | 男　性 | | | | 女　性 | | | |
	推定平均必要量	推奨量	目安量	推定平均必要量	推奨量	目安量	推定平均必要量	推奨量	目安量	耐容上限量*3	推定平均必要量	推奨量	目安量	耐容上限量*3
0 ～ 5（月）	—	—	0.4	—	—	0.4	—	—	40	—	—	—	40	—
6 ～ 11（月）	—	—	0.5	—	—	0.5	—	—	60	—	—	—	60	—
1 ～ 2（歳）	0.8	0.9	—	0.8	0.9	—	80	90	—	200	90	90	—	200
3 ～ 5（歳）	0.9	1.1	—	0.9	1.1	—	90	110	—	300	90	110	—	300
6 ～ 7（歳）	1.1	1.3	—	1.1	1.3	—	110	140	—	400	110	140	—	400
8 ～ 9（歳）	1.3	1.6	—	1.3	1.6	—	130	160	—	500	130	160	—	500
10 ～ 11（歳）	1.6	1.9	—	1.6	1.9	—	160	190	—	700	160	190	—	700
12 ～ 14（歳）	2.0	2.4	—	2.0	2.4	—	200	240	—	900	200	240	—	900
15 ～ 17（歳）	2.0	2.4	—	2.0	2.4	—	220	240	—	900	200	240	—	900
18 ～ 29（歳）	2.0	2.4	—	2.0	2.4	—	200	240	—	900	200	240	—	900
30 ～ 49（歳）	2.0	2.4	—	2.0	2.4	—	200	240	—	1,000	200	240	—	1,000
50 ～ 64（歳）	2.0	2.4	—	2.0	2.4	—	200	240	—	1,000	200	240	—	1,000
65 ～ 74（歳）	2.0	2.4	—	2.0	2.4	—	200	240	—	900	200	240	—	900
75 以上（歳）	2.0	2.4	—	2.0	2.4	—	200	240	—	900	200	240	—	900
妊婦（付加量）*4,*5				＋0.3	＋0.4	—					＋200	＋240	—	—
授乳婦（付加量）				＋0.7	＋0.8	—					＋80	＋100	—	—

＊1 シアノコバラミン（分子量 =1,355.37）の重量として示した.
＊2 プテロイルモノグルタミン酸（分子量 =441.40）の重量として示した.
＊3 通常の食品以外の食品に含まれる葉酸（狭義の葉酸）に適用する.
＊4 妊娠を計画している女性，妊娠の可能性がある女性および妊娠初期の妊婦は，胎児の神経管閉鎖障害のリスク低減のために，通常の食品以外の食品に含まれる葉酸（狭義の葉酸）を 400 µg/日摂取することが望まれる.（葉酸に適応）
＊5 付加量は，中期及び後期にのみ設定した.（葉酸に適応）
厚生労働省「日本人の食事摂取基準（2020 年版）」.

| 年　齢 | パントテン酸 (mg/日) | | ビオチン (µg/日) | |
| | 男　性 | 女　性 | 男　性 | 女　性 |
	目安量	目安量	目安量	目安量
0 ～ 5（月）	4	4	4	4
6 ～ 11（月）	5	5	5	5
1 ～ 2（歳）	3	4	20	20
3 ～ 5（歳）	4	4	20	20
6 ～ 7（歳）	5	5	30	30
8 ～ 9（歳）	6	5	30	30
10 ～ 11（歳）	6	6	40	40
12 ～ 14（歳）	7	6	50	50
15 ～ 17（歳）	7	6	50	50
18 ～ 29（歳）	5	5	50	50
30 ～ 49（歳）	5	5	50	50
50 ～ 64（歳）	6	5	50	50
65 ～ 74（歳）	6	5	50	50
75 以上（歳）	6	5	50	50
妊　婦		5		50
授乳婦		6		50

厚生労働省「日本人の食事摂取基準（2020 年版）」.

| 年　齢 | ビタミンC (mg／日)* | | | | | |
| | 男　性 | | | 女　性 | | |
	推定平均必要量	推奨量	目安量	推定平均必要量	推奨量	目安量
0 ～ 5（月）	—	—	40	—	—	40
6 ～ 11（月）	—	—	40	—	—	40
1 ～ 2（歳）	35	40	—	35	40	—
3 ～ 5（歳）	40	50	—	40	50	—
6 ～ 7（歳）	50	60	—	50	60	—
8 ～ 9（歳）	60	70	—	60	70	—
10 ～ 11（歳）	70	85	—	70	85	—
12 ～ 14（歳）	85	100	—	85	100	—
15 ～ 17（歳）	85	100	—	85	100	—
18 ～ 29（歳）	85	100	—	85	100	—
30 ～ 49（歳）	85	100	—	85	100	—
50 ～ 64（歳）	85	100	—	85	100	—
65 ～ 74（歳）	80	100	—	80	100	—
75 以上（歳）	80	100	—	80	100	—
妊　婦（付加量）				＋ 10	＋ 10	—
授乳婦（付加量）				＋ 40	＋ 45	—

＊ L－アスコルビン酸（分子量 =176.12）の重量で示した.
特記事項：推定平均必要量は，ビタミンC の欠乏症である壊血病を予防するに足る最小量からではなく，心臓血管系の疾病予防効果および抗酸化作用の観点から算定.
厚生労働省「日本人の食事摂取基準（2020 年版）」.

で，受動喫煙者を含めて喫煙者は非喫煙者以上にビタミンC を摂取することが推奨される.

（5）ミネラル（表2 - 19）

　多量ミネラルとして，ナトリウム，カリウム，カルシウム，マグネシウム，リンの5種類が設定されている．ミネラルは人体の構成成分として重要な役割を果たしているが，生命活動に必要な各種生理作用，酵素作用，代謝調節作用などとも密接な関係がある.

　ナトリウムでは，不可避損失量を補うという観点から推定平均必要量が設定されている．平成30 年国民健康・栄養調査における成人（20 歳以上）の食塩摂取量（平均値）は男性 11.0 g/ 日，女性9.3 g/ 日であった．高血圧の予防指針が示す6 g/ 日との関係から，成人において今後5 年間に達成したい目標量として男性7.5 g/ 日未満，女性は6.5 g/ 日未満が算定された.

　カリウムでは，不可避損失量を補い平衡を維持するのに必要な値と，現在の摂取量から目安量が設定された．カルシウムでは，1 歳以上について要因加算法を用いて推定平均必要量，推奨量が算定された．性および年齢階級別の基準体重をもとにして体内蓄積量，尿中排泄量，経皮的損失量を算出し，これらの合計を見かけの吸収率で除して推定平均必要量とした．個人変動を10 % と見積もり，推定平均必要量を1.2 倍して推奨量とした．マグネシウムでは，出納実験によって得られた結果を根拠にして，4.5 mg/kg 体重 / 日を推定平均必要量とした．この値に性および年齢階級別基準体重を乗じて推定平均必要量と

表2-19 ミネラルの食事摂取基準

多量ミネラルの食事摂取基準

年　齢	ナトリウム 〔mg/日, （　）は食塩相当量[g/日]〕*						カリウム （mg/日）			
	男　性			女　性			男　性		女　性	
	推定平均必要量	目安量	目標量	推定平均必要量	目安量	目標量	目安量	目標量	目安量	目標量
0 ～ 5（月）	—	100(0.3)	—	—	100(0.3)	—	400	—	400	—
6 ～ 11（月）	—	600(1.5)	—	—	600(1.5)	—	700	—	700	—
1 ～ 2（歳）	—	—	(3.0未満)	—	—	(3.0未満)	900	—	900	—
3 ～ 5（歳）	—	—	(3.5未満)	—	—	(3.5未満)	1,000	1,400以上	1,000	1,400以上
6 ～ 7（歳）	—	—	(4.5未満)	—	—	(4.5未満)	1,300	1,800以上	1,200	1,800以上
8 ～ 9（歳）	—	—	(5.0未満)	—	—	(5.0未満)	1,500	2,000以上	1,500	2,000以上
10 ～ 11（歳）	—	—	(6.0未満)	—	—	(6.0未満)	1,800	2,200以上	1,800	2,000以上
12 ～ 14（歳）	—	—	(7.0未満)	—	—	(6.5未満)	2,300	2,400以上	1,900	2,400以上
15 ～ 17（歳）	—	—	(7.5未満)	—	—	(6.5未満)	2,700	3,000以上	2,000	2,600以上
18 ～ 29（歳）	600(1.5)	—	(7.5未満)	600(1.5)	—	(6.5未満)	2,500	3,000以上	2,000	2,600以上
30 ～ 49（歳）	600(1.5)	—	(7.5未満)	600(1.5)	—	(6.5未満)	2,500	3,000以上	2,000	2,600以上
50 ～ 64（歳）	600(1.5)	—	(7.5未満)	600(1.5)	—	(6.5未満)	2,500	3,000以上	2,000	2,600以上
65 ～ 74（歳）	600(1.5)	—	(7.5未満)	600(1.5)	—	(6.5未満)	2,500	3,000以上	2,000	2,600以上
75 以上（歳）	600(1.5)	—	(7.5未満)	600(1.5)	—	(6.5未満)	2,500	3,000以上	2,000	2,600以上
妊　婦				600(1.5)	—	(6.5未満)			2,000	2,600以上
授乳婦				600(1.5)	—	(6.5未満)			2,200	2,600以上

* 高血圧および慢性腎臓病（CKD）の重症化予防のための食塩相当量の量は，男女とも 6.0 g/日未満とした.
厚生労働省「日本人の食事摂取基準（2020 年版）」.

年　齢	カルシウム （mg/日）								マグネシウム （mg/日）							
	男　性				女　性				男　性				女　性			
	推定平均必要量	推奨量	目安量	耐容上限量	推定平均必要量	推奨量	目安量	耐容上限量	推定平均必要量	推奨量	目安量	耐容上限量*	推定平均必要量	推奨量	目安量	耐容上限量*
0 ～ 5（月）	—	—	200	—	—	—	200	—	—	—	20	—	—	—	20	—
6 ～ 11（月）	—	—	250	—	—	—	250	—	—	—	60	—	—	—	60	—
1 ～ 2（歳）	350	450	—	—	350	400	—	—	60	70	—	—	60	70	—	—
3 ～ 5（歳）	500	600	—	—	450	550	—	—	80	100	—	—	80	100	—	—
6 ～ 7（歳）	500	600	—	—	450	550	—	—	110	130	—	—	110	130	—	—
8 ～ 9（歳）	550	650	—	—	600	750	—	—	140	170	—	—	140	160	—	—
10 ～ 11（歳）	600	700	—	—	600	750	—	—	180	210	—	—	180	220	—	—
12 ～ 14（歳）	850	1,000	—	—	700	800	—	—	250	290	—	—	240	290	—	—
15 ～ 17（歳）	650	800	—	—	550	650	—	—	300	360	—	—	260	310	—	—
18 ～ 29（歳）	650	800	—	2,500	550	650	—	2,500	280	340	—	—	230	270	—	—
30 ～ 49（歳）	600	750	—	2,500	550	650	—	2,500	310	370	—	—	240	290	—	—
50 ～ 64（歳）	600	750	—	2,500	550	650	—	2,500	310	370	—	—	240	290	—	—
65 ～ 74（歳）	600	750	—	2,500	550	650	—	2,500	290	350	—	—	230	280	—	—
75 以上（歳）	600	700	—	2,500	500	600	—	2,500	270	320	—	—	220	260	—	—
妊　婦（付加量）					+0	+0	—	—					+30	+40	—	—
授乳婦（付加量）					+0	+0	—	—					+0	+0	—	—

* 通常の食品以外からの摂取量の耐容上限量は，成人の場合 350 mg/日，小児では 5 mg/kg 体重/日とした．それ以外の通常の食品からの摂取の場合，耐容上限量は設定しない.
厚生労働省「日本人の食事摂取基準（2020 年版）」.

年 齢	リ ン (mg／日) 男 性		女 性	
	目安量	耐容上限量	目安量	耐容上限量
0 〜 5（月）	120	—	120	—
6 〜 11（月）	260	—	260	—
1 〜 2（歳）	500	—	500	—
3 〜 5（歳）	700	—	700	—
6 〜 7（歳）	900	—	800	—
8 〜 9（歳）	1,000	—	1,000	—
10 〜 11（歳）	1,100	—	1,000	—
12 〜 14（歳）	1,200	—	1,100	—
15 〜 17（歳）	1,200	—	900	—
18 〜 29（歳）	1,000	3,000	800	3,000
30 〜 49（歳）	1,000	3,000	800	3,000
50 〜 64（歳）	1,000	3,000	800	3,000
65 〜 74（歳）	1,000	3,000	800	3,000
75 以上（歳）	1,000	3,000	800	3,000
妊 婦			800	—
授乳婦			800	—

厚生労働省「日本人の食事摂取基準（2020 年版）」.

し，変動係数を 10 ％ と見込んで，推定平均必要量に 1.2 を乗じた数値を推奨量とした．リンでは，アメリカ／カナダの食事摂取基準を参考に，平成 28 年国民健康・栄養調査の摂取量の中央値を目安量とした．

　微量ミネラルとして，鉄，亜鉛，銅，マンガン，ヨウ素，セレン，クロム，モリブデンの 8 種類が設定されている．鉄は，6 カ月児以上の年齢階級について諸外国の研究結果をもとに，アメリカ／カナダの食事摂取基準に従い体位と月経血量などは日本人の値を用いて推定平均必要量が算定された．0 〜 5 カ月児については，母乳の鉄濃度に基準哺乳量（0.78 L／日）を乗じて目安量を算定した．妊娠期に必要となる鉄は，基本的な損失に加え，① 胎児の成長にともなう鉄貯蔵，② 臍帯・胎盤中への鉄貯蔵，③ 循環血液量の増加に伴う赤血球量の増加による鉄需要の増加がある．それぞれ妊娠の初期，中期，末期によって異なる．

2.1.6　健康増進施策

　健康増進（health promotion）の考え方は，1946 年に WHO が提唱した「健康の定義」を原点としている．その後，クラークとレベルらによって，健康増進は感染症予防における一般的抵抗力の強化や健康教育による感染機会の回避を意味することになった．さらに，1978 年にはアルマ・アタ宣言「プライマリー・ヘルスケア」が採択され，1986 年に採択されたオタワ宣言では健康増進を「個人の生活改善に限定してとらえるのではなく，社会的環境の改善を含むこと」とされた．その後，食生活環境の整備によって国民の健康を改善しようとする国が増加した．アメリカでは「Healthy People 2000」，イギリスでは「The

微量ミネラルの食事摂取基準

年齢	鉄 (mg／日) 男性 推定平均必要量	推奨量	目安量	耐容上限量	女性 月経なし 推定平均必要量	推奨量	月経あり 推定平均必要量	推奨量	目安量	耐容上限量	亜鉛 (mg／日) 男性 推定平均必要量	推奨量	目安量	耐容上限量	女性 推定平均必要量	推奨量	目安量	耐容上限量
0～5（月）	—	—	0.5	—	—	—	—	—	0.5	—	—	—	2	—	—	—	2	—
6～11（月）	3.5	5.0	—	—	3.5	4.5	—	—	—	—	—	—	3	—	—	—	3	—
1～2（歳）	3.0	4.5	—	25	3.0	4.5	—	—	—	20	3	3	—	—	2	3	—	—
3～5（歳）	4.0	5.5	—	25	4.0	5.5	—	—	—	25	3	4	—	—	3	3	—	—
6～7（歳）	5.0	5.5	—	30	4.5	5.5	—	—	—	30	4	5	—	—	3	4	—	—
8～9（歳）	6.0	7.0	—	35	6.0	7.5	—	—	—	35	5	6	—	—	4	5	—	—
10～11（歳）	7.0	8.5	—	35	7.0	8.5	10.0	12.0	—	35	6	7	—	—	5	6	—	—
12～14（歳）	8.0	10.0	—	40	7.0	8.5	10.0	12.0	—	40	9	10	—	—	7	8	—	—
15～17（歳）	8.0	10.0	—	50	5.5	7.0	8.5	10.5	—	40	10	12	—	—	7	8	—	—
18～29（歳）	6.5	7.5	—	50	5.5	6.5	8.5	10.5	—	40	9	11	—	40	7	8	—	35
30～49（歳）	6.5	7.5	—	50	5.5	6.5	9.0	10.5	—	40	9	11	—	45	7	8	—	35
50～64（歳）	6.5	7.5	—	50	5.5	6.5	9.0	11.0	—	40	9	11	—	45	7	8	—	35
65～74（歳）	6.0	7.5	—	50	5.0	6.0	—	—	—	40	9	11	—	40	7	8	—	35
75以上（歳）	6.0	7.0	—	50	5.0	6.0	—	—	—	40	9	10	—	40	6	8	—	30
妊婦（付加量）初期					+2.0	+2.5	—	—	—	—					+1	+2	—	—
中期・後期					+8.0	+9.5	—	—	—	—								
授乳婦（付加量）					+2.0	+2.5	—	—	—	—					+3	+4	—	—

厚生労働省「日本人の食事摂取基準（2020年版）」.

年齢	銅 (mg／日) 男性 推定平均必要量	推奨量	目安量	耐容上限量	女性 推定平均必要量	推奨量	目安量	耐容上限量	マンガン (mg／日) 男性 目安量	耐容上限量	女性 目安量	耐容上限量
0～5（月）	—	—	0.3	—	—	—	0.3	—	0.01	—	0.01	—
6～11（月）	—	—	0.3	—	—	—	0.3	—	0.5	—	0.5	—
1～2（歳）	0.3	0.3	—	—	0.2	0.3	—	—	1.5	—	1.5	—
3～5（歳）	0.3	0.4	—	—	0.3	0.3	—	—	1.5	—	1.5	—
6～7（歳）	0.4	0.4	—	—	0.4	0.4	—	—	2.0	—	2.0	—
8～9（歳）	0.4	0.5	—	—	0.4	0.5	—	—	2.5	—	2.5	—
10～11（歳）	0.5	0.6	—	—	0.5	0.6	—	—	3.0	—	3.0	—
12～14（歳）	0.7	0.8	—	—	0.6	0.8	—	—	4.0	—	4.0	—
15～17（歳）	0.8	0.9	—	—	0.6	0.7	—	—	4.5	—	3.5	—
18～29（歳）	0.7	0.9	—	7	0.6	0.7	—	7	4.0	11	3.5	11
30～49（歳）	0.7	0.9	—	7	0.6	0.7	—	7	4.0	11	3.5	11
50～64（歳）	0.7	0.9	—	7	0.6	0.7	—	7	4.0	11	3.5	11
65～74（歳）	0.7	0.9	—	7	0.6	0.7	—	7	4.0	11	3.5	11
75以上（歳）	0.7	0.8	—	7	0.6	0.7	—	7	4.0	11	3.5	11
妊婦（付加量）					+0.1	+0.1	—	—			3.5	—
授乳婦（付加量）					+0.5	+0.6	—	—			3.5	—

厚生労働省「日本人の食事摂取基準（2020年版）」.

年　齢	ヨウ素 (μg／日)								セレン (μg／日)							
	男　性				女　性				男　性				女　性			
	推定平均必要量	推奨量	目安量	耐容上限量	推定平均必要量	推奨量	目安量	耐容上限量	推定平均必要量	推奨量	目安量	耐容上限量	推定平均必要量	推奨量	目安量	耐容上限量
0 〜 5（月）	—	—	100	250	—	—	100	250	—	—	15	—	—	—	15	—
6 〜 11（月）	—	—	130	250	—	—	130	250	—	—	15	—	—	—	15	—
1 〜 2（歳）	35	50	—	300	35	50	—	300	10	10	—	100	10	10	—	100
3 〜 5（歳）	45	60	—	400	45	60	—	400	10	15	—	100	10	10	—	100
6 〜 7（歳）	55	75	—	550	55	75	—	550	15	15	—	150	15	15	—	150
8 〜 9（歳）	65	90	—	700	65	90	—	700	15	20	—	200	15	20	—	200
10 〜 11（歳）	80	110	—	900	80	110	—	900	20	25	—	250	20	25	—	250
12 〜 14（歳）	95	140	—	2,000	95	140	—	2,000	25	30	—	350	25	30	—	300
15 〜 17（歳）	100	140	—	3,000	100	140	—	3,000	30	35	—	400	25	25	—	350
18 〜 29（歳）	95	130	—	3,000	95	130	—	3,000	25	30	—	450	20	25	—	350
30 〜 49（歳）	95	130	—	3,000	95	130	—	3,000	25	30	—	450	20	25	—	350
50 〜 64（歳）	95	130	—	3,000	95	130	—	3,000	25	30	—	450	20	25	—	350
65 〜 74（歳）	95	130	—	3,000	95	130	—	3,000	25	30	—	450	20	25	—	350
75 以上（歳）	95	130	—	3,000	95	130	—	3,000	25	30	—	400	20	25	—	350
妊　婦（付加量）					＋75	＋110	—	—*					＋5	＋5	—	—
授乳婦（付加量）					＋100	＋140	—	—*					＋15	＋20	—	—

＊　妊婦および授乳婦の耐容上限量は，2,000 μg／日とした.
厚生労働省「日本人の食事摂取基準（2020 年版）」.

年　齢	クロム (μg／日)				モリブデン (μg／日)							
	男　性		女　性		男　性				女　性			
	目安量	耐容上限量	目安量	耐容上限量	推定平均必要量	推奨量	目安量	耐容上限量	推定平均必要量	推奨量	目安量	耐容上限量
0 〜 5（月）	0.8	—	0.8	—	—	—	2	—	—	—	2	—
6 〜 11（月）	1.0	—	1.0	—	—	—	5	—	—	—	5	—
1 〜 2（歳）	—	—	—	—	10	10	—	—	10	10	—	—
3 〜 5（歳）	—	—	—	—	10	10	—	—	10	10	—	—
6 〜 7（歳）	—	—	—	—	10	15	—	—	10	15	—	—
8 〜 9（歳）	—	—	—	—	15	20	—	—	15	15	—	—
10 〜 11（歳）	—	—	—	—	15	20	—	—	15	20	—	—
12 〜 14（歳）	—	—	—	—	20	25	—	—	20	25	—	—
15 〜 17（歳）	—	—	—	—	25	30	—	—	20	25	—	—
18 〜 29（歳）	10	500	10	500	20	30	—	600	20	25	—	500
30 〜 49（歳）	10	500	10	500	25	30	—	600	20	25	—	500
50 〜 64（歳）	10	500	10	500	25	30	—	600	20	25	—	500
65 〜 74（歳）	10	500	10	500	20	30	—	600	20	25	—	500
75 以上（歳）	10	500	10	500	20	25	—	600	20	25	—	500
妊　婦（付加量）			10	—					＋0	＋0	—	—
授乳婦（付加量）			10	—					＋3	＋3	—	—

厚生労働省「日本人の食事摂取基準（2020 年版）」.

Health of the Nation」，カナダでは「The Health and Well-Being」がそれぞれの国の健康増進の施策として行われている.

2.1.7　健康日本 21（第二次）

　健康づくりを推進するためには，日常の食生活にかかわりの深い生活習慣病に対する一次予防（病気の発生予防），二次予防（病気の早期発見・早期治療），三次予防（病気の進行防止とリハビリテーション）の総合的な取組みが必要である（図 2 - 12）．

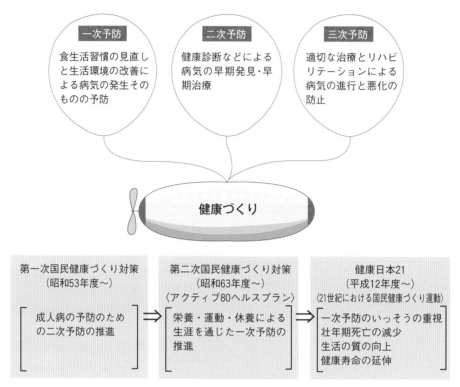

図 2 - 12　疾病の予防と健康づくり対策の変遷

　日本では，急速な高齢化の進行による超高齢社会の到来により，認知症や寝たきりの高齢者の増加が予想され，これらの人びとを支える医療費などの社会的負担の増大と生活の質（quality of life：QOL）の低下を招く恐れがある．日本における健康づくりや疾病予防を積極的に推進する環境整備として，これまで「第一次国民健康づくり対策」（昭和 53 年度〜）と「第二次国民健康づくり対策（アクティブ 80 ヘルスプラン）」（昭和 63 年度〜）があった．これらの健康づくり対策により老人健康診査体制の確立，市町村保健センターの整備，健康運動指導士などの基盤整備がなされてきた．平成 12 年度からは 2010 年度（平成 22 年度）を最終目標年度とした「21 世紀における国民健康づくり運動（健康日本 21）」が開始された．また，平成 23 年 3 月から評価作業を行った結果，全体の 6 割が改善された．

　さらに，平成 24 年に新たに 10 年後を見据えためざす姿や基本的方向性について部会および専門委員会で出た意見などをもとに，健康日本 21（第二次）における目標項目の設定および評価に当たっての考え方を示すとともに，国が定める個別目標ごとの目標値，設定根

拠などを明らかにした.

　健康日本21（第二次）の基本的な方向として，① 健康寿命の延伸と健康格差の縮小，② 主要な生活習慣病の発症予防と重症化予防，③ 社会生活を営むために必要な機能の維持および向上，④ 健康を支え，守るための社会環境の整備，⑤ 栄養・食生活，身体活動・運動，休養，飲酒，喫煙および歯・口腔の健康に関する生活習慣および社会環境の改善，の五つを提案する.

　目指すべき社会および基本的な方向の相関関係は，図2-13のように整理できる．すなわち，個人の生活習慣の改善および個人を取り巻く社会環境の改善を通じて，生活習慣病の発症予防・重症化予防をはかるとともに社会生活機能低下の低減による生活の質の向上

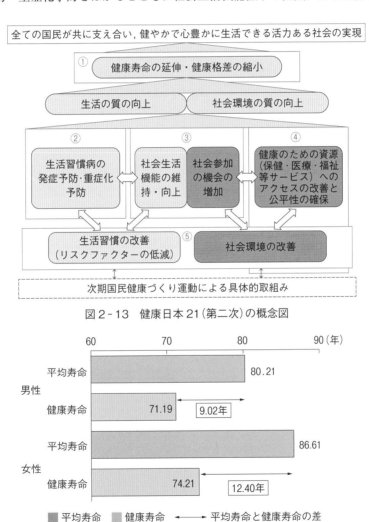

図2-13　健康日本21（第二次）の概念図

図2-14　平均寿命と健康寿命の差

(資料)平均寿命：厚生労働省「平成25年簡易生命表」．健康寿命：厚生労働省「平成25年簡易生命表」，「平成25年人口動態統計」，「平成25年国民生活基礎調査」，総務省「平成25年推計人口」より算出．

をはかり，また健康のための資源へのアクセスの改善と公平性の確保をはかるとともに，社会参加の機会の増加による社会環境の質の向上をはかり，結果として健康寿命の延伸・健康格差の縮小を実現するものである（図 2 - 14）．

2.1.8　食生活指針

　最近の日本人の食生活は，健康・栄養についての適正な情報の不足，食習慣の乱れ，食料の海外依存，食べ残しや食品の廃棄の増加などにより，栄養バランスの偏り，生活習慣病の増加，食料自給率の低下，食料資源の浪費などの問題が生じている．このような状況をふまえて，平成 12 年 3 月に文部省(現 文部科学省)，厚生省(現 厚生労働省)，農林水産省は合同で 10 項目からなる「食生活指針」を策定した(平成 28 年 6 月一部改正，表 2 - 20)．食生活指針では国民の健康増進，生活の質の向上および食料の安定供給の確保を実践する

表 2 - 20　食生活指針

食生活指針	食生活指針の実践	食生活指針	食生活指針の実践
食事を楽しみましょう．	・毎日の食事で，健康寿命をのばしましょう． ・おいしい食事を，味わいながらゆっくりよく噛んで食べましょう． ・家族の団らんや人との交流を大切に，また，食事づくりに参加しましょう．	食塩は控えめに，脂肪は質と量を考えて．	・食塩の多い食品や料理を控えめにしましょう．食塩摂取量の目標値は，男性で1日8g未満，女性で7g未満とされています． ・動物，植物，魚由来の脂肪をバランスよくとりましょう． ・栄養成分表示を見て，食品や外食を選ぶ習慣を身につけましょう．
1 日の食事のリズムから，健やかな生活リズムを．	・朝食で，いきいきとした1日を始めましょう． ・夜食や間食はとりすぎないようにしましょう． ・飲酒はほどほどにしましょう．	日本の食文化や地域の産物を活かし，郷土の味の継承を．	・「和食」をはじめとした日本の食文化を大切にして，日々の食生活に活かしましょう． ・地域の産物や旬の素材を使うとともに，行事食を取り入れながら，自然の恵みや四季の変化を楽しみましょう． ・食材に関する知識や調理技術を身につけましょう． ・地域や家庭で受け継がれてきた料理や作法を伝えていきましょう．
適度な運動とバランスのよい食事で，適正体重の維持を．	・普段から体重を量り，食事量に気をつけましょう． ・普段から意識して身体を動かすようにしましょう． ・無理な減量はやめましょう． ・とくに若年女性のやせ，高齢者の低栄養にも気をつけましょう．		
主食，主菜，副菜を基本に，食事のバランスを．	・多様な食品を組み合わせましょう． ・調理方法が偏らないようにしましょう． ・手作りと外食や加工食品・調理食品を上手に組み合わせましょう．	食料資源を大切に，無駄や廃棄の少ない食生活を．	・まだ食べられるのに廃棄されている食品ロスを減らしましょう． ・調理や保存を上手にして，食べ残しのない適量を心がけましょう． ・賞味期限や消費期限を考えて利用しましょう．
ごはんなどの穀類をしっかりと．	・穀類を毎日とって，糖質からのエネルギー摂取を適正に保ちましょう． ・日本の気候・風土に適している米などの穀類を利用しましょう．	「食」に関する理解を深め食生活を見直してみましょう．	・子どものころから，食生活を大切にしましょう． ・家庭や学校，地域で，食品の安全性を含めた「食」に関する知識や理解を深め，望ましい習慣を身につけましょう． ・家族や仲間と，食生活を考えたり，話し合ったりしてみましょう． ・自分たちの健康目標をつくり，よりよい食生活を目指しましょう．
野菜・果物，牛乳・乳製品，豆類，魚なども組み合わせて．	・たっぷり野菜と毎日の果物で，ビタミン，ミネラル，食物繊維をとりましょう． ・牛乳・乳製品，緑黄色野菜，豆類，小魚などで，カルシウムを十分にとりましょう．		

文部省決定．厚生省決定．農林水産省決定．平成 28(2016)年 6 月一部改正．

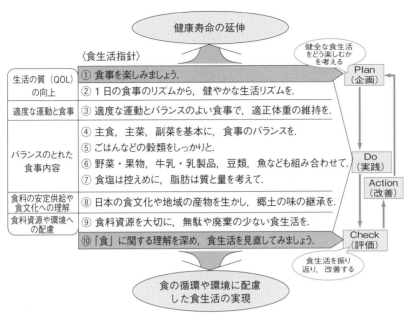

図2-15 食生活指針全体の構成
文科省，厚労省，農林水産省．平成28(2016)年6月一部改正．

ための具体的な行動様式が示され，「健康日本21」，「第三次食育推進基本計画」，「食料・農業・農村基本計画」をふまえて活用されるものである（図2-15）．

2.2 ライフステージと食生活

人は誕生して一生を終えるまでの人生の各段階（ライフステージ，表2-21）で，身体的・機能的な特徴が大きく変化する．したがって，各ライフステージに呼応した健康づくりと適切な栄養素の摂取が必要である．

表2-21 ライフステージと年齢区分

早期新生児期	新生児期	乳児期	幼児期	学童期	思春期	成人期			
						青年期	壮年期	前期高年期	後期高年期
0歳〜7日未満	0歳〜28日未満（4週）	0歳〜1歳未満	1歳〜6歳未満	6歳〜13歳未満	8〜9歳ごろ〜17〜18歳ごろ	思春期以降〜39歳未満	40歳〜64歳未満	65歳〜74歳未満	75歳以上

2.2.1 妊娠期

性成熟期の女性には約28日を1周期とする性周期がある．妊娠期間は最終月経の初日から起算して約280日で，28日を妊娠暦の1カ月とし，全10カ月または40週で表す．妊

（縦書き）2・2 ライフステージと食生活

娠期のエネルギー代謝を見ると，妊娠中に適切な栄養状態を維持し正常な分娩をするために，妊娠前と比べて余分に摂取すべきと考えられるエネルギー量を，妊娠期別に付加量として示す必要がある．また，妊娠初期からタンパク質の蓄積が起こり，窒素出納は正となる．分娩の開始には脳下垂体後葉から分泌されるオキシトシンにより子宮の収縮が起こる．

　妊娠期に見られる疾病として，妊娠性貧血，妊娠高血圧症候群，妊娠糖尿病がある．妊娠高血圧症候群では高血圧，タンパク尿，浮腫が見られ，妊婦の約 10 % に発症し，日本の妊産婦死亡率の第 1 位となっている．

　妊娠中は，母体と胎児の成長・発育と物質代謝の亢進，および胎児体内で栄養蓄積が起こるので，非妊娠時より多くのエネルギーと栄養素が必要となるなど，糖質の利用が高まるが母体の血糖値は上昇しない．また，妊娠中は血漿量の増加が血球量の増加を上回るため，みかけ上の貧血状態が見られる．胎児の成長の 90 % は妊娠 20 週以降に起こる．妊娠中は胎児の成長・発育と同時に，母体の胎盤，子宮，乳腺組織が増大するため，タンパク質，脂質，ビタミン，無機質が胎児や母体に蓄積される．「日本人の食事摂取基準（2020 年版）」では，妊娠期の栄養摂取の付加量として，エネルギーは初期 + 50 kcal，中期 + 250 kcal，後期 + 450 kcal，タンパク質は推奨量として中期 + 5 g，後期 + 25 g，カルシウムは + 0 mg，鉄は推奨量として初期 + 2.5 mg，中期・後期 + 9.5 mg となっている．

　胎児奇形と栄養摂取の関連について，葉酸の摂取不足による先天異常として二分脊椎症の報告がある．また，ビタミン A の過剰摂取により催奇形性を引き起こすことも明らかにされている．

2.2.2 授乳期

　分娩後の乳汁分泌は脳下垂体前葉からのプロラクチンや脳下垂体後葉からのオキシトシンにより促進される．分娩後 5 日ごろまでの乳汁を初乳といい，とくにタンパク質と免疫グロブリンとして IgA を多く含んでいる．その後，移行乳を経て白色・不透明の成乳となる．母乳や調製粉乳の糖質はラクトース（乳糖）が主成分で，小腸の粘膜に存在するラクターゼによりグルコースとガラクトースに分解される．乳汁のタンパク質はカゼインと乳清タンパク質に大別されるが，母乳（人乳）では乳清タンパク質のほうが多い．「日本人の食事摂取基準（2020 年版）」では，授乳婦の栄養摂取の付加量として，エネルギーは + 350 kcal，タンパク質は推奨量として + 20 g，カルシウムは目安量として + 0 mg，鉄は推奨量として + 2.5 mg となっている．

2.2.3 乳児期

　生後 28 日未満の児を新生児期といい，生後 1 歳未満を乳児期という．乳児の乳汁栄養法では母乳（人乳）のみによるものを母乳栄養，乳児用粉乳のみによるものを人工栄養，母乳に乳児用粉乳を加えたものを混合栄養という．母乳栄養と人工栄養には，表 2 - 22 に示すようにそれぞれ利点と欠点がある．日本人男女の乳児を観察して得られた身長や体重の発育曲線をもとに 10 〜 90 パーセンタイル値の範囲内で発育している場合を正常な状態とする．

　離乳は，生後 5 〜 6 カ月ごろが適当であるが，乳児の発育・発達の状態をよく観察しな

表2-22　母乳栄養と人工栄養の利点と欠点

	母 乳 栄 養	人 工 栄 養
利点	・乳児の発育に必要な栄養成分を含んでいる. ・初乳中に免疫グロブリン(IgA)や細菌，ウイルスへの抗体などが含まれているため，感染を予防する. ・母子のスキンシップが保たれる.	・乳汁中の栄養成分が明らかである. ・哺乳量の把握ができる. ・母親の身体状況にかかわらず授乳できる.
欠点	・ビタミンK欠乏による消化管出血(新生児メレナ)，頭蓋内出血が起こる場合がある. ・鉄欠乏による鉄欠乏性貧血が起こる場合がある. ・経母乳感作により，アレルギーを発症させる場合がある.	・母乳に比べ経費がかかる. ・調乳に手間がかかる.

がら進めるようにする．離乳の開始とは，なめらかにすりつぶした状態の食物をはじめて与えたときをいい，つぶし粥から始める．離乳は生後12〜18カ月ごろに完了する．また，離乳の開始前に果汁やイオン飲料を与えることの栄養学的な意義は認められていない．

　乳児期の栄養で，生後5カ月までの脂肪エネルギー比率は50％で，全年齢区分で最も高い値となっている．

2.2.4　幼児期

　1歳から6歳未満を幼児期という．幼児期は，運動量が急激に増し，食事は咀しゃく機能の発達に応じて軟らかいものから固いものへと変化する．そのため，身体の皮下脂肪も自然に減り，丸まるとした乳児体型からほっそりとした体型へ変化する．また，身体機能や生理機能，消化機能が未発達な時期で周囲からの影響で大きく変わる．したがって，食欲のムラや偏食などの習慣がつきやすい時期であり，正しい食生活や生活習慣を教えることが大切な時期でもある．

2.2.5　学童期

　6歳から13歳未満を学童期とよび，乳児期についで身体的に著しい第二急伸期である．学童期は，男女ともに体重や身長の増加量が多い．また，男女差や個人差も大きくなる時期でもあり，各個人の発育に応じた栄養が必要である．

　この時期の問題として，栄養摂取の偏り，欠食傾向，食事パターンの欧米化，加工食品の普及，孤(個)食化，肥満の低年齢化，やせ志向，視力の低下，食欲不振などがあげられる．したがって，三食を規則正しくとり，不足しやすいカルシウムやタンパク質を十分にとる必要がある．また，学校給食教育では，適正な食習慣，日本の伝統食や行事食，食事の重要性の教育なども行っている．

2.2.6　思春期

　思春期(adolescence)は身体的，精神的な発達が著しいが，発達過程では小児と大人が混在した不安定な時期でもある．身体の発育とともに内臓の諸器官が充実し，男女とも二次性徴(secondary sex character)が現れる．思春期は細胞の代謝活性が高く，活性組織量も

2・2　ライフステージと食生活

多い．身体活動も成人に比べて大きいので，エネルギーの要求量も高く，栄養素の需要も増加する．とくに，タンパク質代謝は活発になり，筋肉の増加にともなって造血が活発になるので，鉄の需要が増える．また，身長の伸びととともに骨形成も活発になるので，カルシウム代謝が亢進する．したがって，鉄，良質のタンパク質，ビタミン，カルシウムなどの摂取に注意し不足しないようにする．

2.2.7　成　人　期

　一般的に思春期以降を成人期(adulthood)と考え，その後65歳未満を壮年期，65歳以上を前期高年期としている．成人は身体的，精神的に最も充実した時期である．しかし，身体の免疫力，体内の恒常力，運動能力，精神活動などが加齢とともにしだいに低下していく．とくに，基礎代謝量は急速に低下し，それまでと同じようなエネルギー摂取では肥満の恐れがある．肥満(obesity)は，生活習慣病の発症要因でもある．したがって，健康で元気な高年期を過ごすためにも，自分の生活を自分でコントロールし，病気にならないように一次予防や，病気を発症しても進行を止めることができるように二次予防，さらに日常動作を高め QOL の向上を図って，活力のある人生を送れるように生活習慣を自己管理していくことが望ましい．

2.2.8　後期高年期

　後期高年期では，体タンパク質と細胞内水分の比率が減少し，筋肉の顕著な萎縮による筋力の低下や視力の低下も著しい．また，歯の欠落により，咀しゃく機能も低下する．さらに，生活活動量の減少などから食欲低下が起こり，食物摂取量が減少し低栄養に陥りやすい．高齢者における低栄養状態のおもな評価指標としては，体重減少，BMI(body mass index)，血清アルブミン値，ADL(activities of daily living，日常生活動作)，食欲不振などがあげられる．なかでも血清アルブミン(serum albumin)濃度の低下を防ぐために，タンパク質は十分に摂取する必要があるが，エネルギーの過剰摂取とならないよう配慮する．さらに，カルシウム，ビタミン，無機質などの微量成分の摂取にもきめ細やかな栄養的配慮が必要である．

2.3　食物摂取の体内調節

　食物を摂取する摂食行動は空腹感や満腹感，食欲に関連する生理的なシグナル，健康状態などの多くの因子によって調節されている．食欲に対しては，生理学的因子とともに環境および経験的知識に基づく因子が作用している．また，極端な体重増加を防ぐ摂取エネルギーの調節機構では，内分泌系，神経系が相互に依存して働いている．

2.3.1　空腹感と食欲

　空腹感(hunger sensation)は食物を長く摂取しなかった場合に発生する生理的現象である．とくに，空腹感は不快な感情を起こしやすいが，食欲(appetite)はむしろ快い感情をともなうものである．同じ料理や食べ物が続くと，飽きの現象が生じ，その料理や食べ物

に対する食欲は減少する．また，食欲は食事の内容などの過去の経験と知識にも影響される．一方，空腹感は生命現象の維持に裏打ちされたきわめて生理的な現象である．両者は明確に異なる現象であるが，密接に関連もしている．また，空腹時に食べたものはおいしく感じるが，満腹時に無理に食べてもおいしさは半減する．

　健康人が日常の食事をとる中で，極端に体重が増加したり，減少することはなく，ほとんど無意識のうちに摂取エネルギーと消費エネルギーの均衡がとれるように食事量を調節している．このような本能的な摂食行動は末梢と中枢で調節を受けている．末梢では，胃に食物が入ると満腹を感じ，空になると空腹を感じる．中枢では間脳の視床下部（hypothalamus）にある，満腹中枢（satiety center）と摂食中枢（feeding center）が関与している．

　満腹中枢と摂食中枢の活動を調節するのは，空腹時および満腹時に起こる体内の変化である．体内変化には，① グルコース，遊離脂肪酸，アミノ酸の血中濃度，② インスリン，グルカゴン，副腎皮質刺激ホルモン，成長ホルモンの血中濃度，③ 食物摂取による食事誘発性熱産生がある（表 2 - 23）．

　満腹中枢は視床下部の腹内側核（VMH：ventromedial hypothalamic nucleus）内にあり食行動を抑制する機能をもち，ここを破壊すると摂食行動の促進と肥満が起こる．一方，摂食中枢は視床下部外側野（LH：lateral hypothalamus）にあり摂食を行う機能をもち，ここを破壊すると空腹状態であっても摂食行動は停止し，摂食量は減少する．摂食行動は満腹中枢と摂食中枢の平衡によって調節されている（図 2 - 16）．

2・3　食物摂取の体内調節

表 2 - 23　摂食行動にかかわる体内変化

		空 腹	満 腹
体 温		－	上 昇
胃		空腹収縮	摂食による胃壁の伸展
血中成分濃度	グルコース	減 少	上 昇
	インスリン	減 少	上 昇
	アドレナリン	上 昇	減 少
	グルカゴン	上 昇	減 少
	遊離脂肪酸	上 昇	減 少

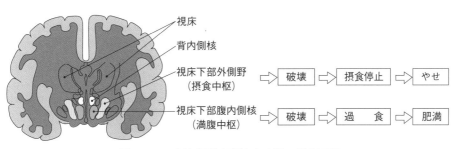

図 2 - 16　摂食行動を調節する脳の視床下部

2.3.2 摂食調節機構

　最近発見された，肥満に関与する遺伝子産物のレプチン（leptin）は，主として白色脂肪細胞によって生成・分泌される循環ホルモンで，食物摂取の抑制およびエネルギー消費の刺激・維持といった複数の機能をもっている．レプチンによる食後の食物摂取抑制作用は，腸からのコレシストキニン放出によって効果が高められ，さらに神経伝達物質系の活性にも影響を及ぼしている．

2.4　生体リズムと食生活

　われわれが生きている環境は，昼夜（明暗）の1日の周期，月としての周期，そして春，夏，秋，冬の四季としての年周期などがあり，これらの影響を受けて一定の生理的変動をともなったリズムのある日常生活を営んでいる．このように，周期的に生体の生理機能が変動することを生体リズム（biological rhythm）という．

2.4.1　1日のリズム

　1日（約24時間）を1周期とする生活活動のリズミカルな生理機能の変化を概日リズム（サーカディアンリズム：circadian rhythm）という．概日リズムは固定化された1日の環境変化や摂食様式に呼応した合理的な生体リズムで，さまざまな生理機能やホルモン濃度が適切な時刻に合わせて調節されている．1日の明暗に関与するホルモンとして，セロトニン（serotonin）の血中濃度は昼間に高く夜間に低いが，メラトニン（melatonin）の血中濃度は逆に昼間に低く夜間に高い．副腎皮質ホルモンのコルチゾール（cortisol）の血中濃度は起床前に最も高く，深夜に低い．一般に体温は早朝に最も低く，夕刻に最も高くなる．また，海外旅行により時差ボケになることがあるが，これは概日リズムが新しい環境のリズムにすぐには順応できないために起こるものである．

2.4.2　月のリズム

　約30日またはその半分の約15日間を1周期とする生体リズムをサーカルーナルリズム

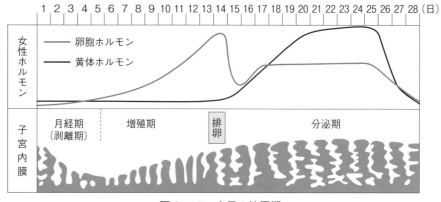

図2-17　女子の性周期

という．女子の場合，卵巣や子宮は約 28 日を 1 周期とする性周期を示す．この性周期は，卵胞ホルモンと黄体ホルモンの規則的な分泌調節によって行われる(図 2 - 17)．

2.4.3　年のリズム

　1 年を 1 周期とするリズムを年周リズムという．季節による気温の差が大きい日本では，夏は冬に比べて生体機能が比較的低くなり，基礎代謝も夏に低く，冬に高い．しかし，最近の冷暖房の普及により，明確な年周リズムが見られない場合もある．

予想問題

1 生活習慣病予防のための食生活に関する記述である．正しいのはどれか．2 つ選べ．
- (1) エネルギーは，1 日の消費エネルギー量に 10 % の安全率を見込んでとることが望ましい．
- (2) 成人の食物繊維の摂取基準は，目安量の実行は現状においては困難と考えられるため，目安量と摂取量中央値の中間値が目標量として設定されている．
- (3) タンパク質の目標量上限は，高齢者のみ，20 % エネルギーとした．
- (4) 18 ～ 29 歳男性の適正な脂肪エネルギー比率は 20% 以上 30% 未満である．
- (5) 塩辛い食品は控え，食塩の摂取量を 1 日 12 g まで下げることが望ましい．

2 「日本人の食事摂取基準(2020 年版)」に関する記述である．正しいのはどれか．2 つ選べ．
- (1) 成人におけるタンパク質推奨量は，推定平均必要量に推奨量算定係数を乗じる．
- (2) 15 ～ 17 歳の鉄の耐容上限量は，男性は 45 mg，女性は 35 mg である．
- (3) 食物繊維の目標量は，18 ～ 29 歳の男子で 20 g 以上／日である．
- (4) ビタミン C 摂取量には耐容上限量が設定されている．
- (5) 成人・高齢者の体位基準値は平成 28 年国民健康・栄養調査の身長・体重の中央値が使われている．

3 母乳の成分組成についての記述である．正しいのはどれか．2 つ選べ．
- (1) 初乳は成乳よりタンパク質を多く含む．
- (2) 鉄の含有量は乳児の食事摂取基準を満たすのに十分な量である．
- (3) n-3 系脂肪酸にはイコサペンタエン酸(EPA)は含まれているが，ドコサヘキサエン酸(DHA)は含まれない．
- (4) 母乳中のリノール酸やオレイン酸などの含量は，牛乳の 2 分の 1 の量である．
- (5) 母乳栄養児では，総エネルギー量の約 50% は脂肪から供給される．

4 「日本人の食事摂取基準(2020 年版)」における妊婦，授乳婦に関する記述である．正しいのはどれか．2 つ選べ．
- (1) 推定エネルギー必要量は，その年齢階層に対応する推定エネルギー必要量に，妊婦や泌乳にともなって需要が増加すると推定されるエネルギー量が付加されている．
- (2) 1 日の平均哺乳量は 700 mL としている．
- (3) 推定平均必要量としてタンパク質付加量は，妊婦後期は ＋ 20 g，授乳婦は ＋ 15 g である．

   (4) 脂肪エネルギー付加量は，＋10％である．

   (5) 授乳婦の鉄付加量は，推奨量で1日当たり＋10 mg である．

5 成人期の特徴と栄養に関する記述である．正しいのはどれか．2つ選べ．

   (1) 日本人の死因の第1位から第3位までを，悪性新生物，心疾患，脳血管障害が占めているが，その3者の占める割合は，全死因の約57％である．

   (2) 動脈硬化症は，虚血性心疾患や脳血管障害の原因病変であり，その危険因子として，脂質異常症，高血圧，喫煙などがあげられる．

   (3) 成人期以降の摂取エネルギーの必要量は，加齢とは関係なく身体活動レベルに合わせて変化する．

   (4) 脂肪の摂取に関して，「食生活指針」では，植物性の脂肪よりも，動物性の脂肪を多くとることをすすめている．

   (5) カリウムの摂取不足は高血圧を誘発する．したがって，一般的にナトリウム／カリウムの摂取比率は，1以下で適正とされる．

6 妊娠期と授乳期の栄養についての記述である．正しいのはどれか．2つ選べ．

   (1) 推定エネルギー必要量は妊娠により亢進し，後期には妊娠前の450 kcal／日の付加量となる．

   (2) 妊娠時には胎児へのエネルギー供給が必要となり，糖質の利用が高まって母体の血糖値も上昇する．

   (3) 妊娠期の付加エネルギー量は，個々の体重増加別は見ないで一定量の付加が行われる．

   (4) 妊婦の適正なカルシウム付加量は1日当たり500 mg である．

   (5) 食事摂取基準では，1日の平均乳汁分泌量を0.78 L と仮定して付加量を策定している．

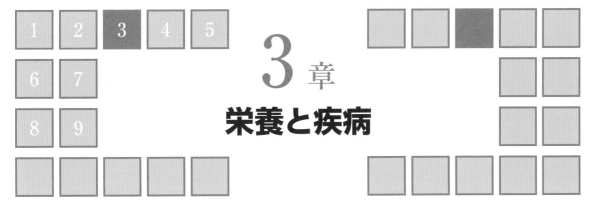

3章
栄養と疾病

3.1　疾病と食生活

　現代社会において疾病と食生活は切っても切り離せない関係にある．平成30年の死因別死亡率を見ると，死亡の多くは食生活の問題により発症し，症状が進行していくものが多く，また大半の疾病の治療には適切な食生活指導が必要である（図3-1）．

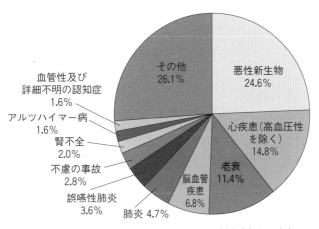

図3-1　おもな死因別死亡数の割合（令和4年）
資料：厚生労働省「令和4（2022）年人口動態統計月報年計（概数）の概況」．

3.1.1　欠乏症

　欠乏症（deficiency）とは，食事中に含まれる栄養素が不十分，消化吸収に障害がある，体内での利用が不十分，体内での利用増加，体外への排泄増加などにより，栄養素が欠乏した状態をいう（表3-1）．日本では第二次世界大戦直後までは十分な栄養が得られていなかったので，脚気などの栄養欠乏症は比較的よく見られた．また，栄養欠乏による免疫力の低下などから乳児の死亡率が高く，結核などの感染症も多かった．したがって，第二次世界大戦直後までの栄養改善は，栄養素の必要量をいかに摂取すべきかという点に集約されていた．

3.1.2 過剰症

　第二次世界大戦後，社会が復興するに従って人びとの栄養状態は改善され，かつての欠乏症は完全に解決されたかに見えた．一方，人びとが裕福になるにつれて今度は過剰症（excess）という問題が生じてきた．車中心の社会になり，人びとはあまり身体を動かさなくても生活できるようになった．さらに豊かな生活は食事にも影響を与え，エネルギーや脂質のとりすぎ，あるいは摂取エネルギーと消費エネルギーの不均衡による肥満が新たな問題となっている．

3.1.3 現在は欠乏症も，過剰症もある

　最近では，とくに若年女子に見られるやせ願望から極端な食事制限が行われていることがある．食事制限は肥満の解消などを目的として適切に行われなければならないが，ときにまちがったものもあり，エネルギーばかりか必要な栄養素（とくにビタミン，無機質などの微量な栄養素）の欠乏という問題が発生している．その一方で，高齢者には咀しゃく，えん下が十分に行えずに，必要十分な食物を摂取できない場合がある．このように現代社会は一方で過剰症，他方で欠乏症という相反する栄養問題が混在している（表3-1）．また，「日本人の食事摂取基準（2020年版）」では，各栄養素について，健康の維持・増進と欠乏症の予防のために「推定平均必要量」，「推奨量」および「目安量」が設定されている．さらに，生活習慣病の予防を目的としての「目標量」と過剰摂取による健康障害を未然に防ぐための「耐容上限量」も設定されている．

3.1.4 生活習慣病の概念

　人が病気になるかどうかは，病気に対する遺伝的要因や身のまわりの環境的要因に加えて，日常の生活習慣的要因が相互に深くかかわっている（図3-2）．生活習慣の要因に比重が高い病気に生活習慣病がある．生活習慣病（life-style related disease）とは，長年の食生活の不摂生の蓄積により発症する病気のことで，悪性新生物，心疾患，脳血管疾患，高血圧，糖尿病などがある．また，生活習慣病は病気に対する早期発見と早期治療による二次予防（secondary prevention）に加えて，健康増進や栄養改善により病気にならない食生活の改善をめざす一次予防（primary prevention）に重点を置いてつくられた概念をもとにしている．

3章 栄養と疾病

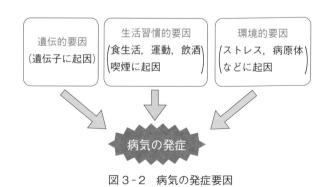

図3-2　病気の発症要因

表3-1　エネルギーおよび各栄養素の欠乏症と過剰症

		おもな生理機能	欠乏症および過剰症	日本人の食事摂取基準(2020年版)の指標(1歳以上)*1				
				推定平均必要量	推奨量	目安量	目標量	耐容上限量
エネルギー		基礎代謝と身体活動で消費されるATPの再合成	欠乏症:やせ、マラスムス / 過剰症:肥満	（推定エネルギー必要量）				
タンパク質		筋肉・酵素などの体成分	欠乏症:クワシオルコル、浮腫、免疫力低下 / 過剰症:肝臓・腎臓に負担	○	○		○*3	
総脂質	脂質	エネルギー産生の基質	欠乏症:やせ / 過剰症:肥満				○*3	
	飽和脂肪酸	エネルギー産生の基質	欠乏症:やせ / 過剰症:肥満				○	
	n-6系脂肪酸	n-6系エイコサノイドへの変換	欠乏症:皮膚炎 / 過剰症:動脈硬化			○		
	n-3系脂肪酸	抗血栓効果	欠乏症:皮膚炎 / 過剰症:血液が凝固しにくくなる			○		
炭水化物	炭水化物	エネルギー産生の基礎	欠乏症:思考力低下 / 過剰症:肥満				○*3	
	食物繊維	便秘改善、プレバイオティクス	欠乏症:便秘 / 過剰症:下痢				○	
水溶性ビタミン	ビタミンB₁	糖質の燃焼によるエネルギー産生	欠乏症:脚気、多発性神経炎、ウェルニッケ脳症 / 過剰症:—	○	○			
	ビタミンB₂	エネルギー産生にかかわる酸化還元反応	欠乏症:口内炎、口角炎、舌炎、皮膚炎 / 過剰症:—	○	○			
	ナイアシン	TCA回路・ペントースリン酸回路の酸化還元反応	欠乏症:ペラグラ / 過剰症:消化機能低下、肝機能低下	○	○			○
	ビタミンB₆	アミノ酸のアミノ基転移反応・脱炭酸反応	欠乏症:皮膚炎、けいれん、貧血 / 過剰症:感覚神経障害	○	○			○
	葉酸	メチル基などの一炭素単位の転移反応	欠乏症:巨赤芽球性貧血 / 過剰症:神経障害、発熱、じんま疹、呼吸困難	○	○			○*2
	ビタミンB₁₂	メチル基転移反応、核酸合成	欠乏症:巨赤芽球性貧血 / 過剰症:—	○	○			
	ビオチン	炭酸固定反応	欠乏症:疲労感、湿疹、皮膚炎、脱毛、神経障害 / 過剰症:—			○		
	パントテン酸	β酸化・脂肪酸合成のアシル基転移反応	欠乏症:体重減少、皮膚炎、脱毛 / 過剰症:—			○		
	ビタミンC	酸化還元反応、コラーゲンの合成	欠乏症:壊血病 / 過剰症:—	○	○			
脂溶性ビタミン	ビタミンA	視覚作用、上皮細胞の機能維持、成長促進	欠乏症:暗順応の低下、細菌感染に対する抵抗力低下 / 過剰症:脳圧亢進症、頭痛、吐き気、胎児奇形	○	○			○
	ビタミンE	生体内の抗酸化作用	欠乏症:未熟児の溶血性貧血・小脳失調 / 過剰症:—			○		○
	ビタミンD	カルシウムの吸収・血中濃度の調節	欠乏症:くる病、骨軟化症 / 過剰症:高カルシウム血症、腎障害、軟組織の石灰化			○		○
	ビタミンK	血液凝固反応	欠乏症:血液凝固の遅れ / 過剰症:—			○		
ミネラル	マグネシウム	体温・血圧の調節、筋肉の収縮	欠乏症:心筋梗塞、けいれん / 過剰症:下痢	○	○			○*2
	カルシウム	骨・歯の成分、筋肉収縮の調節、血液凝固	欠乏症:くる病、骨粗しょう症 / 過剰症:泌尿器系結石、ミルクアルカリ症候群	○	○			○
	リン	骨・歯の成分、核酸の材料	欠乏症:— / 過剰症:高リン血症、副甲状腺機能の亢進			○		○
微量元素	クロム	糖質・脂質代謝の保持	欠乏症:耐糖能の低下、昏睡 / 過剰症:—			○		○
	モリブデン	酸化還元酵素の成分	欠乏症:発育不全 / 過剰症:—	○	○			○
	マンガン	生体内の多くの酵素の成分	欠乏症:骨異常 / 過剰症:—			○		○
	鉄	ヘモグロビン、シトクロムなどの成分	欠乏症:鉄欠乏性貧血 / 過剰症:胃部不快感、バンツー鉄沈着症	○	○			○
	銅	ヘモグロビン合成、鉄の吸収促進	欠乏症:鉄投与に反応しない貧血 / 過剰症:—	○	○			○
	亜鉛	生体内の多くの酵素の成分	欠乏症:味覚異常、成長障害 / 過剰症:—	○	○			○
	セレン	グルタチオンペルオキシダーゼの成分	欠乏症:克山病 / 過剰症:毛髪・爪の脆弱化と脱落	○	○			○
	ヨウ素	甲状腺ホルモンの成分	欠乏症:甲状腺肥大 / 過剰症:甲状腺機能低下症、甲状腺腫、甲状腺中毒症	○	○			○
電解質	ナトリウム	細胞外液の主要な陽イオン、体液の浸透圧・酸塩基平衡の調節	欠乏症:消化液の分泌減少、血圧低下、けいれん / 過剰症:高血圧、胃がん	○			○	
	カリウム	細胞外液の主要な陽イオン、体液の浸透圧・酸塩基平衡の調節	欠乏症:けいれん / 過剰症:—			○	○	

*1　一部の年齢階級についてだけ設定した場合も含まれる、*2　通常の食品以外からの摂取について定められている、*3　タンパク質、脂質、炭水化物（アルコールを含む）が総エネルギー摂取量に占めるべき割合（%エネルギー）.
資料：厚生労働省「日本人の食事摂取基準(2020年版)」.

　生活が豊かになるとともに高齢化社会を迎えた日本では，生活習慣病の予防が重要な課題となっている．生活習慣病の中でも悪性新生物，心疾患，脳血管疾患，高血圧症，糖尿病による死因は全体の 60% を超えている．

3.1.5　疾病の推移，予防と食生活

　第二次世界大戦後の病気の年次推移を図3-3に示す．大戦直後は結核などの感染症が多かったが，今日では激減している．また，脳血管疾患は昭和40年以降から減少してきているが，悪性新生物，心疾患は着実に増加している．これらの病気にならないためには，個々の病気と食生活との関係をよく知ることが重要である(表3-2～3-5)．

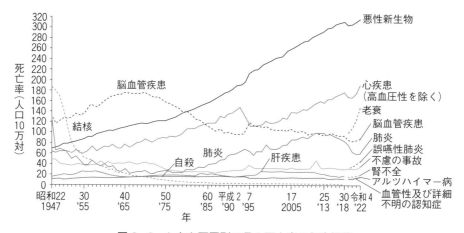

図3-3　おもな死因別に見た死亡率の年次推移

(注1)　平成6・7年の心疾患の低下は，死亡診断書(死体検案書)(平成7年1月施行)において「死亡の原因欄には，疾患の終末期の状態としての心不全，呼吸不全等は書かないでください」という注意書きの施行前からの周知の影響によるものと考えられる．

(注2)　平成7年の脳血管疾患の上昇のおもな要因は，ICD-10(平成7年1月適用)による原死因選択ルールの明確化によるものと考えられる．(ICD：疾病および関連保健問題の国際統計分類)

資料：厚生労働省「人口動態統計」．

3.2　疾病と栄養管理

　病気をもつ人に食事の提供を通じて栄養状態の維持または改善を行うことがある．とくに糖尿病や高血圧症などの生活習慣病の場合，病気の発症と伸展には日常の食生活のあり方が大きく影響を受けるので，病気の種類と身体の状態に適した栄養管理が必要になる．

3.2.1　治　療　食

　治療食(therapeutic diet)とは病気の治療を目的として，病気に適した栄養補給を食事で提供するものである(表3-6)．治療食には，一般治療食と特別治療食がある．一般治療食では，食事の内容にエネルギーや栄養素の制約がなく，栄養状態の保持と改善を行う．一般治療食には，ふつう食，軟食，流動食(ふつう流動食，濃厚流動食，特別流動食)があり，

表3-2　生活習慣病にかかわる食生活習慣の要因

```
○糖　尿　病：運動不足，過剰なエネルギー摂取
○虚血性心疾患：過剰な動物性脂肪やコレステロール摂取
○大　腸　が　ん：過剰な動物性脂肪摂取，食物繊維不足
○肺　が　ん：喫煙
```

表3-3　がんを予防するために（成人）

```
○食べすぎない
○脂肪を摂取しすぎない
○いろいろな食べ物を摂取する
○アルコールを飲みすぎない
○食物繊維をよく摂取する
○新鮮な食べ物からビタミンを摂取する
○塩辛いものを食べすぎない
○熱すぎるものを食べない
○喫煙は控える
○焼きすぎたものを食べない
○日光に当たりすぎない
○カビの生えたものを食べない
```

3・2　疾病と栄養管理

表3-4　循環器疾患を予防するために（成人）

```
○脂肪をとりすぎない
○脂肪の質に注意し，飽和脂肪酸と不飽和脂肪酸のバランスをとる
○食塩をとりすぎない（1日10g未満）
○いろいろな食品を摂取する
○砂糖をとりすぎない
○アルコールを飲みすぎない
○緑黄色野菜を十分に摂取する
○食物繊維を十分に摂取する
○タンパク質は不足しないようにする
```

表3-5　疾病予防のための食生活(成人)

〈食べ方〉
○食べすぎない
○飲みすぎない
○何でも食べるようにする
○規則正しく食べる
○よくかんで食べる
〈栄養摂取〉
○必要以上にエネルギーを摂取しない
○タンパク質は不足しないようにする
○動物性タンパク質の比率は 40 〜 50% の範囲にする
○脂肪は総摂取エネルギーの 20 〜 25% の範囲内にする
○飽和脂肪酸と不飽和脂肪酸のバランスをとる
○砂糖の摂取を少なくして，食物繊維を多くとる
○食塩は 1 日 10 g 未満にする
○精製された食品はビタミン，無機質が少ないので，なるべく自然の食品を摂取する
〈食品摂取〉
○緑黄色野菜を多く摂取する
○アルコールは飲みすぎない
○食塩をとりすぎない
○砂糖をとりすぎない
○動物性脂肪をとりすぎない
○魚介類を摂取するようにする
○牛乳，乳製品を摂取する
○大豆製品を摂取する

表3-6　治療食の種類

○口腔・咽頭・食道疾患食(顎がん，食道炎など)	○妊娠高血圧症食
○胃・腸疾患食(胃・十二指腸潰瘍，大腸炎など)	○アレルギー食
○心臓疾患食	○食欲不振食(悪性腫瘍，神経性食思不振症など)
○高血圧症食	○治療乳(乳児栄養障害症など)
○糖尿病食	○術後食
○肥満症食	○検査食(潜血食など)
○脂質異常症食	○無(低)菌食(白血病，免疫不全症など)
○痛風食	○経管栄養食
○膵臓疾患食(膵炎，膵がんなど)	○濃厚流動食
○肝臓・胆嚢系疾患食(肝炎，肝硬変，胆石症など)	○低残渣食(クローン病，潰瘍性大腸炎など)
○腎臓疾患食(腎炎，腎不全，ネフローゼ症候群など)	○乳児期食
○貧血症食(鉄欠乏性貧血など)	○離乳期食
○先天性代謝異常食(フェニルケトン尿症,ホモシスチン尿症,ヒスチジン血症,ガラクトース血症,メープルシロップ尿症など)	○幼児期食

軟食や流動食は消化吸収力に低下が見られるときや手術後の回復移行期，病気の急性期に与えられる．特別治療食は疾病の改善とコントロールを目的に提供されるもので，病気に適した食事としてエネルギーや栄養素を制限または増加させたものである．特別治療食には，糖尿病食，腎臓病食，肝臓病食，胃潰瘍食，膵臓病食，貧血食など個々の病名を用いた分類があるが，病気の伸展状態では提供される食事の内容が大きく異なることがある．そこで，特別治療食の分類をエネルギーコントロール食，タンパク質コントロール食，易消化食，ナトリウムコントロール食など栄養療法の内容で示す方法がとられるようになってきている．

3.2.2 摂食・消化吸収能と栄養補給

　身体に必要な栄養素を取り入れるためには，通常は食物を口から摂取し，消化管を通過する過程で消化・吸収されなければならない．食物中の栄養成分は，咀しゃく，えん下，消化，吸収，排泄の過程に加えて，胆汁や消化管のホルモンの分泌などが適切に機能していなければならない．しかし，食物の消化・吸収の過程に障害があるとき，必要な栄養素を経口的に摂取することができない場合がある．栄養法とは身体状況に適した栄養素の供給方法を示すもので，口腔から大腸までの消化管の消化・吸収の能力の程度で考えるとわかりやすい（表3-7）．栄養法は，投与する栄養成分が腸管を経由する経腸栄養法（EN：enteral nutrition）と栄養成分を静脈に直接投与する経静脈栄養法（IVH：intravenous hyperalimentation）に大別される．

（1）経腸栄養法

　経腸栄養法には，経口栄養法（oral feeding）と経管栄養法（強制経腸栄養法）（tube feeding，parenteral nutrition）がある．食物を経口的に投与する経口栄養法も，栄養成分が腸を経由するので経腸栄養法に含まれる．

表3-7　栄養法とその選択概念

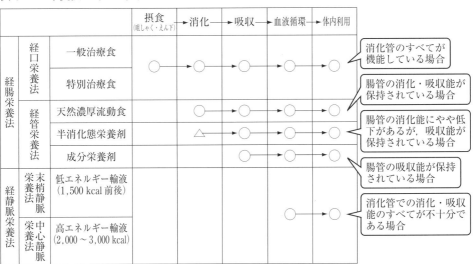

3・2　疾病と栄養管理

（a）経口栄養法

消化管の消化・吸収能のすべてが機能している場合に用いるもので，最も生理的な栄養補給法である．この栄養法では栄養成分を食事として供給するが，消化管の消化・吸収能の部分的な低下には軟食や流動食で対応することができる．

（b）経管栄養法（強制経腸栄養法）

上部消化管での栄養成分の消化・吸収の過程で，少なくとも腸管の吸収能が保持されていれば，この栄養法を使用する．この栄養法ではチューブを胃または腸に挿入し，必要な栄養成分を注入する．経管栄養法ではチューブの挿入による投与経路により経鼻栄養法，胃ろう栄養法，空腸ろう栄養法がある（表3-8）．また，この栄養法に用いる栄養成分剤には，腸管の消化・吸収能の程度により天然濃厚流動食，半消化態栄養剤，成分栄養剤（消化態栄養剤）が使用される．

表3-8　栄養成分の投与経路から見た経管栄養法の種類

○経鼻栄養法（鼻から胃までチューブを通し，栄養剤と水を投与する方法）
○胃ろう栄養法（直接，胃に胃ろうをつくって栄養剤を投与する方法，胃ろうとは，腹部を通して胃に開けた穴のことで，これに専用の器具とチューブを取りつける）
○空腸ろう栄養法（胃ろうと同じく空腸に穴を開けて，栄養剤を投与する方法）

天然濃厚流動食：えん下能力は十分でないが，腸管での消化・吸収能が保持されている場合に使用する．粥，野菜スープ，卵など自然食品を材料にしてミキサーでブレンドしたものである．水分が多く，消化管に対する刺激が少ない．

半消化態栄養剤：えん下能力が十分でなく，消化・吸収能では消化能にやや低下がある場合，腸管の機能低下の抑制を目的に使用する．タンパク質源には大豆やカゼイン，糖質にはデキストリン，資質には大豆油，コーン油が含まれる．浸透圧は低く，低残渣の栄養剤である．

成分栄養剤（消化態栄養剤）：えん下，腸管での消化能に障害があるが，腸管での吸収能は保持されている場合に使用する．この栄養剤には窒素源として結晶遊離アミノ酸とオリゴペプチド，糖質としてデキストリン，脂質として最低必要量の必須脂肪酸を含み，さらに適量の電解質，ビタミン，無機質を含んでいる．この栄養剤は食物繊維を含んでいない．栄養成分の消化を必要としないので残渣はほとんどないが，高浸透圧性の下痢や腹痛を起こしやすい．

（2）経静脈栄養法

経静脈栄養法は，消化管での消化・吸収能のすべてが不十分である場合に使用するもので，最終的な栄養法である．経静脈栄養法には，栄養成分を投与する静脈の部位により末梢静脈栄養法（PPN：peripheral parenteral nutrition）と中心静脈栄養法（完全静脈栄養法，TPN：total parenteral nutrition）がある．

（a）末梢静脈栄養法

四肢の静脈から栄養素を補給するもので1,500 kcal前後の低エネルギー輸液となり，高濃度のブドウ糖溶液は使用できない．

（b）中心静脈栄養法

心臓に近い大静脈（中心静脈）にカテーテルを挿入し，2,000～3,000 kcalのエネルギーと必要十分な栄養素を補給できる．消化器系の手術後などに適応される．

3.2.3 疾病管理

疾病（illness）とは，健康な状態から逸脱して肉体的にも精神的にも生体機能が障害されて異常をきたした状態をいう．とくに最近では高齢化の進行，社会環境の変化，生活様式の多様化など，医療を取り巻く環境も急激に変化しつつある．その中で健康で質の高い生活を送るには病気をどのように治療し，あるいは予防するべきかを考えなければならない．米国では米国疾病予防管理センター（CDC：Centers for Disease Control and Prevention）が国内における病気の発生状況などを監視するとともに予防措置も講じている．

（1）日本の医療制度

これまで日本の医療制度は量的に整備が拡大してきたが，1980年代後半からは質的な向上を目指している．とくに今後，超高齢社会を迎えるにあたって，第二次世界大戦後の医療制度は根本より大きく変革しなければならなくなっている．1992年の医療法改正により，特定機能病院（大学病院，国立循環器病センター，国立がんセンター）と療養型病床群をはじめとする医療施設の機能別分類が行われ，地域医療支援病院が新たに誕生した．

（2）栄養サポートチーム（NST：nutrition support team）

栄養サポートチームは，栄養管理に関しての専門的な知識や技術をもつチームのことである（図3-4）．栄養サポートチームは栄養管理が必要な人に対して，医師，管理栄養士，看護師，薬剤師，臨床検査技師などの専門医療スタッフがそれぞれの専門を生かしながら，連携を取って，最適な方法で栄養管理を行う．栄養状態が悪化すると表3-9に示すように，生体にさまざまな影響を及ぼすことになる．その結果として病気の治癒が遅れたり，死亡率が上昇したり，高額な医療費の出費を招くことになる．栄養サポートチームのスタッフは，連携してこのような問題に対処する．

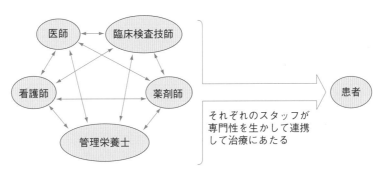

図3-4　栄養サポートチーム

表3-9　栄養状態の悪化によって引き起こされること

> ○免疫力が低下する
> ○感染症に罹患しやすくなる
> ○体力が低下して，手術に耐えることが難しくなる
> ○外傷，創傷の治癒が遅れる

3.3　生体防御と栄養

　健康や生体の恒常性を損なうような外的要因は，生体に備わっている生体防御機構により排除される．生体防御機構は，生体の栄養状態や食物から摂取される栄養素または食品成分にも影響を受ける（図3-5）．

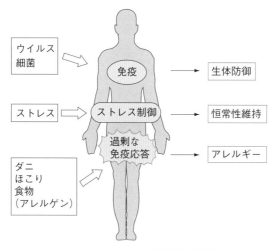

図3-5　生体防御機構

3.3.1　免疫と栄養

　免疫（immunity）は，生体内に侵入したウイルスや細菌などの異物を排除する生体防御機構である．ヒトに害を及ぼす病原性ウイルスや病原性細菌は身のまわりに常に存在しているが，生体がもつ免疫機構によりヒトはこれらの病原体に簡単に感染することはない．しかし，低栄養の状態になると免疫能が低下して，感染症になりやすくなる．また，一部のビタミンや無機質，食品成分の中には免疫能を調節する作用があることが知られるようになってきた．たとえば，海藻に含まれるある種の多糖類には免疫能を亢進させる作用があり，ビタミンAやセレンが欠乏すると免疫能は低下する．

3.3.2　アレルギーと食物

　アレルギー（allergy）とは，ある特定の物質に対して免疫機構が異常に反応することで，ダニ，花粉，ほこりなど通常の生活では影響のない物質に免疫が過剰応答するものである．

また，アレルギーの原因となっている物質が食物である場合を食物アレルギー（food allergy）とよぶ．食物アレルギーの原因食品には，鶏卵，牛乳，小麦，魚介類，そば，ピーナッツ，大豆などがある．食物アレルギーは小児に発症頻度が高く，その多くは加齢とともに寛解してくるが，ときにアレルギーの原因物質が変化し，新たなアレルギー症状が出現する場合がある．このようにアレルギーの症状が，年齢とともに次つぎに変っていくことをアレルギーマーチ（allergic march）とよぶ．食物アレルギーの治療の原則は，アレルギーの原因食品の同定とその除去にあるが，除去食療法による食物アレルギーの治療は，将来のアレルギーマーチを阻止するうえでも有効である．

3.3.3 ストレスと栄養

外界からの刺激で健康に影響を及ぼすストレス要因として，環境の変化，栄養状態の変化などがある．栄養状態の急激な変化や内分泌系のホルモンバランスの変動などの健康状態を脅かすストレスに対しては，さまざまな組織からストレスタンパク質（stress protein）とよばれるものが分泌される．免疫担当細胞のナチュラルキラー細胞（NK 細胞），マクロファージや樹状細胞は，分泌されたストレスタンパク質に敏感に反応して生体の恒常性を維持するために働いている．

3.4　栄養状態の評価

栄養評価（nutritional evaluation）は，個人と特定の集団に対して行われる．個人または集団の健康の維持と増進を図るためには，それぞれの栄養状態を知る必要があり，栄養状態の評価に基づいた適切な栄養改善が行われなければならない．個人の栄養状態の評価では，食事からのエネルギーや栄養素の摂取状況を知るだけでなく，身体状況，健康状態，生活状況，社会的状況も合わせて評価の対象とする．また，集団の栄養評価では，地域の特性や食生活習慣による健康問題を解決する手段になる．

3.4.1 栄養障害とは

良好な栄養状態を理解するには，栄養状態の不良な状態とそれによる健康への障害を知ることが重要である．栄養障害（nutritional disorder）とは，栄養素が欠乏または過剰状態になり，生体の恒常性や健康の維持に障害を及ぼしている病的状態である．栄養障害には，栄養不足による低栄養，飢餓，ビタミンや無機質の不足による欠乏症がある．また，栄養過剰による障害には摂取エネルギーの過剰による肥満がある（図3-6）．

栄養障害の中で栄養不足は，現在でも世界の主たる栄養問題となっている．とくにタンパク質とエネルギーの両方が不足している状態をタンパク質・エネルギー栄養失調症（PEM：protein-energy malnutrition）といい，おもにアフリカや南アジアの発展途上国に存在する重要な栄養問題である．PEM では身体に多くの障害が現れる（図3-7）．

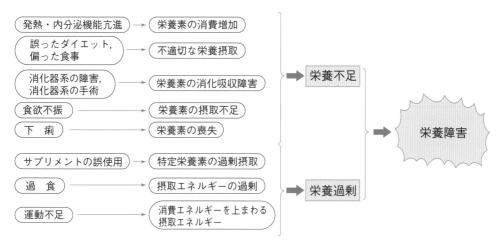

図3-6　栄養障害の原因

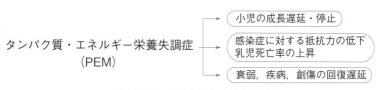

図3-7　PEMによる身体の変化

3.4.2　個人の栄養状態の評価

　食事からの栄養素の摂取に不足，過剰，不均衡が一定期間続く場合，栄養素の生体内の代謝だけでなく，身体の生理機能を示す血液中または尿中の成分値にも変化が現れてくる．不適切な栄養素の摂取状況が長期的に続くと，体重や身体機能にも影響が認められるようになり，最終的には臨床的な病気の発症となって現れる．したがって個人の栄養状態

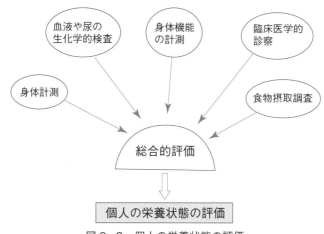

図3-8　個人の栄養状態の評価

の評価は，身体計測値，血液中や尿中の生化学的検査値，身体機能，臨床医学的診察，食物摂取調査による総合的な解析で行う必要がある（図3-8）．

（1）身体計測

（a）体　重

体重（body weight）は栄養状態を反映する重要な評価値である．また，体重はエネルギーや栄養素の供給量を示す場合にも用いられ，「日本人の食事摂取基準（2020年版）」においても，基礎代謝量や栄養素の必要量を体重当たりで策定されている場合もある．

（b）身長，座高，周径

身長（body height）は，成長期の栄養状態を示す指標となる．また，座高（sitting height）は乳幼児と学童の内臓の発達状況の指標として利用されていたが，学校保健安全法施行規則が改訂され，2016年4月から規則の診療項目から削除された．周経には，頭囲，胸囲，胴囲，上腕囲，腿囲，臀囲がある．最近では胴囲と臀囲の比（ウエスト／ヒップ比：waist-to-hip circumference ratio）が内臓脂肪型肥満を知るうえで利用されるようになった．

（c）体格指数

体格指数（physical status index）は，身長と体重の値から体格を表す指数として算出されるもので，現在では国際標準にもなっているBMI（body mass index）を使用するのが一般的である．また，小児にはカウプ指数（Kaup index）が用いられ，学童にはローレル指数（Rohrer index）が用いられる．

$$\text{BMI} = 体重(kg)/身長(m)^2$$

$$\text{カウプ指数} = 体重(kg)/身長(cm)^2 \times 10^4$$
$$\text{ローレル指数} = 体重(kg)/身長(cm)^3 \times 10^7$$

広範な疫学調査から，BMIの値が22付近で男女ともに死亡率，病気の罹患率などが最も低いことが示されている．このことから，日本肥満学会では成人男女の標準体重は，BMI = 22に身長(m)^{2}を乗じて算出している．また，標準体重の算出には，ほかにブローカの桂変法もある．

$$\text{日本肥満学会による標準体重}(kg) = 身長(m)^2 \times 22$$

$$\text{ブローカの桂変法による標準体重}(kg) = \{身長(cm) - 100\} \times 0.9$$

（d）皮下脂肪厚

　皮下脂肪厚（skin-fold thickness）は，上腕背部と肩甲骨下部の 2 カ所を皮脂厚計（キャリパー）により測定される．皮下脂肪厚の測定には，ある程度の熟練が必要とされる．

（e）体 組 成

　体組成（body composition）は，体脂肪率と除脂肪体重で示される．体脂肪率（body fat percentage）は体重に占める脂肪の割合をパーセントで示したもので，最近ではインピーダンス法を用いた安価な器具の普及で簡単に測定できるようになった．体脂肪率の測定には，正確な測定が可能な水中体重法や核磁気共鳴映像による MRI などもある．

　除脂肪体重（lean body mass）は体重から脂肪量を差し引いたもので，高齢者の栄養状態や肥満の解消が適切になされているかどうかを知る指標となる．

（f）骨 密 度

　骨密度（bone density）は骨塩量（g／cm）を骨幅（cm）で除した値（g／cm²）で示され，骨量を示す指標である．骨密度の測定は，骨量が増加する成長期と骨量の維持が重要な妊婦・授乳婦，壮年期，高年期に重要である．また，骨密度の減少は骨粗しょう症の原因となるので，とくに骨密度の低下が著しい 50 歳以降の閉経期の女子で注意が必要な指標である．骨密度は踵骨に超音波をあてて測定する超音波法が一般に普及している．また，正確な測定が可能な二重エネルギー X 線吸収法は，骨粗しょう症の診断として臨床分野で使用されている．

（g）肥満とやせの判定

　肥満（obesity）は体脂肪が標準より過剰に蓄積した状態をいう．したがって，肥満は単に体重が重いというものではない．肥満とやせの判定には，BMI，体脂肪率による方法が広く使用されている（表 3-10）．また，肥満度や昭和 61 年に厚生省（現厚生労働省）が策定した「肥満とやせの判定表（図）」（表 3-11）を用いる方法もある．BMI によるものは，18.5 未満やせ，18.5 以上 25 未満をふつう，25 以上を肥満と判定する．体脂肪率では，男子で 25 ％以上，女子で 30％以上を肥満と判定する．BMI は算定式に体脂肪の要因が反映されていないので，BMI が適正範囲でも体脂肪率で肥満の範囲に入れば肥満と判定される．また，肥満度は実測体重から標準体重を差し引いた値を標準体重で除したパーセントで表され，－20％以下をやせ，＋20％以上を肥満と判定する．

表 3-10　肥満とやせの判定方法

判定方法／判定	BMI	皮下脂肪厚（上腕背部と肩甲骨の合計値）		体脂肪率	
や　せ	18.5 未満				
ふつう	18.5 以上 25 未満				
肥　満	25 以上	男子 40 mm 以上	女子 50 mm 以上	男子 25％以上	女子 30％以上

表3-11　肥満とやせの判定表（図）（厚生省：現厚生労働省）

《男性》

	身長(cm)	体重(kg)				
20歳代	160	47.9	51.4	55.6	60.2	64.6
	164	50.2	53.9	58.3	63.1	67.8
	170	53.8	57.8	62.6	67.7	72.7
	174	56.4	60.6	65.6	71.0	76.2
	178	59.1	63.5	68.7	74.4	79.9
30歳代	160	50.1	53.9	58.5	63.5	68.3
	164	52.1	56.1	60.9	66.1	71.1
	170	55.3	59.5	64.6	70.1	75.4
	174	57.6	61.9	67.2	72.9	78.5
	178	59.9	64.4	69.9	75.9	81.6
40歳代	160	50.6	54.5	59.1	64.0	68.9
	164	53.2	57.2	62.0	67.2	72.3
	170	57.2	61.5	66.7	72.3	77.8
	174	60.0	64.6	70.0	75.9	81.7
	178	63.0	67.8	73.5	79.7	85.7
50歳代	160	49.3	53.2	57.8	62.9	67.9
	164	52.0	56.1	61.0	66.4	71.6
	170	56.3	60.7	66.1	71.9	77.6
	174	59.4	64.0	69.7	75.9	81.9
	178	62.6	67.6	73.5	80.0	86.3
		やせすぎ	やせぎみ	ふつう	太りぎみ	太りすぎ

《女性》

	身長(cm)	体重(kg)				
20歳代	150	40.5	43.7	47.6	51.8	55.9
	154	42.3	45.7	49.7	54.2	58.5
	160	45.2	48.8	53.1	57.9	62.5
	164	47.3	51.0	55.5	60.5	65.3
	168	49.4	53.3	58.0	63.2	68.2
30歳代	150	42.0	45.4	49.5	54.0	58.4
	154	43.8	47.3	51.6	56.3	60.9
	160	46.6	50.4	55.0	60.0	64.9
	164	48.6	52.5	57.3	62.5	67.7
	168	50.6	54.8	59.8	65.2	70.5
40歳代	150	43.8	47.3	51.5	56.2	60.7
	154	45.8	49.4	53.9	58.7	63.4
	160	48.9	52.8	57.6	62.7	67.7
	164	51.1	55.2	60.2	65.5	70.8
	168	53.4	57.7	62.9	68.5	74.0
50歳代	150	43.6	47.4	52.0	57.0	62.0
	154	45.8	49.7	54.5	59.8	65.0
	160	49.1	53.4	58.5	64.2	69.7
	164	51.5	56.0	61.4	67.3	73.1
	168	54.0	58.7	64.3	70.5	76.6
		やせすぎ	やせぎみ	ふつう	太りぎみ	太りすぎ

（h）骨格筋

上腕周囲長と皮下脂肪厚を測定することで上腕筋面積を求めることができる．

上腕筋面積（cm²）
＝〔上腕周囲長（cm）－ π × 上腕三頭筋皮下脂肪厚（mm）/ 10〕²/ 4 π

骨格筋にはタンパク質が多いので，タンパク質あるいはエネルギーが不足すると骨格筋のタンパク質がエネルギーとして消費されて，身体能力が低下する．また，骨格筋の代謝産物のクレアチニンは尿中に排泄されるので，身長別尿中クレアチニン標準値との比較から骨格筋量が推測できる．

尿中クレアチニン量が標準と比べて低い場合は，体内のタンパク質が消耗していることを表している．クレアチニン身長比で80%以上を適正，60〜80%を中等度タンパク質消

$$クレアチニン身長比（\%）= \frac{24時間尿中クレアチニン排泄量}{24時間身長別尿中クレアチニン標準値} \times 100$$

耗状態，60% 以下で重度タンパク質消耗状態と判定する.

（2）臨床医学的検査

　臨床医学的検査（clinical examination）は，血液中や尿中の成分を測定したり，心電図，超音波検査などから身体・生理機能の変化を測定することである．臨床医学的検査で得られた結果は病気を診断したり，早期に発見したり，さらに予防する手段として用いられる．今日では臨床医学的検査は病気の診断において中核をなすものであり，身体の状況を把握するのにきわめて重要である.

```
臨床医学的検査の意義
○病気を早期に発見できる
○病気を正確に診断できる
○治療効果の有無を判定できる
```

```
臨床医学的検査の種類
○検　体　検　査：血液検査，尿検査，生化学検査，
　　　　　　　　免疫検査，細菌検査など
○身体・生理機能検査：最大酸素摂取量，心拍数，心電図，
　　　　　　　　脳波など
○画　像　検　査：CT 検査，内視鏡検査，超音波検査
```

　エネルギーや栄養素の不足あるいは過剰は，血液中の栄養成分値，生体内で代謝された栄養素の尿中の値にその状況が現れる（表 3 - 12）．また，長期的な栄養障害は最終的に臨床症状として観察されるようになるが，それぞれの疾患には特有の血液中または尿中の成分値に異常として変化が認められるようになる.

　また，血液中のタンパク質成分は，半減期が短いほどタンパク質栄養の影響を受けやすい.

表 3 - 12　栄養状態に関連する血液中および尿中の生化学的検査

```
○血清アルブミン　　　　基準値：4.1〜4.9 g / dL　半減期：約 20 日
○血清プレアルブミン　　基準値：22〜40 mg / dL　半減期：約 3 日
○血清トランスフェリン　基準値：190〜320 mg / dL　半減期：約 10 日
○レチノール結合タンパク質　基準値：2〜6 mg / dL　半減期：半日
○末梢血総リンパ球：1,500 / mm³ 以下の場合，免疫能が低下している
○血中ケトン体，血中乳酸値：代謝している基質の変化の指標
○血中無機質，ビタミン値：無機質，ビタミンの摂取状況の指標
○尿中 3 - メチルヒスチジン：タンパク質の異化の程度の指標
```

3章 栄養と疾病

（3）臨床医学的診察

　栄養状態は，身体の観察からも推察できる．栄養素の不足または過剰により，毛髪，眼，舌，皮膚，爪に特有の症状が現れる（表3-13）

表3-13　臨床医学的に観察される栄養状態

異常が観察される場所	原　因
全身（浮腫）	タンパク質・エネルギー欠乏
毛　髪	タンパク質・エネルギー欠乏，硫黄欠乏
眼	ビタミンA欠乏，ビタミンB_2欠乏
口　唇	ビタミンB_2欠乏，ビタミンB_6欠乏
舌	ビタミンB_2欠乏，亜鉛欠乏
皮　膚	ビタミンA欠乏，ビタミンB_2欠乏，ビタミンB_6欠乏，ナイアシン欠乏 ビタミンA過剰
爪	タンパク質欠乏，硫黄欠乏，鉄欠乏

（4）食事摂取調査

　エネルギーおよび栄養素をどれだけ摂取しているかを知ることは，個人または集団の栄養状態の評価をするうえで，重要な情報である．食事摂取調査の方法には，陰膳法（duplicate meal，食事買い上げ法），秤量法（weight food record），24時間思い出し法

表3-14　栄養摂取調査法

●陰膳法（食事買い上げ法）
被験者の食事の原材料と同一のものをすべて買い上げ，調査者は原材料の食品の重量を秤量することにより摂取エネルギーと栄養素を算出する方法である．この調査法では，被験者が通常の食事よりもぜいたくをする傾向があり，またすべての食材を買い上げるので調査に費用がかかる．
●秤　量　法
被験者が調理前に食品の重量を秤量する方法である．調査者は，記録された食品の重量から摂取エネルギーと栄養素を算出するので，食事調査としての精度は高いが，被験者の負担は大きい．
● 24時間思い出し法
被験者との面接により，調査日の前日（24時間）の食事を，思い出しにより聞き取っていく方法である．食事内容の聞き取りには，食品の重量や容量が記載された食品モデルや原寸大の食品の写真などを示しながら行う．この調査方法では，被験者の負担は少ないが，食事調査としての精度を確保するためには，この調査方法について調査者の訓練が必要とされる．
●食事摂取頻度法
1週間，1カ月など一定期間の日常の食事内容を食品リストや献立リストから摂取頻度を選択して，摂取エネルギーや栄養素を推定する方法である．この調査法は，最近のコンピュータの普及により開発されてきたものである．調査票を用いて被験者に回答してもらう方法なので，被験者の負担は少ないが，食事調査としての精度は栄養素の種類によって異なる場合がある．

(twenty-four hours dietary recall)，食事摂取頻度法(FFQ：food frequency questionnaire)などがあり，それぞれには長所短所がある(表3-14)．栄養状態の評価を行う個人や集団の特性や調査を行う目的に応じて，適切な調査方法を選択する．

3.4.3 地域・集団の栄養状態の評価

地域・集団とは，国，都道府県，市町村，事業所，学校，団体や組織などが当てはまる．地域・集団では，それぞれの生活環境と食生活習慣から，そこに暮らす人びとの栄養状態もさまざまである．地域・集団の栄養状態を評価する資料として，国民健康・栄養調査(厚生労働省)，食料需給表(農林水産省)，学校保健統計調査(文部科学省)，家計調査報告(総務省統計局)などがある．これらの資料は，地域・集団の健康増進や生活習慣病の一次予防のために利用される．

最近では，平成15年の健康増進法の制定により，健康増進事業の実施主体が市町村に位置づけられ，それぞれの市町村の地域環境に応じた健康増進活動が求められている．

3.4.4 栄養介入の計画(plan)・実施(do)・評価(check)・ 改善(action)

栄養介入(nutrition intervention)とは個人または集団に対して栄養状態を判定し，評価内容を通知するだけでなく，栄養状態に問題がある場合には積極的に栄養改善を指導していくものである．とくに市町村における栄養介入は，地域の栄養士，医師，市町村，地域保健所が連携して実施することで地域全体の栄養改善と健康増進に貢献することができる．栄養介入による栄養改善方法は，まず個人や集団の実態を把握し，栄養問題の整理・解析・評価を行い，目標を設定する．さらに設定した目標を達成するために，栄養改善活動の内容を計画(Plan)→実施(Do)→評価(Check)→改善(Action)のPDCAサイクルで実施していく(図3-9)．

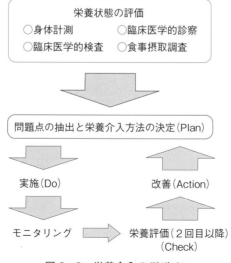

図3-9　栄養介入のデザイン

予想問題

1 ビタミンの欠乏状態における身体状態の変化に関する記述である．正しいのはどれか．1つ選べ．

(1) ビタミン D の欠乏では，骨塩量が減少する．

(2) ビタミン K の欠乏では，血液凝固の時間が短縮する．

(3) ビタミン B_1 の欠乏では，乳酸の血中濃度が低下する．

(4) ビタミン B_{12} の欠乏では，DNA の合成が促進される．

(5) 葉酸の欠乏では，ホモシステインの血中濃度が低下する．

(出典：第 31 回管理栄養士国家試験問題番号 80 番)

2 栄養素の過剰摂取とその病態の組合せである．正しいのはどれか．1つ選べ．

(1) たんぱく質………クワシオルコル(kwashiorkor)

(2) 脂質………………貧血

(3) ビタミン D………頭蓋内圧亢進

(4) カルシウム………ミルクアルカリ症候群(カルシウムアルカリ症候群)

(5) 銅…………………ヘモクロマトーシス(hemochromatosis)

(出典：第 29 回管理栄養士国家試験問題番号 76 番)

3 栄養素とその過剰摂取による健康障害の組合せである．最も適当なのはどれか．1つ選べ．

(1) ビタミン E………頭蓋内圧亢進

(2) ビタミン B_1………血液凝固障害

(3) ビタミン B_2………胎児奇形

(4) カルシウム………尿路結石

(5) マグネシウム……高血圧症

(出典：第 36 回管理栄養士国家試験問題番号 68 番)

4 ビタミンとその欠乏症の組合せである．最も適当なのはどれか．1つ選べ．

(1) ビタミン D………甲状腺腫

(2) ビタミン B_1………ペラグラ

(3) ナイアシン………ウェルニッケ脳症

(4) 葉酸………………高ホモシステイン血症

(5) ビタミン C ………夜盲症

(出典：第 35 回管理栄養士国家試験問題番号 120 番)

5 ビタミン，ミネラルの欠乏により生じる疾患の組合せである．最も適当なのはどれか．1つ選べ．

(1) ビタミン E·········壊血病

(2) ビタミン B_{12}·······ハンター舌炎

(3) カルシウム········パーキンソン病

(4) 亜鉛················ヘモクロマトーシス

(5) 銅··················ウィルソン病

(出典：第 34 回管理栄養士国家試験問題番号 118 番)

6 ビタミン，ミネラルとその欠乏あるいは蓄積により生じる疾患の組み合わせである．正しいのはどれか．1つ選べ．

(1) ビタミン A·········ペラグラ

(2) ビタミン C·········骨軟化症

(3) 葉酸···············巨赤芽球性貧血

(4) ヨウ素·············ヘモクロマトーシス

(5) 亜鉛···············ウイルソン病

(出典：第 31 回管理栄養士国家試験問題番号 122 番)

7 身体計測値とそれにより推定される指標の組合せである．正しいのはどれか．1つ選べ．

(1) 下腿周囲長····················身長

(2) 肩甲骨下部皮下脂肪厚······上腕筋囲

(3) 膝下高·························上腕筋面積

(4) ウエスト周囲長·············内臓脂肪面積

(5) 上腕周囲長···················体脂肪率

(出典：第 29 回管理栄養士国家試験問題番号 123 番)

8 不足すると，骨粗鬆症の発症リスクが高まるビタミンである．正しいのはどれか．1つ選べ．

(1) ビタミン A

(2) ビタミン K

(3) ビタミン B_1

(4) ビタミン B_2

(5) 葉酸

(出典：第 28 回管理栄養士国家試験問題番号 142 番)

9 ビタミン，ミネラルとその欠乏により生じる疾患の組合せである．最も適当なのはどれか．
1 つ選べ．

(1) ビタミン E………壊血病

(2) ビタミン B$_2$………ウェルニッケ脳症

(3) 鉄………………ヘモクロマトーシス

(4) 亜鉛………………皮膚炎

(5) 銅…………………ウィルソン病

(出典：第 36 回管理栄養士国家試験問題番号 118 番)

10 身体徴候と栄養アセスメント結果の組合せである．正しいのはどれか．1つ選べ．

(1) 眼球陥凹……………………………脱水

(2) 眼瞼黄色腫…………………………ビタミン A 過剰

(3) 満月様顔貌…………………………必須脂肪酸欠乏

(4) ハンター舌炎………………………ビタミン B$_1$ 欠乏

(5) 匙状爪（スプーンネイル）……亜鉛欠乏

(出典：第 28 回管理栄養士国家試験問題番号 122 番)

予想問題

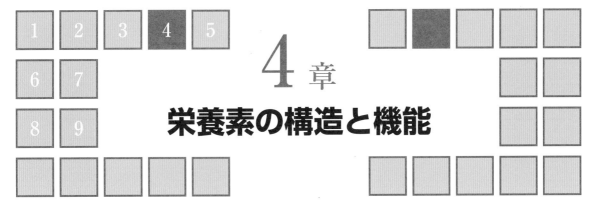

4章
栄養素の構造と機能

4.1 糖質の栄養

4.1.1 糖質の定義

　生化学領域では糖質（sugar, glucide）という用語が一般的に用いられるが，「日本食品標準成分表 2015 年版（七訂）」では糖質に相当する計算値には炭水化物（carbohydrate）および利用可能炭水化物（単糖当量）という言葉が用いられている．また別途，炭水化物成分表（利用可能炭水化物および糖アルコール）が加えられた．

　生化学の分野において糖質は，ポリヒドロキシアルカンの一つのアルコール基がアルデヒドまたはケトンに酸化された純粋な糖として，また光合成，解糖系，TCA 回路（p. 132 参照）に出現する物質とその誘導体の総称として用いられており，各種の有機酸やアルコールおよびそれらの重合体，誘導体を含んでいる．

　糖質は食物繊維（dietary fiber）と対比する意味で，腸管内でヒトの消化酵素の作用を受けるものとして考える場合がある．この考え方によれば，グルコースの重合体であるアミロースは糖質に分類されるが，セルロースは糖質に分類されない．

4.1.2 糖質の分類と構造

　上述のように，多価アルコールのアルコール基のうち，一つが酸化されてアルデヒド基またはケトン基となったものを単糖（monosaccharide）といい，前者をアルドース（aldose），後者をケトース（ketose）という．アルドース，ケトースともに炭素数 3 のものが基本となり，三炭糖（triose）という．炭素の数により順次，四炭糖（tetrose），五炭糖（pentose）とよぶ．天然に存在する糖はほとんどが五炭糖と六炭糖（hexose）であり，五炭糖はヌクレオシドの構成員として核酸およびその関連物質を構成している．まれに七炭糖，八炭糖が見られる．三炭糖〜七炭糖とその誘導体は糖質の代謝中間物として重要な位置を占めている．

　単糖類の重合体を多糖という．一般的には 10 個以上の単糖の重合体を多糖（polysaccharide），それ以下のものをオリゴ糖（oligosaccharide）（少糖）といい，構成している単糖の数により，二糖（disaccharide），三糖（trisaccharide）のように表現する．また 1 種類の単糖から構成されているものをホモ多糖（homopolysaccharide）といい，それ以外のものを

ヘテロ多糖(heteropolysaccharide)という.

4.1.3 糖質の化学的性質

単糖は,アルデヒド基またはケトン基から最も離れた不斉炭素原子と最後の-CH$_2$OH の立体配置が,右旋性を示す D-グリセルアルデヒドと同じ関係にあるものを D-系列(D-型)とし,これと鏡像関係にあるものを L-系列(L-型)とする(図4-1).これは個々の単糖の旋光性を表すものではない.天然の単糖はほとんどが D-系列である.

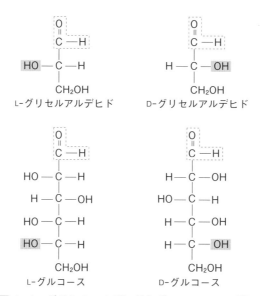

L-グリセルアルデヒド D-グリセルアルデヒド

L-グルコース D-グルコース

図4-1 グリセルアルデヒドとグルコースの L-型, D-型

すべての単糖類はアルデヒド基またはケトン基の存在により還元性を示す.

五つ以上の炭素をもつ単糖では,そのアルデヒド基あるいはケトン基はそこから三つまたは四つ離れた炭素原子の-OH 基と反応して結合することができる.これをヘミアセタール(hemiacetal)およびその誘導体という.三つ離れた炭素原子の-OH 基と結合した場合には五員環構造が,四つ目の場合は六員環構造がつくられるので,それぞれフラノース構造およびピラノース構造という.この際アルデヒド基あるいはケトン基の炭素原子は不斉炭素(アノマー炭素原子)となり,それに結合している-OH 基が最も大きい番号の不斉炭素原子の置換基と反対側にあるときを α-型といい,同じ側にあるものを β-型という(図4-2).なお,この-OH 基はほかの-OH 基よりも反応性に富み,グリコシド-OH

α-D-グルコース β-D-グルコース

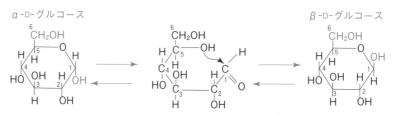

図4-2 D-グルコースのピラノース構造の形成

（glycoside‐OH）とよぶ．単糖と単糖が縮合して二糖を形成するときにこのグリコシド‐OHが利用され，このような結合をグリコシド結合（glycoside bond）という．利用された‐OH基の立体配置により，α‐またはβ‐グリコシド結合といい，結合される炭素の番号を用いてα‐1, 4結合のように表記される．マルトース（麦芽糖）やラクトース（乳糖）のようにこのグリコシド‐OHが遊離で残されている二糖は水溶液中で開環して還元性を示すが，スクロース（ショ糖）のようにグリコシド‐OHが結合に利用されているものは還元性を示さない．

単糖，二糖および多糖の代表的なものの構造を図4‐3に示す．

(a) 単　糖

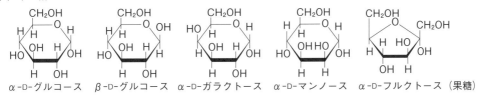

α‐D‐グルコース　　β‐D‐グルコース　　α‐D‐ガラクトース　　α‐D‐マンノース　　α‐D‐フルクトース（果糖）

(b) 二　糖

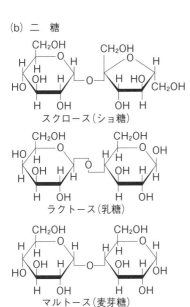

スクロース（ショ糖）

ラクトース（乳糖）

マルトース（麦芽糖）

(c) 多　糖

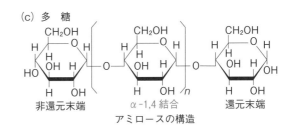

非還元末端　　　α‐1,4 結合　　　還元末端

アミロースの構造

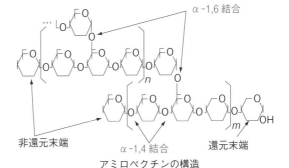

α‐1,6 結合

非還元末端　　　α‐1,4 結合　　　還元末端

アミロペクチンの構造

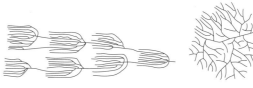

アミロペクチン分子の模式図　　　グリコーゲン分子の模式図

図4‐3　代表的な単糖，二糖および多糖

4.1.4　糖タンパク質

　多糖は生体内でタンパク質と結合して糖タンパク質となり，いろいろな機能を営んでいる．細胞膜を構成しているタンパク質に結合した糖鎖は，その細胞がさまざまな情報伝達物質や免疫物質に認識されるために重要な役割を果たしている．さらに糖鎖は，細胞から分泌されるタンパク質や細胞内小器官に取り込まれるタンパク質などと結合することで，それらの複合体の細胞内局在化を可能としている．

　軟骨などに存在し細胞外マトリックスの基質となっているプロテオグリカン（proteo-glycan）は，ヒアルロン酸，コンドロイチン，コンドロイチン硫酸，ヘパリン，ヘパラン硫酸，ケラタン硫酸などのグリコサミノグリカン（ムコ多糖）とタンパク質の共有化合物で，糖鎖の構造上の特徴や 150 万以上というきわめて大きい分子量と糖含量の多さから，一般の糖タンパク質とは区別されている．

　小腸の粘膜細胞から分泌されるムコ多糖はタンパク質と結合し，粘膜細胞と連結しながら，その上部に糖被（グリコカリックス：glycocalyx）を形成し，広義の膜消化に関与することで栄養素の消化・吸収に重要な役割を果たしている．

4.1.5　糖質の利用

（1）相互変換

　糖質は，アセチル CoA を介して脂質の合成に利用される．一方，トリグリセリドの分解で生じたグリセロールはグリセロール三リン酸を経てグルコースとなる．グルコースやグリコーゲンはペントースリン酸回路を経てペントースに転換される．糖質とアミノ酸は，オキサロ酢酸，ピルビン酸，α-ケトグルタル酸などを通して相互に転換できる．

（2）ビタミン B_1 必要量の増加

　糖質を脱炭酸する酵素はビタミン B_1 を補酵素としているので，グルコースが代謝されピルビン酸からアセチル CoA になる段階でビタミン B_1 が消費される．一方，脂質からアセチル CoA が生成する際にはこの酵素の関与がないので，ビタミン B_1 の消耗はない．また，ペントースリン酸回路のトランスケトラーゼもビタミン B_1 を補酵素としている．したがって，糖質に偏った食事，または過剰な糖質の摂取はビタミン B_1 の必要量を増加させることになる．見方を変えると，脂質にはビタミン B_1 の節約作用がある．しかし，脂質の代謝によるアセチル CoA を TCA 回路が受け入れて燃焼するためには，適当な量の糖質の代謝により TCA 回路が円滑に回転している必要があるので，「糖質の薪の上で脂質が燃える」といわれるように，脂質の円滑な代謝のためには適切量の糖質摂取が必要となる．

4.2　脂質の栄養

4.2.1　脂質の分類

　広義の脂質は，水に溶けずエーテルなどの有機溶媒に溶ける生体成分の総称である．しかし，その構造や代謝上の位置から脂質に分類されるものの中でも，ガングリオシドは水

に可溶であり，スフィンゴミエリンはエーテルに不溶である．また広義の脂質にはカロテノイド，テルペノイド，ステロイドも含まれるが，生化学的な狭義の分類ではこれらは脂質に含まれない．したがって代謝的にはアセチルCoA以降の長鎖脂肪酸，あるいはそれに類似の炭化水素鎖をもつ生体物質およびそれらから誘導された物質を脂質と定義するのが妥当である．

　脂質は大きく単純脂質（simple lipid）と複合脂質（complex lipid）および誘導脂質（derived lipid）に分類される（図4-4）．また，代表的な脂質の構造を図4-5，4-6に示す．単純脂質のうちのトリグリセリド（neutral fat，triglyceride）は脂肪組織において，脂質代謝やエネルギー代謝にとって重要な位置を占めている．

　複合脂質は脂肪酸からなる疎水性部分と，リン酸や塩基からなる親水性の部分からなり，疎水性と親水性の両方の性質をもつことから極性脂質ともよばれる．誘導脂質は生理活性物質として生体機能の調節を担う重要な物質である．

　生体の構成成分としては，細胞の膜構造をつくる複合脂質やコレステロール，さらに生体内で脂質の輸送を担うとともに，脂質代謝やその病態に大きな影響を与えているリポタンパク質も重要である．脂質がタンパク質と共有結合しているものを脂質結合タンパク質

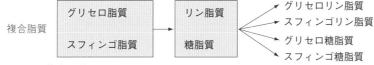

<pre>
単純脂質 ┌ トリグリセリド(中性脂肪)……グリセロールの脂肪酸エステル
          │ テルペン・ステロイド，およびそれらの脂肪酸エステル
          └ ワックス(ロウ)……高級脂肪族アルコールの高級脂肪酸エステル
</pre>

ステロイド：細胞膜を構成するコレステロールおよびそれから誘導されるステロイドホルモンや胆汁酸．また誘導物質として活性型ビタミンD

<pre>
複合脂質 ┌ グリセロ脂質 ┐   ┌ リン脂質 ┐ → グリセロリン脂質
          │   │→ │   │ → スフィンゴリン脂質
          └ スフィンゴ脂質┘   └ 糖脂質 ┘ → グリセロ糖脂質
                                          → スフィンゴ糖脂質
</pre>

●おもな複合脂質●
グリセロリン脂質
　ホスファチジルコリン(レシチン)，ホスファチジルエタノールアミン，
　ホスファチジルセリン，ホスファチジルグリセロール，ジホスファチジルグリ
　セロール(カルジオリピン)，ホスファチジルイノシトール，プラズマローゲン
スフィンゴリン脂質
　スフィンゴミエリン，セラミドアミノエチルホスホン酸(セラミドシリアチン)
グリセロ糖脂質
　さまざまな糖が結合したジグリセリド，セミノリピド
スフィンゴ糖脂質
　セレブロシド，グロボシド，スルファチド，ガングリオシド

誘導脂質 │ 単純脂質や複合脂質の代謝産物あるいは加水分解誘導物 │

図4-4　脂質の分類

(lipid‐binding protein)といい，会合しているものをリポタンパク質(lipoprotein)という．また二重結合をもつ脂肪酸の一部にはプロビタミンとして，それらの代謝産物は重要な生理活性をもつものが多い．脂溶性ビタミンは単純脂質に分類することができる．

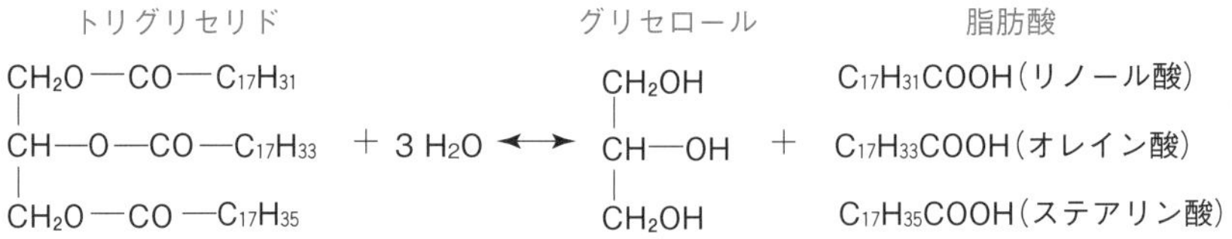

トリグリセリド　　　　　　　　　グリセロール　　　　　　　脂肪酸

$CH_2O-CO-C_{17}H_{31}$　　　　　　CH_2OH　　　　　$C_{17}H_{31}COOH$(リノール酸)

$CH-O-CO-C_{17}H_{33}$ $+ 3H_2O \longleftrightarrow$ $CH-OH$ $+$ $C_{17}H_{33}COOH$(オレイン酸)

$CH_2O-CO-C_{17}H_{35}$　　　　　　CH_2OH　　　　　$C_{17}H_{35}COOH$(ステアリン酸)

図4-5　トリグリセリドの構造とその構成成分の例

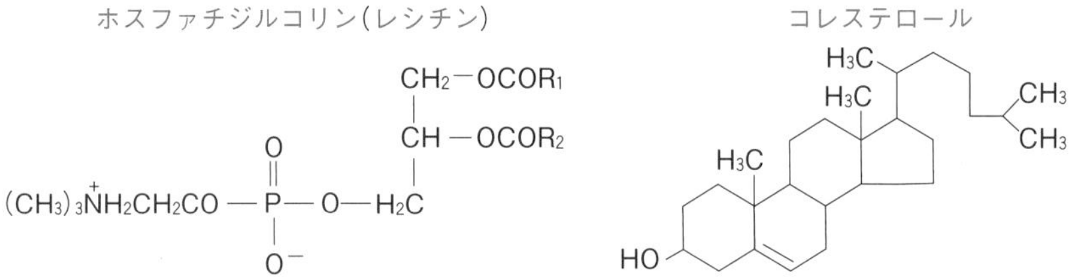

ホスファチジルコリン(レシチン)　　　　　　　　コレステロール

図4-6　リン脂質とコレステロールの構造

4.2.2　脂肪酸の特徴と種類

　トリグリセリドを構成している脂肪酸の構造は，脂質の質を理解するうえで重要である．脂肪酸は分子内に二重結合をもたない飽和脂肪酸(saturated fatty acid)と二重結合をもつ不飽和脂肪酸(unsaturated fatty acid)に分類される(表4-1)．さらに，不飽和脂肪酸では分子内の二重結合が一つのものを一価不飽和脂肪酸(monounsaturated fatty acid)といい，二重結合が二つ以上あるものを多価不飽和脂肪酸(polyunsaturated fatty acid)という．また，不飽和脂肪酸は分子内の二重結合が出現する位置により，n‐3系列とn‐6系

表4-1　脂肪酸の構造と系列の分類

構　造	名　称	炭素数：二重結合の数	系　列
飽和脂肪酸	パルミチン酸	$16：0$	
	ステアリン酸	$18：0$	
一価不飽和脂肪酸	オレイン酸	$18：1$	n‐9
多価不飽和脂肪酸	リノール酸	$18：2$	n‐6
	γ‐リノレン酸	$18：3$	n‐6
	アラキドン酸	$20：4$	n‐6
	α‐リノレン酸	$18：3$	n‐3
	エイコサペンタエン酸(EPA)	$20：5$	n‐3
	ドコサヘキサエン酸(DHA)	$22：6$	n‐3

列に分類される(図4-7). 脂肪酸のカルボキシル基の反対側のメチル基の炭素から数えて3番目の炭素に初めて二重結合が出現するものをn-3系列とし,6番目の炭素に初めて二重結合が出現するものをn-6系列とする. アレルギー疾患や動脈硬化などではn-3系脂肪酸の摂取が効果的とされている. 一方,魚介類の脂質に多く含まれるエイコサペンタエン酸(EPA:eicosapentaenoic acid)やドコサヘキサエン酸(DHA:docosahexaenoic acid)などの,分子内に二重結合を多数含む脂肪酸は酸化されやすく,過酸化脂質が生じやすいという欠点もある.

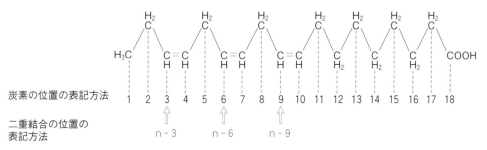

図4-7 脂肪酸の二重結合の位置の表記方法(α-リノレン酸18:3, n-3の場合)

4.2.3 胆汁酸の腸肝循環

肝臓はコレステロールから胆汁酸塩を合成し(一次胆汁酸),グリシンやタウリンと抱合して胆嚢に送り込む. 胆嚢の収縮により十二指腸へ分泌された胆汁酸塩は腸内細菌により脱抱合などの修飾を受けたあと(二次胆汁酸),回腸下部で再吸収され,肝臓に戻り一次胆汁酸とともに再抱合され,ふたたび胆嚢へ送られる. これを胆汁酸塩の腸肝循環(enterohepatic circulation)という. この循環から逸脱する胆汁酸塩は通常1日当たり1g以下で,大腸で細菌により分解され,排泄される. コレステロール化合物の排泄経路はこれ以外に存在しない.

4.3 タンパク質の栄養

4.3.1 アミノ酸

(1) タンパク質を構成するアミノ酸

同一の分子内にカルボキシル基とアミノ基が存在する物質をアミノ酸(amino acid)という. カルボキシル基の隣の2位の炭素をαとし,αの炭素にアミノ基が結合しているアミノ酸をα-アミノ酸(α-amino acid)という. 生体のタンパク質を構成しているアミノ酸は図4-8に示すように,プロリン以外はすべてα-アミノ酸である. プロリンは複素環のイミノ酸である. しかし,これは遺伝子によってコードされていて,生体のタンパク質を構成する分子であり,代謝的にもほかのアミノ酸と同様の挙動を示すので,アミノ酸として扱う.

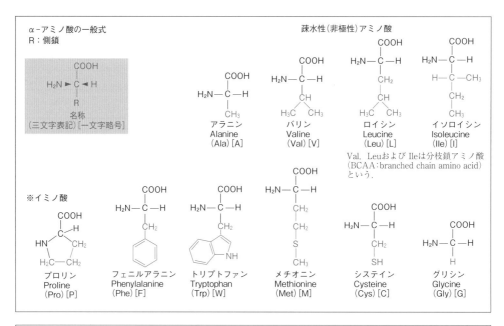

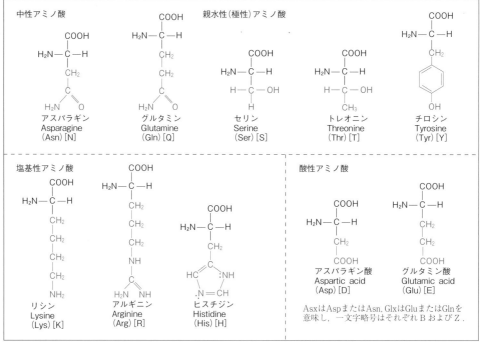

図4-8　アミノ酸の構造と名称

　単糖と同様に，アミノ酸もα-位の炭素のまわりの立体配置により，D-系列とL-系列に分ける．高等動物のタンパク質を構成するα-アミノ酸はすべてL-系列に属している．

　ただし，グリシンだけはα-位の炭素原子に二つの水素原子が結合していてキラル中心ではないので，D-，L-の区別がない．その意味で，最も単純なアミノ酸としての地位をア

ラニンに譲っている.

　タンパク質を構成しているアミノ酸には，体内で合成できないか，または合成量がわずかなために必ず食物から摂取しなければならない必須アミノ酸（essential amino acid）と，食物から摂取しなくても体内で合成が可能な非必須アミノ酸（nonessential amino acid）がある.　人の必須アミノ酸はバリン，ロイシン，イソロイシン，フェニルアラニン，トリプトファン，メチオニン，トレオニン，リシン，ヒスチジンの9種類である.

　図4-8に示しているように，たとえばアラニンを Ala またはAというように，個々のアミノ酸を三文字または一文字で表記すると表や文章中で理解しやすく，また何種類かのペプチドのアミノ酸配列を比較するときに便利なので多用される.　三つの塩基による DNA のコドンは基本的に20種類のアミノ酸のみをコードしているが，生体のタンパク質を構成しているアミノ酸には，ヒドロキシプロリンのように対応するコドンをもたないものがある.　これらはリボソームでペプチド結合されたあとの，ポリペプチドの状態で修飾を受けたものである.　一方，セレノシステインはシステインの硫黄原子がセレンに置換した構造をもつアミノ酸で，グルタチオンペルオキシダーゼなどの活性中心を構成する普遍的なアミノ酸である.　このアミノ酸は本来終止コドンである UAG（opal）によってコードされ，対応する tRNA も存在している.

（2）両性電解質

　アミノ酸は，アミノ基とカルボキシル基という塩基性と酸性の解離基をもっているので両性電解質（ampholyte）とよばれる.　アミノ基の pK 値は2.2前後，カルボキシル基の pK 値は9.5前後であるので，7前後の生理的 pH の範囲では両方ともイオン型の両性イオン，あるいは双極子イオンとして存在する.　pK 値などで表すアミノ酸の性質は，一般式でR と表されるアミノ酸側鎖によって決定される.　この側鎖の与える性質の違いによって，クロマトグラフィーや電気泳動などの手法でアミノ酸を分離することができる.

（3）アミノ酸の類型化

　アミノ酸はその性質や構造などによっていくつかに類型化される.　タンパク質またはポリペプチド分子のなかでその構造や性質に与える影響に注目して，図4-8のように疎水性アミノ酸と親水性アミノ酸とに分類する.　また，その構造に着目して，バリン，ロイシン，イソロイシンを分岐鎖アミノ酸，フェニルアラニンとチロシンを芳香族アミノ酸，トリプトファンとヒスチジンを複素環式アミノ酸とする.　硫黄を含むメチオニンとシステインは含硫アミノ酸とよばれ，水酸基（ヒドロキシ基ともいう）を含むセリンとトレオニンはヒドロキシアミノ酸とよぶ.　アスパラギンとグルタミンはそれぞれアスパラギン酸とグルタミン酸のアミドである.　プロリンはアミノ基ではなくイミノ基をもつのでイミノ酸とよぶが，通常はアミノ酸として扱われる.

（4）生理機能をもつアミノ酸

　アミノ酸には，単独でホルモンや化学伝達物質としての生理機能をもつものがある（表4-2）.　とくにアミン類には，中枢神経系や末梢神経系において神経伝達物質としての機能

表4-2 生理機能をもつアミノ酸の例

アミノ酸の種類	生 理 機 能	構　造
ドーパ	アドレナリンやメラニンの前駆物質	HO—〈 〉—CH₂—CH—COOH（NH₂、HO）
チロキシン	代謝の亢進	HO—〈 〉—O—〈 〉—CH₂—CH—COOH（I、NH₂）
タウリン	抱合胆汁酸の構成成分	CH₂—CH₂—SO₃H（NH₂）
GABA（γ-アミノ酪酸）	神経伝達物質	CH₂—CH₂—CH₂—COOH（NH₂）

を担っているものが多い．

　ヒスタミンは，アレルギー反応を起こす物質としての機能や，胃酸の分泌を亢進する機能などのほかに，脳内における神経伝達物質としての機能が知られている．ロイシンには細胞内情報伝達経路を介したタンパク質合成促進作用がある．またアルギニンからは重要な生理作用をもつNO(一酸化窒素)が生成する．

4.3.2　ペプチド

　アミノ酸のカルボキシル基とほかのアミノ酸のアミノ基が脱水縮合した結合様式をペプチド結合(peptide bond)という(図4-9)．

　また，ペプチド鎖の両端以外の，―NHCHRCO―の部分をアミノ酸残基という．ペプチド鎖の両端部分も広義のアミノ酸残基とし，ペプチドを構成するアミノ酸の数をかぞえたり，ペプチド中の特定の位置を示すときに用いる．

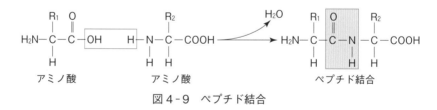

図4-9　ペプチド結合

　ペプチドは図4-9に示すように，左端にN末端，右端にC末端をおいて表記する．名称はN末端側から該当アミノ酸の慣用名の語尾-ineを-ylに変えたアシル基の名称を順に書き連ね，最後にC末端のアミノ酸の名称を書く(次ページの上図参照)．

　ペプチドのうち，アミノ酸残基が10個程度で特定の立体構造をもたないものをオリゴペプチド(oligopeptide)といい，それ以上のものをポリペプチドという．ペプチドはアミノ酸残基の数によって，ジペプチド，トリペプチド，テトラペプチド……のように表す．ペプチドには，生体内で生理機能をもつものがある(表4-3)．生体内の還元状態の保持や解

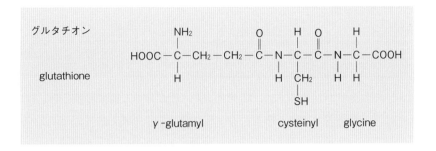

表4-3　生理機能をもつペプチドの例

ペプチドの種類	生理機能	存在場所
グルタチオン	生体内の還元状態の保持	さまざまな組織
オキシトシン	子宮筋の収縮 乳汁の分泌の促進	下垂体後葉
バソプレッシン	抗利尿作用 血圧上昇作用	下垂体後葉
アンギオテンシンⅡ	血圧上昇作用	血液
ガストリン	胃酸の分泌促進	胃壁
セクレチン	膵液の分泌促進 胃酸の分泌抑制	十二指腸
グルカゴン	血糖上昇作用	膵臓ランゲルハンス島 α細胞
インスリン	血糖降下作用	膵臓ランゲルハンス島 β細胞

毒代謝に関与するグルタチオン（γ-グルタミルシステイニルグリシン）のように，ホルモンなどの生理機能をもつオリゴペプチドの存在や，カゼインの消化産物で血圧降下作用のあるラクトトリペプチドや骨代謝に影響するコラーゲンの消化産物などのように，食品タンパク質に由来するものも見いだされている．

4.3.3　タンパク質

　アミノ酸残基が30個程度以上のものをタンパク質（protein）という．タンパク質には分子量4,000〜5,000くらいのものから，数千万〜数億に達するものまで数多く存在する．分子量が10万を超えるようなタンパク質は，サブユニットとよばれる複数のタンパク質が会合したものが多い．

（1）タンパク質とたんぱく質

　生化学領域では生体で機能をもつ高分子量のポリペプチドそのものをタンパク質と表記する．また，「日本食品標準成分表2015年版（七訂）」では，測定された窒素量に換算係数をかけて重量として表したものには，たんぱく質のように平仮名を用いている．

（2）タンパク質の分類

　タンパク質は，アミノ酸だけから構成される単純タンパク質（simple protein）とアミノ酸以外の構成成分を含む複合タンパク質（conjugated protein）に大別される．単純タンパク質は各種溶液に対する溶解度の違いや熱凝固性などによって，アルブミン，グロブリン，プロラミン，グルテリン，ヒストン，プロタミン，硬タンパク質に分類され，複合タンパク質はタンパク質に結合している物質によって，糖タンパク質，リポタンパク質，リンタンパク質，核タンパク質，色素タンパク質，金属タンパク質などに分類される．しかし，単純タンパク質に分類されるものにも，アミノ酸以外の物質が構成成分として存在することが明らかになり，上述のような分類では対応できないことが多くなった．

　現在では，タンパク質の存在場所によって，膜タンパク質，細胞内タンパク質，分泌タンパク質，血液タンパク質などと分類したり，タンパク質の機能により，酵素タンパク質，ホルモンタンパク質，収縮タンパク質，受容体タンパク質，輸送タンパク質，免疫タンパク質のように分類することも多い．また，タンパク質の分子の形状から繊維状タンパク質とそれに対応する意味で球状タンパク質に分類することがある．この場合に球状というのは，ひものようではないという程度の意味で，実際の形は多様である．

（3）タンパク質の構造

　タンパク質の基本的性質はDNAの遺伝暗号に基づいた一次構造（primary structure），すなわちアミノ酸の配列順序によって決定されるが，一次構造によってより高次の構造が規定され，固有の機能がもたらされる．

　アミノ酸のつなぎ目の角度による，ポリペプチド鎖の部分的な立体構造を二次構造（secondary structure）という．二次構造には，規則的な繰り返し構造としてポリペプチドがらせん状となるα-ヘリックス（α-helix）構造と折りたたみ状となるβ構造〔β-structure，プリーツシート（pleated sheet）〕があり，さらに繰り返しはないが規則性のある構造がある．タンパク質の中には，いくつかの二次構造が相似的な並び方をすることによって互いのタンパク質の空間的配置が似たものになり，結果として類似の機能をもつことがある．このようないくつかの二次構造の配置を超二次構造という．

　二次構造が集まってつくり上げられるタンパク質全体の立体構造（三次元空間的な配置）を三次構造（tertiary structure）という．分子内のシステイン残基同士のジスルフィド結合によって，三次構造がさらに安定化されることもある．また，アミノ酸側鎖の性質，とくにその疎水性と親水性の違いは，ポリペプチドの立体的形態，性質，機能に重要な影響を与える．

　三次構造としてできあがったタンパク質の分子がいくつか会合することによって最終的な機能を果たす場合を，四次構造（quaternary structure）という．四次構造は共有結合ではない分子の相互作用や共有結合によって架橋される．会合する個々のタンパク質をサブユニット（subunit），またはモノマーといい，各サブユニットが会合した全体像をオリゴマー（oligomer）という．四次構造をもつタンパク質においては，単独で機能をもつモノ

マーが複数集まってオリゴマーを形成しているものもある．細胞内の球状タンパク質には四次構造をもつものが多く，分泌タンパク質には一本鎖のポリペプチドであるものが多い．

4.3.4 タンパク質の機能

生体内のタンパク質の機能として，酵素，輸送，収縮・運動，調節，防御，構造，貯蔵などがあげられる（表4-4）．また，一つのタンパク質が複数の機能をもつことも多い．生体内でさまざまな機能をもつタンパク質は，実際に機能を発揮するものよりも長いポリペプチド（プレプロタンパク質）として合成されたのちに，シグナルペプチドが切断されて，プロタンパク質（proprotein）になるものがある．プロタンパク質からさらに特定の部位のペプチドが切断され，個有の機能を発揮するタンパク質となる．このような一連のペプチドの切断によるタンパク質の機能発現をプロセシング（processing）という．

（1）酵 素

生体内の化学反応の大部分は酵素によって触媒され，ほぼすべての酵素がタンパク質である．酵素はアミノ酸のみで構成されるポリペプチドだけで酵素作用をもつものと，酵素作用の発現にほかの低分子化合物を必要とするものに大別される．後者の場合，ポリペプチドの部分をアポ酵素（apoenzyme）といい，それ以外の低分子化合物の部分を補因子（cofactor）という．アポ酵素と補因子が結合したものをホロ酵素（holoenzyme）という（図4-10）．補因子はアポ酵素に対して共有結合で強く結合しているものと，共有結合以外の力で弱く結合しているものがある．共有結合で強く結合している補因子を補欠分子族（prosthetic group）という．また，補因子が有機物である場合を補酵素（coenzyme）という．酵素の分子量は1万程度から，いくつかのサブユニットが会合するもので100万ほどになる．さらに，連続した代謝経路の酵素が寄り添うように会合して酵素群をつくり，一

表4-4 タンパク質の機能

タンパク質の種類	働 き	例
酵素タンパク質	生体内の化学反応を触媒する	アミラーゼ，ペプシン，トリプシン
輸送タンパク質	栄養素や酸素を輸送する	ヘモグロビン（酸素の輸送），リポタンパク質（脂質の輸送），トランスフェリン（鉄の輸送），セルロプラスミン（鉄や銅の輸送）
収縮・運動タンパク質	筋肉の収縮や細胞の運動を行う	アクチン，ミオシン，チューブリン
調節タンパク質	生理機能の調節を行う	インスリン，成長ホルモン，カルモデュリン
防御タンパク質	生体防御を行う	免疫グロブリン，インターフェロン
構造タンパク質	筋肉，骨，髪，爪，結合組織などを構成する	コラーゲン（骨，結合組織など），エラスチン（靱帯など），ケラチン（毛，爪，皮膚など）
貯蔵タンパク質	タンパク質や鉄を貯蔵する	アルブミン，カゼイン，フェリチン

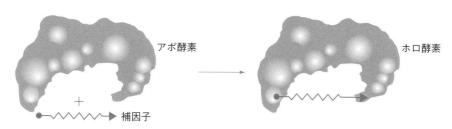

図4-10　アポ酵素とホロ酵素の模式図

連の代謝を行うものもある.

（a）酵素作用の特異性

　酵素の特徴は，ほかの触媒に比べその作用がきわめて限定的なことである．一つは特定の化学反応だけを触媒し，副反応による副産物をつくらないということで，反応特異性（reaction specificity）とよばれる．もう一つは特定の化合物あるいは官能基の反応のみを触媒することで，これを基質特異性（substrate specificity）という.

　基質特異性は，よく鍵と錠（鍵穴）の関係にたとえられる．酵素の基質特異性はきわめて厳密なものから，ある特徴をもつグループに対して比較的広汎に適合するものまで幅が広い．基質特異性は，基質と酵素の立体的構造と，電子の分布によって生みだされる．補因子はこのような基質特異性の形成に大きな役割を果たすことが多い.

　このように酵素の基質特異性は基質の立体構造に特異的なので，たとえばアミノ酸を代謝する酵素はL-アミノ酸のみを基質とし，糖質を代謝する酵素はD-型の単糖にしか作用しない．これを立体特異性（stereospecificity）という．一方，酵素は官能基の構造にも特異性をもち，これを構造特異性（structure specificity）という．厳密に特定の官能基のみに特異性をもつ酵素もあるが，幅広い基質に作用するものも多い.

　一般に細胞の中で働く代謝酵素は基質特異性が高く，消化酵素のように細胞外に分泌されるものには基質特異性が低いものが多い．タンパク質分解酵素の中には，ペプチド結合だけではなく，アミド結合やエステル結合にまで作用するものがある．一方，トリプシンのように，基質のアルギニン残基かリシン残基のC末端側のみを切断するという厳密なものもある．また，低分子量の物質が結合すると，基質との親和性が変化するような酵素を，アロステリック酵素（allosteric enzyme）という（6.1，6.6節参照，p.138，154）.

（b）プロ酵素

　消化酵素は，活性をもたないプロ酵素（proenzyme）として細胞外に分泌されたあとに，プロ酵素自身の活性型あるいはほかの消化酵素によって特定のポリペプチド鎖が切断されて活性を示すものが多い．したがって，消化酵素を分泌する細胞の中では触媒作用を示さない．一方，細胞内で機能する代謝酵素の中にも，プレプロ酵素として合成されたあとに，ペプチド鎖の切断によるプロセシングによって，プロ酵素を経て活性のある酵素となるものがある.

（c）アイソザイム

　異なった遺伝子が同じ反応を触媒する酵素を発現する場合に，それらの酵素をアイソザイム（isozyme）という．またサブユニットの構成が，異なる遺伝子の発現によるものでは，その組合せによりいくつかのアイソザイムが存在する．L-乳酸脱水素酵素のサブユニットは，心筋，赤血球，白血球，骨格節，肝臓でそれぞれの割合が違い，臓器の特性に適応している．臓器によるアイソザイムの違いは，生化学的臨床検査に応用されている．

（d）酵素活性に影響を与える因子と活性の調節

　触媒としての酵素活性は温度の上昇とともに一次的に増加するが，ある温度を超えるとタンパク質であるアポ酵素部分の熱変性による構造変化で，しだいにその活性を維持できなくなる（図4-11）．このことにより，個々の酵素に酵素活性が最大となる温度が決まる．この温度を酵素の至適温度（optimum temperature）といい，多くの酵素でおよそ40℃にあるが，耐熱性細菌の酵素のように90℃を超えるものもある．

　酵素タンパク質溶媒のpH（水素イオン濃度）は，基質と酵素の親和性を変化させるので，最も酵素活性の高くなるpHが存在し，これを至適pH（optimum pH）という．

　反応の場における酵素の量は，そこに送り込まれる活性をもった酵素の量と，そこから失われる活性酵素量のバランスで決まる．消化酵素は，分泌量の増加により反応性が高まる．基質の存在によって，その酵素の遺伝子が発現したり，あるいは酵素を活性化するための酵素がつくりだされることにより，活性酵素量が増加するものもある．逆に，酵素を分解したり，不活性化する物質の遺伝子が発現すると，活性酵素量は少なくなる．トリプシンインヒビターのように酵素の活性を阻害するタンパク質による酵素作用の調節も行われている．また，細胞内の酵素の局在化を変えて，反応の場における酵素量を調節する現象も観察されている．

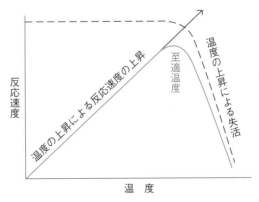

図4-11　酵素活性の反応速度と温度の関係

（2）組織や細胞の形をつくるタンパク質

（a）繊維状タンパク質による造形

　コラーゲン，エラスチン，ケラチン，フィブロネクチンなど，細胞外に存在する繊維状

のタンパク質は構造タンパク質に分類される．これらは細胞をまとめ上げて，組織，器官の形をつくる．コラーゲンとエラスチンは，前述した糖タンパク質であるプロテオグリカンと相互に協調して軟骨などでその機能を営んでいる．

（b）細胞骨格

チューブリン，アクチンフィラメントあるいは中間径フィラメントを構成するビメンチンやデスミンなどは，それらがつくる網目状の構造で細胞膜を裏打ちしたり，細胞内小器官を付着させることで個々の細胞に特有の形態を生みだしている．また，デスモゾームを構成するタンパク質は細胞どうしを接着している．

（3）情報を伝達するタンパク質

細胞間で信号を伝達する物質を情報伝達（signal transduction）物質という．情報伝達物質は，発信元の細胞でつくられ，標的となる細胞に送られる物質と，それを受ける側の細胞でつくられる物質の二つに大別することができる．前者を細胞間情報伝達（intercellular signal transduction）物質といい，後者を細胞内情報伝達（intracellular signal transduction）物質という．細胞間伝達物質には，サイトカインなどのタンパク質，ペプチドホルモン，ある種の神経伝達物質などがある．細胞内情報伝達物質には，受容体としての糖タンパク質や酵素作用のあるGタンパク質，核内受容体としてのタンパク質がある．

細胞膜に存在する受容体は，一般に糖鎖を結合した糖タンパク質であり，糖の部分が情報を認識する機能を果たしている．また，免疫グロブリン，サイトカインの一部，血液型糖タンパク質のように抗原抗体反応にかかわるものもあり，血液凝固に関与する一連の因子も情報伝達を担当するタンパク質である．

（4）機械的運動を行うタンパク質

機械的運動を行うタンパク質には，筋肉細胞のアクチンとアクチンにより活性化されるミオシンを筆頭に，微小管を構成するチューブリンやそれにより活性化されるキネシンのファミリーとダイニンなどがある．これらのうちアデノシントリホスファターゼ（ATPase）活性をもつミオシン，キネシン，ダイニンはモータータンパク質とよばれている．これらは，細胞の運動，突起の伸張，筋収縮，小胞輸送，細胞分裂，染色体の分配，色素顆粒の輸送，繊毛や鞭毛の運動などに関与している．

（5）生体のエネルギー源としてのタンパク質

前述のようにアミノ酸の炭素骨格は異化と共役してエネルギー源となる．

4.3.5 タンパク質の代謝と栄養

（1）タンパク質の代謝：アミノ酸プール

20世紀初頭，フォーリンなどの研究によりタンパク質代謝は，体タンパク質の分解にかかわる内因性代謝と，食事から摂取したタンパク質のうち，体タンパク質の補充に使われず余った部分を分解する外因性代謝の二つに分ける二元論が主流であった．

しかし，その後の研究で二元論の矛盾が示唆され，窒素同位体を用いたシェーンハイマーの1930年代後半の実験では，すべての体タンパク質は常に一定の代謝回転で合成と分

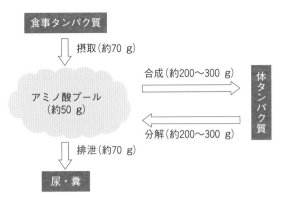

図4-12　アミノ酸プールと体タンパク質の動的平衡

解を繰り返しており，体タンパク質量は動的平衡を維持していることが明らかにされた．そして，アミノ酸プール（amino acid pool）の概念が導入され，体タンパク質代謝は一元的であることが実証された．その後のヤングらの研究によれば，成人の体タンパク質をおよそ10 kgとすると，1日当たり200〜300 gが合成されると同時に分解されており，アミノ酸プールに相当する量は，およそ50 gとなる．食事から摂取するタンパク質は70 g程度であるから，摂取量と同量のタンパク質がアミノ酸プールを介して分解され，排泄されていることになる（図4-12）．

　アミノ酸プールは個々の臓器にも存在し，それぞれに個々のアミノ酸ごとの代謝プールも存在する．これは臓器ごとのアミノ酸代謝の違いを反映してそれぞれが異なった様相を示しているためで，臓器間のアミノ酸の輸送による相互協関が見られる．

（2）タンパク質の栄養価

（a）生物学的評価法

　ヒトや実験動物などに実際に食品タンパク質を投与してその栄養価を評価する方法を生物学的評価法（biological scoring method）という．

　正味タンパク質利用率（NPU：net protein utilization）は実際の食品タンパク質の栄養価を最もよく表す値で，次のような方法で求められる．

　アミノ酸プールを介して異化されたアミノ酸の量は，尿中および糞便中に排泄される窒素の量（それぞれ UN と FN とする）を測定して，窒素－タンパク質換算係数（6.25）をかけることによって求められる（厳密には皮膚や毛髪，体液などに失われるものを考慮しなければならない）．ここで，摂取窒素と排泄窒素について図4-13のようなグラフを作成する．タンパク質（窒素）をまったく含まない無タンパク質食を摂取したとき，尿と糞に失われる窒素（U0 と F0）の合計が体重1 kg当たり一日に45 mgとする（窒素出納＝ − 45 mg / kgBW / day）．摂取する食事のタンパク質量を増やしていくと，グラフのように体から失われるタンパク質の量は少なくなり，やがて，でていく量と入る量が等しくなる（窒素出納 ＝ 0）．このときのタンパク質量を（窒素平衡）維持量という．通常の成人では，この量以上

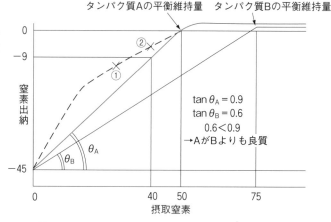

実際には点線のように変化するので①と②のように，直線部分の2点で実測して，維持量を推定する．

図4-13　NPU の測定

のタンパク質を摂取しても，体タンパク質はほとんど増加しない．このとき，少ない量の摂取で窒素平衡を維持できるタンパク質ほど栄養価の高いタンパク質であるとする．図4-13の例では，タンパク質Aのほうがタンパク質Bよりも栄養価または質の高いタンパク質であると判断する．AとBの違いはそれぞれのグラフの描く勾配の違い，すなわち $\tan\theta$ で表される．この値が1に近いほど良質のタンパク質ということになる．

> Aのタンパク質の $\tan\theta = 45/50 = 0.9$　Bでは $\tan\theta = 45/75 = 0.6$　：$0.6 < 0.9$

いま摂取した食事タンパク質に含まれる窒素の量を IN として式(1)を考える．ただし，体内に保留される窒素量は，窒素出納値として下の式で表される．

> 体内に保留された窒素，$N = IN - (UN + FN)$　：窒素出納値
> UN：尿中窒素排泄量，FN：糞中窒素排泄量

$$NPU = \frac{IN - (UN + FN) + (U0 + F0)}{IN} \times 100 \quad [IN - (UN + FN)\text{は窒素出納値}] \quad (1)$$

ここで (UN + FN) は食事中のタンパク質に由来するものと，体タンパク質の代謝(内因性N代謝)によるものとを合わせた値なので，食事中のタンパク質に由来する量については内因性N代謝による量を引かなければならない．摂取するタンパク質の量によってこの量は変化することが考えられるが，これを実測することが難しいので，一般には無タンパク質食を投与したときに排泄される量，U0 + F0 で代表させている(上図では 45 mg)．

IN を摂取した窒素量，(UN + FN) をその窒素摂取量における尿中と糞便中の窒素排泄量および (U0 + F0) を無タンパク質食摂取時の尿と糞への窒素排泄量とすると，式(1)から，グラフの傾きを求めることができる．

Aのタンパク質について見ると，体重1 kg 当たり 40 mg の窒素を摂取したときに尿と糞便に排泄される窒素は 49 mg で(窒素出納 = − 9 mg)，NPU は 90 と計算される．

$$(40 - 49 + 45)/40 = 0.9 \qquad 0.9 \times 100 = 90$$

この値は，IN mg の窒素に相当するタンパク質の摂取によって，無タンパク質食を食べたときに体から失われるタンパク質量をどれだけ少なくできたかという数字である．あるいは無タンパク質食を食べたときの体タンパク質の損失に対して，何グラムのタンパク質を摂取することによって，窒素平衡を維持できるかということを示す比率である．

なお，窒素出納試験において摂取した食品による総エネルギー摂取量がエネルギー消費量を下回る場合には，糖質および脂質と同様に体タンパク質もエネルギー源として消費されるために，後述(4.3.6項参照)のように NPU は低い値を示すことになる．そのため，食品タンパク質の NPU は，被験者のエネルギー出納が正になるような条件で測定されることがあり，その結果，測定される NPU の値に影響を与えることが考えられる．このことは窒素出納法により個々の食品タンパク質の NPU を測定する場合のみならず，日常的な食事に含まれるタンパク質の必要量を求める場合にも誤差を発生する要因となることが，「日本人の食事摂取基準(2020 年版)」にも指摘されている．

生物価(BV：biological value)は吸収された食品タンパク質の利用効率を表す値で，この値に消化吸収率をかけた値が NPU となる．

（b）化学的評価法

食品タンパク質のアミノ酸組成を化学的に分析して，タンパク質の栄養価を評価する方法を，化学的評価法(chemical scoring method)という．NPU による食品タンパク質の栄養価の評価にかかる経費と時間は莫大である．必須アミノ酸は体内でほかのものから転換できないものであるから，食物から一定の比率で補給されなければ体タンパク質の恒常的合成に支障をきたす．このことは，食品タンパク質のアミノ酸含量を分析して，そのパターンからタンパク質の栄養価を推測できることを意味している．具体的には，食品タンパク質に含まれるタンパク質 1 g 当たりの必須アミノ酸量を，比較タンパク質のアミノ酸量と比較する．比較タンパク質のアミノ酸量より少ないアミノ酸を制限アミノ酸(limiting amino acid)という．最も比率の少ない制限アミノ酸を第一制限アミノ酸とよび，比較タンパク質の該当アミノ酸量に対する百分率をアミノ酸スコア(amino acid score)として，タンパク質の栄養価とする．アミノ酸スコアは，リービッヒの桶にたとえて説明すると理解しやすい(図 4-14)．小麦タンパク質の第一制限アミノ酸はリシンなので，小麦タンパク質のアミノ酸スコアは42となる．この場合，リシン以外のアミノ酸が十分に存在しても，小麦タンパク質の桶は 42 のレベルまでしか水を入れることができない．つまり，小麦タンパク質ではリシンを基準に利用度が決まることになる．このようにして求められたアミノ酸スコアは，NPU とある程度の相関をもつことが知られている．

化学的評価法は少ない時間と経費で結果が求められるという特徴があり，しかも第一制限アミノ酸あるいは第二，第三の制限アミノ酸を知ることができるので，それらのアミノ酸を添加して，食品タンパク質の栄養価を高めることができる．このことは，単一の食品

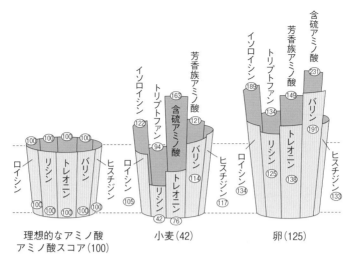

図 4-14　アミノ酸スコア

表 4-5　FAO/WHO/UNU による暫定的アミノ酸必要量パターン（2007 年）

評点パタン（mg/g タンパク質）

年　齢 （歳）	His	Ile	Leu	Lys	SAA	AAA	Thr	Trp	Val	合計
0.5	20	32	66	57	28	52	31	8.5	43	336
1～2	18	31	63	52	25	46	27	7.4	41	310
3～10	16	30	61	48	23	41	25	6.6	40	291
11～14	16	30	61	48	23	41	25	6.6	40	291
15～17	16	30	60	47	23	40	24	6.4	40	286
18 以上	15	30	59	45	22	38	23	6.0	39	277

His　ヒスチジン，Ile　イソロイシン，Leu　ロイシン，Lys　リシン，SAA　含硫アミノ酸，AAA　芳香族
アミノ酸，Thr　トレオニン，Trp　トリプトファン，Val　バリン．
WHO：世界保健機関，FAO：国連食糧農業機関，UNU：国連大学．

にタンパク質の供給を依存し，しかもそれが十分ではないような食環境にある人びとに
とって，きわめて重要な意義をもっている．
　一方，この方法には，補給されるべき理想的なアミノ酸組成をどのようにして求めるか
という問題がある．現在は表 4-5 に示すような FAO/WHO/UNU が暫定的に定めたパ
ターンが用いられている．学童と思春期のタンパク質の栄養価を評価する際には，当面 3
～ 10 歳のパターンによることが推奨されている．さらに，化学的評価についても，消化吸
収率を考慮しなければならないとされ，これをタンパク質消化吸収率修正アミノ酸スコア
（PDCAAS：protein digestibility corrected amino acid score）という．

4.3.6　エネルギー摂取量と NPU

　摂取エネルギーが不足するような場合，アミノ酸はアミノ酸プールからエネルギー源と
して動員され，平衡維持量が増加して食事タンパク質の NPU は低下することになる．一
方，摂取エネルギーが過剰気味のときには，食事タンパク質の NPU が若干増大することが

知られている．このことは，特定の疾病などにより低タンパク質食の摂取を余儀なくされるときには，良質のタンパク質を投与するとともに，体タンパク質の損耗を少しでも低く抑えるために十分なエネルギーの補給が必要であることを意味している．

4.3.7　タンパク質・エネルギー栄養失調（症）

低タンパク質摂取による栄養障害〔タンパク質・エネルギー栄養失調（症），PEM：protein-energy malnutrition〕の観察により，とうもろこしのような低タンパク質含量で，しかもその質がよくない食品を比較的多量に摂取してエネルギー摂取量には不足がない場合と，飢饉などによりタンパク質とエネルギーの摂取量がともに不足した場合では，異なった病像を示すことが知られている．前者をクワシオルコル（kwashiorkor）といい，後者をマラスムス（marasmus）というが，中間像も見ることができる．幼児期にこれらの障害を経験するとその後の回復が困難であり，国際的にその予防対策が求められている．

4.4　ビタミンの栄養

4.4.1　ビタミンの分類

ビタミンは有機栄養物質であり，微量のビタミンの存在が生体内で起こるさまざまな生化学反応を可能にしている．ビタミンは体内で合成されないか，または合成されても必要量を満たさないために食事からの供給に依存している．また，ビタミンが欠乏するとそのビタミン特有の欠乏症を呈する．最初に発見されたビタミンAとビタミンBは，それぞれ脂溶性と水溶性であったことから，その後，新しく発見されたビタミンも脂溶性ビタミンと水溶性ビタミンのいずれかに大別されるようになった．ビタミンA，D，E，Kが脂溶性ビタミン，ビタミンB群（B_1，B_2，B_6，ナイアシン，パントテン酸，ビオチン，葉酸，B_{12}）とビタミンCが水溶性ビタミンに分類される．ビタミンの摂取量が過剰になると水溶性ビタミン過剰分の大部分は尿として体外に排泄されるが，脂溶性ビタミンは特有の過剰症を呈することがある（いくつかの水溶性ビタミンにも過剰症が知られている）．

4.4.2　脂溶性ビタミンの構造と機能

（1）ビタミンA

ビタミンA効果をもつ物質にはレチノール（retinol）とデヒドロレチノール（dehydro-retinol）があり，レチノールはデヒドロレチノールの約2倍のビタミンAとしての効力をもつ（図4-15）．また，体内でビタミンAに変換されるプロビタミンAとして，植物由来のα-，β-，γ-カロテンがある．食品中にはβ-カロテンが多く含まれ，ビタミンAとしての効力が最も高い．カロテンは小腸および肝臓でビタミンAに変換され，β-カロテンは2分子，α-およびγ-カロテンは1分子のレチノールになる．カロテンの吸収率はビタミンAの3分の1程度とされているが，摂取する食物に含まれる脂質の存在で高まる．ビタミンAは胆汁の存在下で，小腸で吸収され，リポタンパク質のキロミクロンに入り，リンパ管を経由して最終的に肝臓に運ばれる．レチノールは肝臓でレチニルエステルとして貯蔵

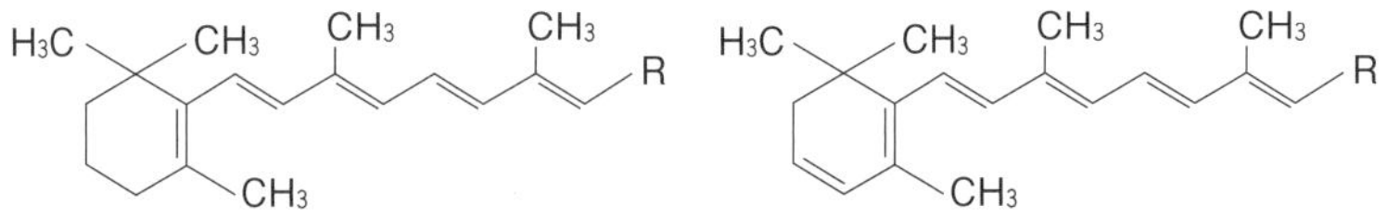

図4-15　ビタミンAとβ-カロテンの構造

A₁系	R	A₂系
レチノール	CH_2OH	3-デヒドロレチノール
レチナール	CHO	3-デヒドロレチナール
レチノイン酸	COOH	3-デヒドロレチノイン酸

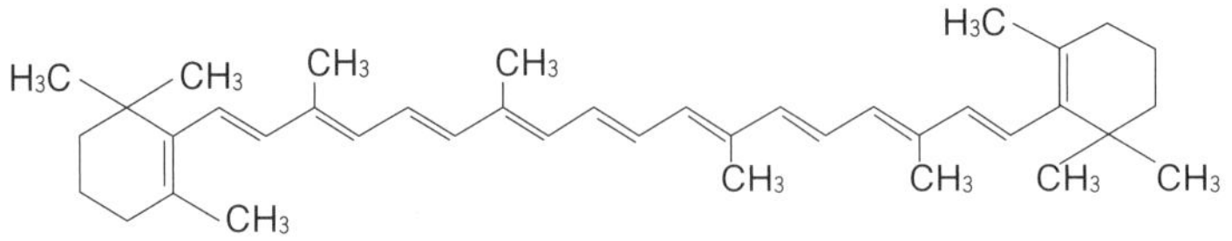

されるが，組織に送りだす際には再度加水分解されてレチノールとして，レチノール結合タンパク質と結合した状態で血流に入る．組織へ運ばれたビタミンAは，細胞表面の特異的受容体により細胞内に取り込まれる．

　ビタミンAには上皮細胞，成長，生殖能，視覚機能などを正常に保つ作用がある．ビタミンA(All-トランス-レチノイン酸と9-シス-レチノイン酸)の作用機構として，細胞の核内受容体と結合して遺伝子の転写調節を行う．ビタミンAの代謝産物であるレチノールは網膜の桿体細胞および錐体細胞の視物質を活性化する．また桿体細胞には，11-シス-レチナールと視タンパク質であるオプシンからなるロドプシン(rhodopsin)とよばれるタンパク質があり，ビタミンAが欠乏すると，暗いところで物を見る能力(暗順応)が低下する．そのほか，ビタミンAが欠乏すると細菌感染に対する抵抗力が低下し，皮膚や粘膜の角質化，発育障害などが起こる．一方，ビタミンAを過剰に摂取した場合には中毒症状を招くことがあり，脳圧亢進症，頭痛，吐き気などを起こす．より慢性的な過剰摂取では，肝線維症，腹水や皮膚病変が起こる．また，妊婦のビタミンAの過剰摂取では胎児奇形の出現の可能性が指摘されている．

　「日本人の食事摂取基準(2020年版)」では，ビタミンAの効力を示す単位として，レチノール活性当量(RAE)が使用されている．1μgRAEはレチノール1μg，β-カロテン12μg，α-カロテン24μg，β-クリプトキサンチン24μgに相当する．ビタミンAは，レチノールとして肝臓，うなぎ，β-カロテンとして緑黄色野菜(にんじん，ほうれんそうなど)に多く含まれる．

（2）ビタミンD

　天然ビタミンDは食物から摂取するビタミンD₂〔エルゴカルシフェロール(ergocalciferol)〕およびビタミンD₃〔コレカルシフェロール(cholecalciferol)〕がある．これらのビタミンD

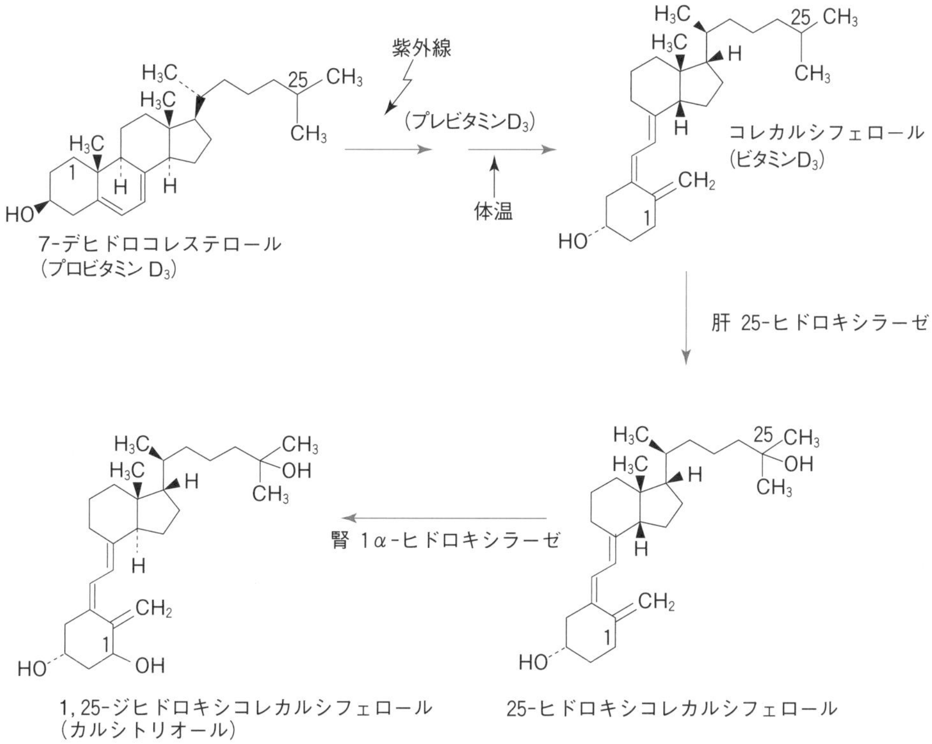

7-デヒドロコレステロール
（プロビタミン D₃）

紫外線

（プレビタミンD₃）

体温

コレカルシフェロール
（ビタミンD₃）

肝 25-ヒドロキシラーゼ

腎 1α-ヒドロキシラーゼ

1,25-ジヒドロキシコレカルシフェロール
（カルシトリオール）

25-ヒドロキシコレカルシフェロール

図4-16　ビタミンDの活性化

は食物として摂取されると胆汁の働きで小腸からミセルの状態で吸収され，リンパ管を経由し，血液中に入る．また，生体内でも皮下組織において，コレステロールの代謝産物である7-デヒドロコレステロール（プロビタミン D₃）から，紫外線照射によりビタミン D₃ を合成することができる．

　ビタミン D は肝臓において25位が水酸化され，ビタミン D 結合タンパク質と結合し血液中を安定的に循環している．そのため血中25-ヒドロキシビタミン D 濃度はビタミン D の栄養状態の指標として用いられる．25-ヒドロキシビタミン D はさらに腎臓で1位が水酸化されることで活性型の1,25-ジヒドロキシビタミン D に変換され，生理学的作用を発揮する（図4-16）．

　活性型ビタミン D は，ビタミン A と同様に特異的に核内受容体と結合し，特定の遺伝子の転写を調節する作用がある．また，ビタミン D のおもな生理機能として血液中のカルシウム濃度の調節がある．血液中のカルシウム濃度が低下すると副甲状腺で PTH（パラトルモン）分泌が亢進し，腎臓活性型ビタミン D の合成が促進され，小腸粘膜におけるカルシウムやリンの吸収および骨からのカルシウム遊離が増大する．十分な日光を浴びていない場合や，食事からのビタミン D の摂取が不足すると，ビタミン D の欠乏症として小児ではくる病，成人では骨軟化症が起こる．一方，ビタミン D の過剰症では血液中のカルシ

ウム濃度の増加を招き，異所性の石灰化や腎結石を発症することがある．ビタミンDを多く含む食物には，鮭，しらす，きのこ，卵黄などがある．

（3）ビタミンE

　ビタミンEは，α-トコフェロール（α-tocopherol）の抗酸化活性を示す分子の総称であり，トコフェロール類（α，β，γ，δ）とトコトリエノール類がある．食品中にはα-トコフェロールが多く含まれ，ビタミンEとしての効力が最も高い（図4-17）．ビタミンEは，摂取した脂質とともにミセル化し，小腸から吸収される．トコフェロールは細胞膜の構成成分として，強い抗酸化力により生体内の過酸化脂質の生成を防いでいる．ビタミンEの欠乏は脂質の吸収障害にともない発症する可能性がある．ビタミンEの欠乏症には，未熟児の溶血性貧血や小脳失調などがあり，一方，過剰摂取は出血傾向との関連がみられる．ビタミンEを多く含む食物には，アーモンド，植物油（小麦胚芽油，大豆油など），あゆなどがある．

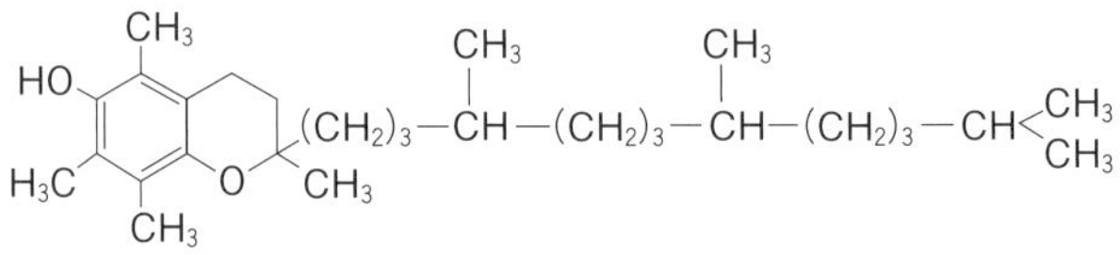

図4-17　α-トコフェロールの構造

（4）ビタミンK

　天然に存在するビタミンKには，フィロキノン（ビタミンK₁）と，とくに動物性食品に広く含まれるメナキノン-4（ビタミンK₂）と納豆菌によって産生されるメナキノン-7が栄養学的に重要である．ヒトの腸内細菌はメナキノン類を産生し必要量に貢献している

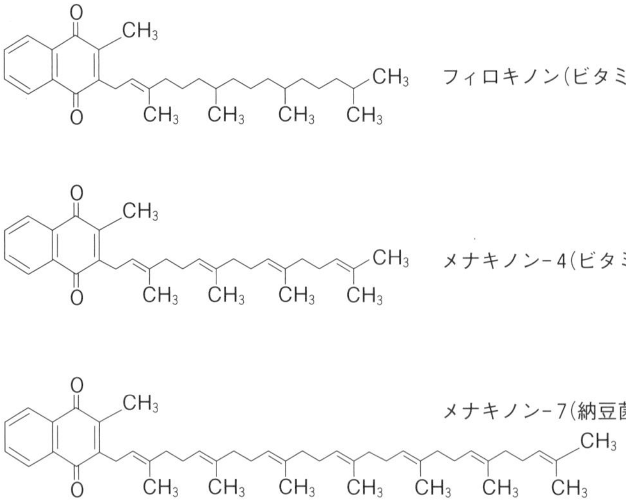

図4-18　ビタミンKの構造

（図4-18）．ビタミンKは血液凝固に関与するプロトロンビンやいくつかの因子にγ-カルボキシグルタミン酸を導入するのに必要である．脂質の吸収障害はビタミンKの欠乏を引き起こし，血液凝固時間に遅延が生じる．また，抗生物質連用者や腸内細菌が未定着の新生児でも欠乏する可能性があり，新生児のビタミンK欠乏による新生児メレナ（消化管出血）や特発性乳児ビタミンK欠乏症（頭蓋内出血）予防のため，出生後はビタミンKシロップ処方が行われる．さらに骨組織中のオステオカルシンなどにγ-カルボキシグルタミン酸を導入することにより，骨の正常な代謝に関与している．また，ビタミンK依存性タンパク質MGP（matrix Gla protein）の活性化による動脈の石灰化の防止も重要である．

天然物であるフィロキノンやメナキノンの大量摂取によって健康障害が起こった例がないため，食事摂取基準による許容上限量は設定されていない．ビタミンKを多く含む食物には，納豆，小松菜，キャベツ，玉露などがある．

4.4.3　水溶性ビタミンの構造と機能

（1）ビタミンB$_1$

ビタミンB$_1$（チアミン：thiamin）は，おもに糖質の燃焼によるエネルギー産生に関与している．また，ビタミンB$_1$は各組織でチアミンピロホスホキナーゼによりリン酸化を受け，その活性型であるチアミンピロリン酸（TPP：thiamin pyrophosphate）として存在する（図4-19）．TPPはα-ケト酸（α-ケトグルタル酸，ピルビン酸および分枝鎖アミノ酸のα-ケト誘導体）の酸化的脱炭酸反応やペントースリン酸回路のトランスケトラーゼ反応の補酵素である．グルコースに始まる解糖系によるピルビン酸からのアセチルCoA合成にはTPPが必要であり，ビタミンB$_1$が欠乏すると嫌気的エネルギー産生によって生じたピルビン酸が体内に蓄積する．なお，脂肪酸からアセチルCoAが生成される経路では，ピルビン酸を経由しないので，ビタミンB$_1$の消耗はない．精白米，砂糖，小麦粉のような高度に精白した食品はビタミンB$_1$の含量が低く，これらの食品を主とする高糖質食はビタミンB$_1$欠乏をきたすおそれがある．ビタミンB$_1$の欠乏症に脚気（beriberi）があり，アルコール依存症に関連したビタミンB$_1$欠乏では脳機能障害が起こる．ビタミンB$_1$を多く含む食物には，豚肉，うなぎ，鶏卵などがある．

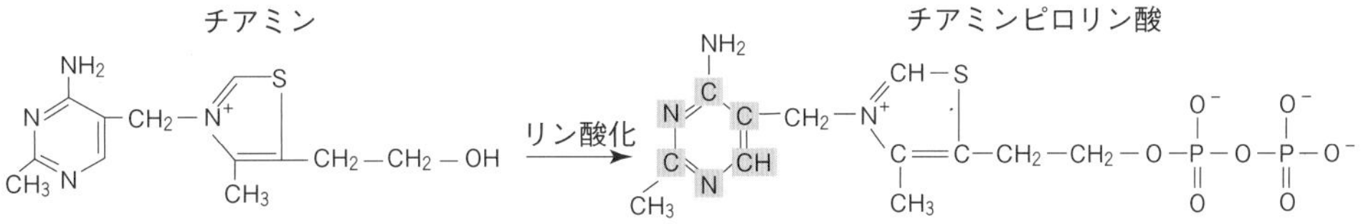

図4-19　ビタミンB$_1$とその補酵素型（チアミンピロリン酸）の構造

（2）ビタミンB$_2$

ビタミンB$_2$（リボフラビン：riboflavin）は，おもにエネルギー産生にかかわる酸化還元反応に関与している．また，ビタミンB$_2$は小腸粘膜中でのリン酸化-脱リン酸化の過程により吸収され，体内ではATP依存的にリン酸化されたフラビンモノヌクレオチド（FMN：

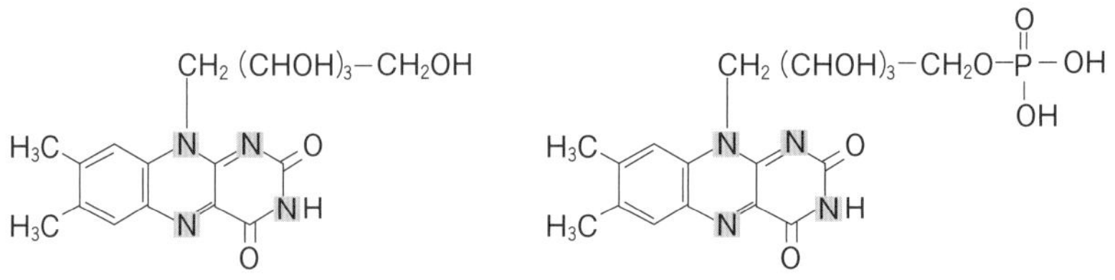

リボフラビン　フラビンモノヌクレオチド（FMN）

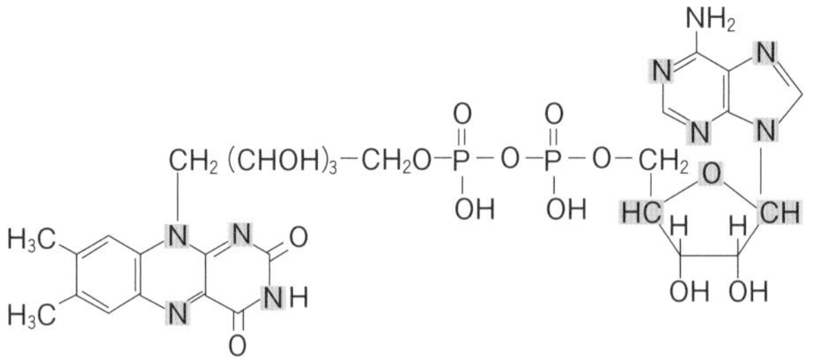

フラビンアデニンジヌクレオチド（FAD）

図 4-20　ビタミン B_2 とその補酵素型の構造

flavin mononucleotide），さらにAMPが付加されたフラビンアデニンジヌクレオチド（FAD：flavin adenine dinucleotide）に変換される（図 4-20）．FMNはミトコンドリア呼吸鎖のNADH脱水素酵素，FADはTCA回路のコハク酸脱水素酵素など重要な酸化還元酵素（フラビンタンパク質）の補酵素として作用する．ビタミン B_2 は光分解を受けるため，光線療法を受けている新生児などでは欠乏する場合がある．ビタミン B_2 の欠乏症には，成長障害，脱毛，口角炎，口内炎，舌炎，脂漏性皮膚炎などがある．ビタミン B_2 を多く含む食物には，肝臓，牛乳，卵黄，魚介類などがある．

（3）ビタミン B_6

ビタミン B_6 はアミノ酸のアミノ基転移反応や脱炭酸反応のアミノ酸代謝に関与する．そのため，タンパク質の摂取量が多くなるとビタミン B_6 の必要量が増す．ビタミン B_6 には，ピリドキシン（PN：pyridoxine），ピリドキサール（PL：pyridoxal），ピリドキサミン（PM：pyridoxamine）と，それらに対応するリン酸エステルがある（図 4-21）．このうちピリドキサールリン酸（PLP：pyridoxal phosphate）がおもな活性型補酵素として生体内で作用している．PLPのアルデヒド基はアミノ酸のアミノ基との間でシッフ（Schiff）塩基とよばれる結合を形成し，アミノ基転移反応を触媒するトランスアミナーゼなどの反応を促進する．また，グリコーゲン分解に関与するグリコーゲンホスホリラーゼもPLPを補酵素としており，筋肉ホスホリラーゼは体内のビタミン B_6 総量の70～80％を含むと考えられている．食事中のビタミン B_6 のリン酸エステルは，吸収時にリン酸塩の部分が加水分解され，組織内でふたたびリン酸エステルに変換される．ビタミン B_6 は腸内細菌により合成されるため欠乏症は起こりにくいとされているが，欠乏するとペラグラ様症候群，脂漏性皮膚炎，舌炎，貧血などが起こり，成人ではうつ状態，錯乱，けいれん発作などが起こる．ま

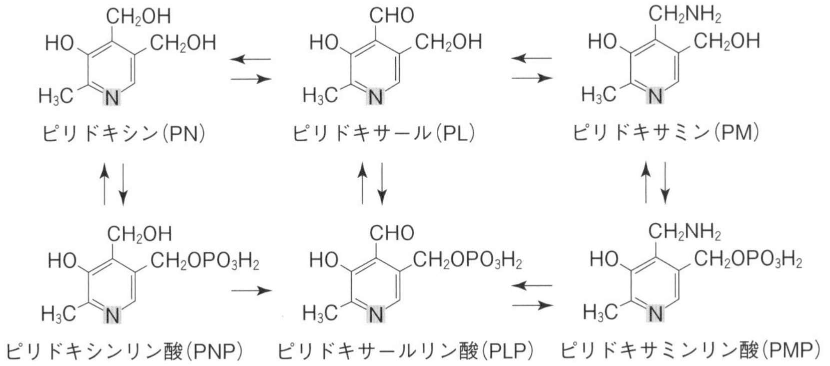

図4-21　ビタミン B_6 の誘導体の構造

た，アルコール中毒者では，ビタミン B_6 のリン酸エステルの加水分解が促進され欠乏状態になる．ビタミン B_6 を多く含む食物には，肉(とくに内臓肉)，魚肉，卵黄などの動物性食品，酵母，米ぬか，豆類などの植物性食品がある．

（4）ナイアシン

ナイアシン(niacin)活性を示すおもな化合物にはニコチン酸(nicotinic acid)とニコチンアミド(nicotinamide)およびトリプトファンがあり，誘導体であるニコチンアミドアデニンジヌクレオチド(NAD^+：nicotinamide adenine dinucleotide)とニコチンアミドアデニンジヌクレオチドリン酸($NADP^+$：nicotinamide adenine dinucleotide phosphate)が生体内で補酵素としての機能をもっている(図4-22)．

一般的にNADと共役する脱水素酵素はTCA回路の酸化還元反応のような酸化的経路を触媒するのに対し，NADPと共役する脱水素酵素または還元酵素はペントースリン酸回

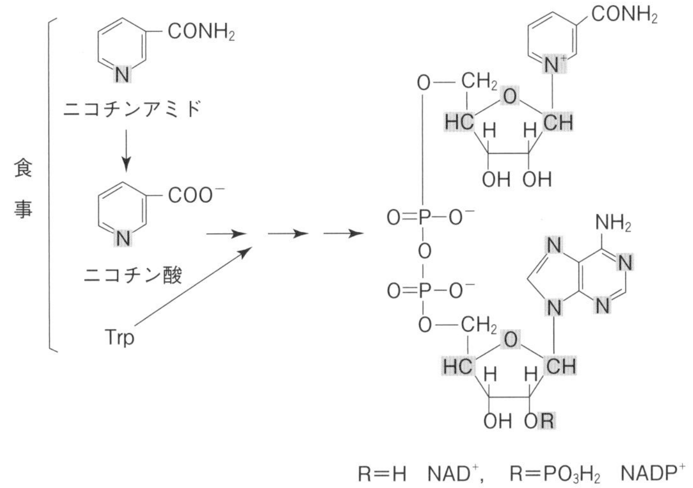

R=H　NAD^+,　R=PO_3H_2　$NADP^+$

図4-22　ナイアシンとその補酵素型の構造

路のような還元的生合成を触媒することが多い.

　ナイアシンは肝臓，肉，豆類，緑黄色野菜などの食物に多く含まれるほか，体内では，トリプトファンから PLP を補酵素とする反応系で合成される．したがって，ナイアシンの欠乏は，食事中にナイアシンとトリプトファンがともに欠乏したときに生じる．トリプトファンの含量が低いとうもろこしを主食とする地域では，ナイアシンが欠乏しやすい．ナイアシンの欠乏症には，ペラグラ(pellagra)がある.

（5）パントテン酸

　パントテン酸(pantothenic acid)はパントイン酸と β-アラニンのアミド結合からなり，補酵素 A(CoA：coenzyme A)の構成成分として生体内で機能する．CoA はアシル CoA やアセチル CoA を形成し，β 酸化や脂肪酸合成などの広範な物質代謝に関与している．動・植物由来の食物に普遍的に含まれており，またヒトでは腸内細菌がパントテン酸を合成するために欠乏はまれであるが，欠乏すると成長障害，副腎障害，神経障害などが起こる．パントテン酸を多く含む食品には，肝臓，肉，魚介類，牛乳，全粒穀物などがある.

（6）ビオチン

　ビオチン(biotin)はほかの水溶性ビタミンと異なり，そのままの形で生体内で補酵素の機能をもち，ピルビン酸カルボキシラーゼやアセチル CoA カルボキシラーゼなどの炭酸固定反応を触媒する酵素反応に関与している．ビオチンは多くの食物に含まれる．また，ビオチン要求量の大部分が腸内細菌により合成されるので，欠乏することは少ない．しかし，生卵白を大量に摂取するとビオチン欠乏を生じる．これは生卵白に含まれるアビジンがビオチンと強固に結合することで，吸収を阻害するからである.

（7）葉　酸

　葉酸(folic acid)はプテリジン，パラアミノ安息香酸，グルタミン酸が結合した化合物で，腸管から吸収されたのち，腸細胞内の葉酸レダクターゼにより活性型のテトラヒドロ葉酸(tetrahydrofolic acid)に変換される．テトラヒドロ葉酸は生体内のホルミル基，メチル基，メチレン基，メテニル基，ホルムイムノ基の一炭素単位の転移反応を触媒する酵素の補酵素として，プリン・ピリミジン塩基合成，アミノ酸代謝などに作用する．葉酸は多くの食物に含まれるが，欠乏するとプリン・ピリミジン合成の低下に起因する巨赤芽球性貧血を発症する．とくに妊娠を計画している女性，妊娠の可能性のある女性，妊娠初期には，胎児の神経管閉鎖障害発症の予防のためプテロイルモノグルタミン酸として 400 μg/ 日を摂取することが重要である.

（8）ビタミン B_{12}

　ビタミン B_{12} はポルフィリン環に似た複雑な環状構造からなり，分子中にコバルト(Co)を含むためにコバラミン(cobalamin)ともよばれる．摂取されたコバラミンは胃粘膜から分泌される糖タンパク質の内因子(intrinsic factor)と結合したのち回腸から吸収される．血液中では，ビタミン B_{12} はトランスコバラミン(transcobalamin)と結合した状態で運搬される．生体内のビタミン B_{12} の補酵素型はメチルコバラミンとデオキシアデノシルコバ

ラミンで，メチル基転移反応，核酸合成，アミノ酸代謝などに関与している．ビタミン B_{12} は適度に動物性食品を摂取していれば欠乏することはないが，胃切除などにより内因子が欠乏すると，ビタミン B_{12} の吸収が抑えられ欠乏症となり，DNA の合成障害に起因する巨赤芽球性貧血や神経障害を生じる．

（9）ビタミン C（アスコルビン酸）

ビタミン C にはアスコルビン酸（ascorbic acid，還元型ビタミン C）とデヒドロアスコルビン酸（dehydroascorbic acid，酸化型ビタミン C）があり，強い還元力でコラーゲンの合成など生体内のさまざまな酸化還元反応に関与している（図 4-23）．また，ビタミン C は摂取した食物に含まれる 3 価の鉄（Fe^{3+}）を 2 価の鉄（Fe^{2+}）に還元して，鉄の吸収を高める作用がある．ビタミン C は，ヒト，サル，モルモットなどの一部の動物では合成できないために，欠乏すると壊血病になる．なお，ヒトはビタミン C を加水分解する酵素も欠いているので，欠乏症が現れるまでに時間を要する．ビタミン C を多く含む食物には，柑橘類，柿などの果実，ピーマンやブロッコリーなどの野菜類，いも類，緑茶などがある．

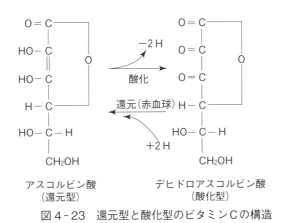

図 4-23　還元型と酸化型のビタミン C の構造

4.5　ミネラル，微量元素，電解質の栄養

無機質とは人体を構成する元素の中で，炭素（C），水素（H），酸素（O），窒素（N）以外のものをいう．無機質には，生体内に比較的多量に存在するカルシウム，リン，硫黄などの多量元素と鉄，フッ素，亜鉛など存在がごくわずかな微量元素がある（表 4-6）．「日本人の食事摂取基準（2020 年版）」では，多量ミネラル 5 種類（ナトリウム，カリウム，カルシウム，マグネシウム，リン），微量ミネラル 8 種類（鉄，亜鉛，銅，マンガン，ヨウ素，セレン，クロム，モリブデン）について食事摂取基準が策定されている．

4.5.1　カルシウム（Ca）

カルシウムは人体に存在するミネラルの中でも最も多く，成人体重の約 2%（体重 65 kg で約 1.3 kg）含まれる．このうちの 99% 以上は骨や歯の硬組織に存在するのでこれらの組

表4-6　人体を構成する元素

多量元素		微量元素	
カルシウム(Ca)　マグネシウム(Mg)		鉄(Fe)	フッ素(F)
リン(P)		マンガン(Mn)	セレン(Se)
カリウム(K)		銅(Cu)	クロム(Cr)
硫黄(S)		ヨウ素(I)	モリブデン(Mo)
ナトリウム(Na)		コバルト(Co)	など
塩素(Cl)		亜鉛(Zn)	

織は，カルシウムの貯蔵庫としても重要である．残りの約1%は体液や軟組織に存在し，血液凝固，神経刺激の伝達，筋収縮などに関与している．

　血液中のカルシウム濃度は，約10 mg/dLと一定の状態に保たれている．カルシウムの摂取量が不足したり，何らかの要因により血液中のカルシウム濃度が低下したりすると，副甲状腺ホルモンのパラトルモン(PTH：parathormone)が骨からのカルシウム遊離・腎臓での再吸収促進，また活性型ビタミンDにより小腸からカルシウムの吸収を促進したりする．また，血液中のカルシウム濃度の上昇に対しては，甲状腺の傍ろ胞細胞(C細胞)から分泌されるホルモンであるカルシトニン(calcitonin)の作用により定常レベルに下げられる(図4-24)．

　カルシウムの摂取が不足すると，幼児では発育障害が起こる．また高齢者，とくに閉経後の女子は骨粗しょう症になりやすいが，これはホルモンの代謝異常や運動不足の要因などに加えて，カルシウムの長期的な摂取不足に起因している．

　牛乳・乳製品のカルシウムは吸収率が高いので，日常的な食事からのカルシウムのおもな供給源になっている．また，小魚類，海藻，小松菜などにもカルシウムが多く含まれる．食物からのカルシウムの吸収を促進するものにはビタミンD，アミノ酸(リシン，アルギニ

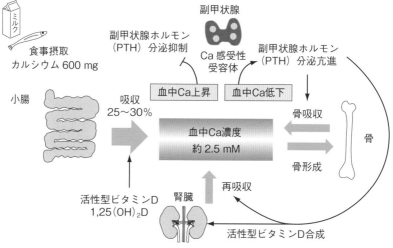

図4-24　生体内のカルシウムの恒常性

ン），ラクトースなどがあり，逆に阻害するものには野菜に含まれるシュウ酸，穀類に含まれるフィチン酸などがある．食品中に含まれるリン酸はカルシウムに対して不溶性のリン酸カルシウムを形成して，カルシウムの吸収を阻害するので，カルシウムとリンの摂取比率は1：2から2：1が望ましいとされる．

4.5.2 リン（P）

リンはカルシウムについで人体に多く含まれるミネラルで，成人では骨や歯の硬組織に85%，筋肉に10%，残りは脳や神経などに存在する．また，リンは核酸，リン脂質，高エネルギーリン酸化合物，補酵素（NAD，FAD）の構成成分にもなっている．リンは骨にリン酸カルシウムとしてヒドロキシアパタイト（hydroxyapatite）の形で存在し，骨からのリン酸の溶出の促進や尿中へのリンの排泄の増加は，副甲状腺ホルモンにより行われている．リン摂取が多くなると骨からリン利尿作用のある線維芽細胞増殖因子FGF 23（fibroblast growth factor 23）が分泌され，尿中排泄を増やすことにより恒常性を維持している．また，腸管からのリンの吸収は活性型ビタミンDにより促進されるが，腎臓でのリン再吸収調節が全身のリン代謝に重要である．リンが欠乏すると，腎臓におけるリンの吸収機構が活性化され，リンの排泄は低下する（図4-25）.

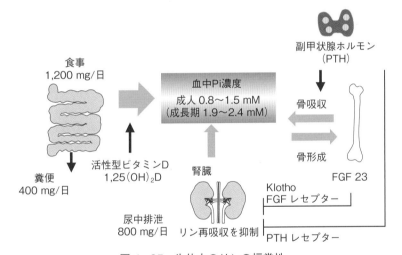

図4-25 生体内のリンの恒常性

Klotho：FGFレセプターと結合し，FGF 23の共受容体として機能する．抗老化分子としても知られている．

先天的な異常がない限り，リンの欠乏症はほとんど見られない．むしろ，リンはリン酸塩として食品添加物に広く用いられているため，リンの過剰摂取によるカルシウムなどの吸収阻害が起こる場合がある．また，慢性腎臓病ではリンの排泄が低下し，高リン血症を呈する．とくに透析患者における高リン血症は，心臓，脳血管などに異所性石灰化をもたらし，患者の生命予後を左右する．したがって，腎臓に疾患がある場合は，リン含量の多い食品の摂取を控え，摂取過剰にならないよう注意する必要がある（表4-7）.

表4-7　リンを多く含む食品　　　　　　　　　　　　　　　　　　　（食品100 g当たり）

	エネルギー(kcal)	タンパク質(g)	カルシウム(mg)	リン(mg)	リン/カルシウム
ごはん	168	2.5	3	34	11.3
食パン	264	9.3	29	83	2.9
うどん(ゆで)	105	2.6	6	18	3
中華めん(ゆで)	149	4.9	20	29	1.5
あずき(全粒, ゆで)	143	8.9	30	100	3.3
豆腐(木綿)	72	6.6	86	110	1.3
まあじ(焼き)	170	25.9	100	320	3.2
めざし(焼き)	244	23.7	320	290	0.9
和牛(かた, 脂身つき)	286	17.7	4	150	37.5
若鶏肉(もも, 皮つき)	204	16.6	5	170	34
ソーセージ	321	13.2	7	190	27.1
普通牛乳	67	3.3	110	93	0.9
緑茶	5	1.3	4	30	7.5
コーヒー飲料	38	0.7	22	19	0.9
ビール	40	0.3	3	15	5

「日本食品標準成分表2015年版(七訂)」より計算.

4.5.3　マグネシウム(Mg)

　マグネシウムは成人で25 g程度存在し, その約60%が硬組織に含まれ, 約20%が筋肉, 残りは軟組織に含まれる. マグネシウムはエネルギー産生や脂肪酸代謝にかかわる酵素などに必要である. また, マグネシウムは体温や血圧の調節, 神経の興奮, 筋肉の収縮などの生理機能に関与し, 虚血性心疾患などの循環器疾患を予防する作用をもつ. マグネシウムは植物性食品に多く含まれ, 欠乏することはあまりない. 過剰摂取により軽度の一過性下痢が起こる.

4.5.4　ナトリウム(Na)

　ナトリウムは細胞外液中の主要な陽イオンとして存在している. ナトリウムは浸透圧の調節, 酸・塩基平衡などの生理作用に関与している. 副腎皮質ホルモンのアルドステロン(aldosterone)は腎集合管でナトリウムの再吸収を高め, ナトリウムと拮抗作用のあるカリウムの排泄を促すことにより, 生体内のナトリウム量を調節している. ナトリウムは食塩の成分として摂取される量が多く, 調味料や加工食品に多く含まれている. また, 疫学的に食塩の摂取量と高血圧には明らかな正の相関が認められているが, その影響には個人差も大きい.

4.5.5　塩　素（Cl）

　塩素はナトリウムと同様に食塩として摂取されることが多く, 生体内の分布もナトリウムと似ている. 塩素は浸透圧の調節, 酸・塩基平衡の維持, 胃酸(HCl)の生成などの生理作用をもつ.

4.5.6　カリウム(K)

　カリウムは細胞内液中の主要な陽イオンとして存在し, 浸透圧の調節, 酸・塩基平衡に関与している. また, 細胞内外のK^+比が細胞膜の静止電位を決めているため, 神経や筋肉

の興奮伝導に関与している.

　カリウムにはナトリウムの尿中排泄促進作用がある.　一方,　ナトリウムの摂取量が多い
とナトリウムの排泄量とともにカリウムの排泄量が増加する.　このことからナトリウムの
摂取量の多い日本人は,　腎機能が正常であればカリウムを多く摂取したほうが望ましいと
される.　また,　ナトリウムの摂取量が多い場合には,　カリウムの摂取量も多くする必要が
ある.　食塩含有量が多いみそ汁などでは,　カリウムを含む食品を入れて具の多い汁とする
ことで,　ナトリウムに対するカリウムの比率を高くすることができる.　高カリウム血症
は,　心筋細胞が脱分極を起こしやすくなり,　重度では心停止を起こすため大変危険である.
カリウムは,　大豆,　いも類,　野菜,　果実などに多く含まれる.

4.5.7　鉄（Fe）

　成人体内の鉄の総量は約 4 g で,　そのうちの 2.5 g が血液中のヘモグロビンの成分,　150
mg が筋肉中のミオグロビンの成分,　残りの鉄はフェリチン（ferritin）またはヘモシデリン
（hemosiderin）の成分として肝臓や骨髄中に貯蔵鉄として蓄えられている（図 4 - 26）.　血液
中の鉄はトランスフェリンに結合（輸送鉄）し,　循環している.　鉄はシトクロム（cytochrome）
の構成成分として電子を移送したり,　赤血球中のヘモグロビンの構成成分として外呼吸
（肺呼吸）によって取り込まれた酸素を各組織に運び,　代謝によって産生した二酸化炭素を
肺胞に運ぶ役割をもっている.

　食品中の鉄は,　ヘム鉄と非ヘム鉄に分類される.　ヘム鉄はヘモグロビンやミオグロビン
由来の鉄で,　魚肉の赤身や肉類に多く含まれ,　吸収効率は非ヘム鉄に比べてよい.　非ヘム
鉄は豆類,　ほうれんそう,　小松菜などに多く含まれ,　吸収は食品中の共存物質によって左
右される.　鉄の吸収はビタミン C で促進されるが,　カフェイン,　フィチン酸,　シュウ酸,
タンニンなどによって阻害される.

　赤血球の寿命（約 120 日）により崩壊したヘモグロビンから遊離した鉄は,　トランスフェ
リンに再度結合し,　再利用される.　鉄が欠乏すると貧血となり,　成長期の男女,　妊娠可能
期の女子に多く見られる.

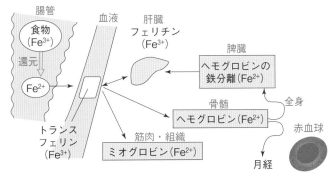

図 4 - 26　体内の鉄の調節

4.5.8　銅（Cu）

成人体内の銅の総量は約 100 mg である．銅はおもに筋肉，腎臓，肝臓に分布している．銅はシトクロムオキシダーゼ（cytochrome oxidase），スーパーオキシドジスムターゼ（SOD：superoxide dismutase）などの構成成分である．また，肝臓で合成されるセルロプラスミンは血液を介して銅を運搬する．銅欠乏症には先天性疾患であるメンケス病と摂取不足による後天的なものがある．摂取不足による銅欠乏では貧血が起こる．銅は食物では甲殻類，イカ，肝臓，豆類，種実類に多く含まれる．

4.5.9　亜 鉛（Zn）

成人体内の亜鉛の総量は約 2 g である．亜鉛は小腸より吸収され，門脈を経由して肝臓にその大部分が蓄積される．亜鉛は多くの酵素の構成成分として存在し，欠乏すると食欲不振，成長不良，味覚不全，創傷治癒遅延，慢性下痢，免疫機能障害などが起こる．食物では牡蠣や牛肉に多く含まれる．

4.5.10　ヨ ウ 素（I）

ヨウ素は成人の甲状腺に約 8 mg 含まれる．甲状腺に含まれるヨウ素の 45% はチロキシン（T_4），3% はトリヨードチロニン（T_3）として存在する．ヨウ素が欠乏すると甲状腺のヨウ素の貯蔵量が減少して，甲状腺腫（goiter）を典型例とするヨウ素欠乏症を起こす．ヨウ素は海藻に多く含まれるため，海藻を食する日本人ではヨウ素の欠乏症はほとんど起こらない．

4.5.11　マンガン（Mn）

成人のマンガンの総量は約 10 mg であり，肝臓，膵臓，腎臓，骨に存在している．マンガンはいろいろな酵素の補因子となり，不足すると骨代謝，糖脂質代謝などに影響がでるが，動物種による差異が大きい．

マンガンは一般的に植物性食品（生姜，しそ）に多く存在し，ほかにもくるみ，アーモンド，茶葉，小麦に多い．食生活が原因とされるマンガン過剰症の報告はきわめて少ないが，極端な菜食主義者やマンガンを取り扱う作業者では過剰症が起こる可能性がある．

4.5.12　硫 黄（S）

硫黄は，含硫アミノ酸であるシステインやメチオニンの構成元素として，毛や爪のケラチンに存在している．また，ビタミン B_1，ビオチン，パントテン酸や胆汁中のタウリンも硫黄を含んでいる．硫黄は動物性タンパク質に多く含まれるため，とくに欠乏することはない．

4.5.13　セレン（Se）

セレンは古くから家畜に中毒症を起こす有害な元素として知られてきた．しかし，中国やチベットでの克山病（セレン欠乏症）の発生地区で 30 μg/ 日以上のセレンを摂取している人には，この病気が発症しないことから摂取基準の算定が必要である．セレンはセレン含有タンパク質（セレノプロテイン）として生理機能を発揮し，過酸化水素や過酸化脂質を除去するグルタチオンペルオキシダーゼ（GPX：glutathione peroxidase）などを構成してい

る．セレンは植物性と動物性のいずれの食品からも供給され，穀類，肉類，乳製品などに含まれる（飼料や土壌中のセレン含量に依存する）．

4.5.14　モリブデン（Mo）

モリブデンは亜硫酸オキシダーゼ，キサンチンオキシダーゼ，アルデヒドオキシダーゼなどの補酵素（モリブデン補欠因子）である．通常の食生活でモリブデンが欠乏することはないが，中心静脈栄養を長期施行された患者に欠乏症（神経過敏，昏睡，頻脈頻呼吸など）が発症することがある．モリブデンは穀類，豆類，動物の内臓，魚介類などに含まれる．

4.5.15　クロム（Cr）

クロムは正常な糖質代謝と脂質代謝の保持に必要な無機質である．インスリン作用を増強するオリゴペプチドであるクロモデュリンには3価クロムイオンが四つ結合している．中心静脈栄養を施行された患者にクロム欠乏症が発症した場合，耐糖能の低下や昏睡などが起こる．しかし，クロムによる糖代謝改善作用は薬理的な効果であると考えられている．

4.5.16　フッ素（F）

体内のフッ素は，ほとんどが硬組織に含まれる．飲料水中の適切な量のフッ素は歯芽う蝕症（虫歯）の予防に効果があるが，フッ素濃度が2 ppm を超えると逆に歯芽フッ素症（斑状歯）が認められるようになる．

4.6　食物繊維・難消化性糖質

4.6.1　食物繊維

（1）食物繊維とは

食物繊維（dietary fiber）は「ヒトの消化酵素によって消化されない食物中の難消化性成分の総体」と定義される．食物繊維の構成成分や構造はさまざまであるが，水に対する溶解性の違いから不溶性食物繊維（IDF：insoluble dietary fiber）と水溶性食物繊維（SDF：soluble dietary fiber）に大別される（表4-8）．植物細胞壁の構成成分であるセルロース

表4-8　食物繊維の分類

	名　称	おもな成分	所　在
不溶性食物繊維	セルロース	β-D-グルカン	穀類・野菜・果物
	ヘミセルロース	キシラン，キシログルカン など	穀類・野菜・果物
	ペクチン質（不溶性）	D-ガラクツロナン	未熟果実・野菜
	キチン	ポリグルコサミン	甲殻類の外皮
水溶性食物繊維	ペクチン質（水溶性）	D-ガラクツロナン	完熟果実・野菜
	アルギン酸	グルロノマンヌロナン	海藻（褐藻類）
	寒天	アガロース，アガロペクチン	海藻（紅藻類）
	コンニャクマンナン	グルコマンナン	こんにゃくいも

（cellulose）は代表的な不溶性食物繊維であり，水溶性食物繊維には完熟果実に含まれるペクチン質（pectic substance）や海藻に含まれるアルギン酸（alginic acid）などがある．

（2）食物繊維の生理機能

（a）物理化学的性質に基づく生理機能

　食物繊維の生理機能は，消化管内で食物繊維が示す物理化学的性質に基づいて発現される．生理機能に関与する物理化学的性質としては，保水性，吸着性，粘性が重要であり，不溶性食物繊維と水溶性食物繊維ではこれらの性質が異なるために生理機能にも違いがみられる（図4-27）．

　不溶性食物繊維の特徴は保水性が高いことである．不溶性食物繊維が水を吸着すると糞便量が増加し，大腸通過時間が短縮されるために，便秘や大腸憩室などの腸疾患の予防につながる．

　水溶性食物繊維の多くは水に溶けると高い粘性を示す．水溶性食物繊維を摂取すると消化管内容物の粘性が高まり，胃内滞留時間の延長，栄養素の拡散抑制によって，栄養素の消化吸収が遅延あるいは阻害される．グルコースの吸収が遅れ血糖値の急激な上昇が抑制されると，糖尿病の予防や治療において重要な効果がある．また，コレステロールや胆汁酸の吸収阻害は脂質異常症の予防につながる．

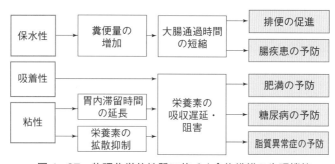

図4-27　物理化学的性質に基づく食物繊維の生理機能

（b）腸内発酵がもたらす生理機能

　食物繊維はヒトの消化酵素では分解されないが，大腸において腸内細菌による発酵を受けるものがある．その結果，二酸化炭素やメタンなどのガスや酢酸，プロピオン酸，酪酸などの短鎖脂肪酸（short chain fatty acid）が生成され，短鎖脂肪酸は吸収されてエネルギー源となる．食物繊維の発酵性はその種類により異なり，一般に水溶性食物繊維のほうが不溶性食物繊維に比べて発酵性が高い．食物繊維が完全に発酵された場合のエネルギー量はおよそ2 kcal/gとされている．また，発酵によって生成された短鎖脂肪酸はエネルギー源となる以外に，消化管運動の促進，肝臓におけるコレステロール生合成の抑制などの有用な機能をもつ．

4.6.2 難消化性オリゴ糖と糖アルコール

オリゴ糖(oligosaccharide)とは2～10個程度の単糖が結合したものであり，糖アルコール(sugar alcohol)は単糖またはオリゴ糖のアルデヒド基あるいはケトン基を還元したものである．難消化性オリゴ糖や糖アルコールは，食物繊維と同様に大腸において腸内細菌による発酵を受ける．生成された短鎖脂肪酸は吸収されてエネルギー源となるため，難消化性オリゴ糖や糖アルコールのエネルギー量を無視することはできないが，ショ糖などの消化性の糖質に比べるとエネルギー量は少ないため，低エネルギーの甘味料として利用される．

代表的な難消化性オリゴ糖としては，フラクトオリゴ糖(ショ糖のフラクトース側に1～3個のフラクトースが結合)やガラクトオリゴ糖(乳糖のガラクトース側に1～5個のガラクトースが結合)などがある．これらの難消化性オリゴ糖は大腸内でビフィズス菌に利用されやすいため，腸内細菌叢を改善するプレバイオティクスとしての働きがある．また，キシリトール(xylitol)やマルチトール(maltitol)などの糖アルコールは，う蝕原因菌に利用されにくいため，難う蝕性の甘味料としても利用されている．

予想問題

1 糖質に関する記述である．正しいのはどれか．2つ選べ．
(1) 天然に存在する糖はほとんどが六炭糖である．
(2) ラクトースは二糖なので，オリゴ糖ではない．
(3) 単糖と単糖はグリコシド結合によって二糖を形成する．
(4) D－系列の単糖の溶液はすべて右旋性の光学的性質を示す．
(5) フルクトースはフラノースおよびピラノース構造のどちらかをとる．

2 糖質の利用に関する記述である．正しいのはどれか．2つ選べ．
(1) 糖質を脱炭酸する酵素はチアミンピロリン酸を補酵素としている．
(2) 脂質からアセチル CoA が生成する経路でビタミン B_1 が消費される．
(3) 糖質は TCA 回路を介して脂質の合成に利用される．
(4) 脂質にはビタミン B_1 の節約作用がある．
(5) 脂質にはビタミン B_1 の節約作用があるので，総エネルギー摂取量の50% は脂質とすべきである．

3 脂質の利用に関する記述である．正しいのはどれか．2つ選べ．
(1) 小腸で消化され，微絨毛から吸収された脂肪酸とグリセロールは肝臓でトリグリセリドに再構成される．
(2) 小腸の上皮細胞のゴルジ体ではリポタンパク質が構成される．
(3) キロミクロンや VLDL は筋肉や脂肪組織で脂肪酸を遊離する．
(4) LDL は肝臓以外の組織にコレステロールを分配する．
(5) HDL は肝臓からコレステロールを運びだす役割をしている．

4 アミノ酸に関する記述である．正しいのはどれか．2つ選べ．

(1) 生体のタンパク質を構成している基本的なアミノ酸はすべて α-アミノ酸である．

(2) プロリンは複素環の γ-アミノ酸である．

(3) 遺伝暗号は4種類の塩基のうち三つの組合せによるので，64種のアミノ酸をコードしている．

(4) アミノ酸は，その分子の中にアミノ基とカルボキシル基をもっている．

(5) ヒドロキシプロリンはアミノ酸ではない．

5 タンパク質の構造に関する記述である．正しいのはどれか．2つ選べ．

(1) タンパク質分子のアミノ酸配列順序を，タンパク質の一次構造という．

(2) α-ヘリックス構造はプロリン，β構造はシステインによって形成される．

(3) プリーツシート構造は二次構造を形成する一つの要素である．

(4) いくつかのタンパク質分子が会合してできる立体構造を三次構造という．

(5) オリゴマーをサブユニットとして，四次構造が形成される．

6 酵素に関する記述である．正しいのはどれか．2つ選べ．

(1) 酵素の中には金属原子が補酵素となっているものがある．

(2) 酵素の特異性は一般に基質の立体構造に特異的である．

(3) 消化管内に分泌される酵素には基質特異性が高いものが多い．

(4) トリプシンは基質のトリプトファン残基のC末端を特異的に切断する．

(5) 同じ反応を触媒する酵素でタンパク質部分の一次構造が異なるものをアイソザイムという．

7 タンパク質の代謝に関する記述である．正しいのはどれか．2つ選べ．

(1) タンパク質代謝は食事タンパク質に基づく外因性と，体タンパク質による内因性とに分けられる．

(2) 肝臓の遊離アミノ酸をアミノ酸プールといい，筋肉には存在しない．

(3) 一日に摂取する食事タンパク質のうち約40%が体タンパク質の合成に利用される．

(4) NPUは食事タンパク質の栄養価を評価する方法として利用されている．

(5) 消化吸収率を考慮したタンパク質の化学的評価法をPDCAASという．

8 ビタミンに関する記述である．正しいのはどれか．2つ選べ．

(1) ビタミン B_{12} が腸管で吸収されるためには，胃から分泌される糖タンパク質の一種である内因子が必要である．

(2) ビタミンDは皮膚において紫外線によって活性型に変換される．

(3) ビタミンAおよびDは，過剰摂取に注意すべきである．

(4) ビタミン B_6 が欠乏すると脚気を発症する．

(5) ビタミン B_1 が欠乏すると血液凝固の遅延が起こる．

9 ビタミンとその欠乏症および所在に関する組合せである．正しいのはどれか．2つ選べ．

(1) アスコルビン酸　　　壊血病　　　　　野菜，果物

(2) ビタミンK　　　　　口角炎，舌炎　　肝臓

(3) ビタミンD　　　　　くる病　　　　　魚介類

(4) ナイアシン　　　　　夜盲症　　　　　牛肉，豆類

(5) ビタミンB$_2$　　　　血液凝固障害　　緑黄色野菜

10 ミネラル・微量元素・電解質に関する記述である．正しいのはどれか．2つ選べ．

(1) マグネシウムはカルシウムとともにリン酸塩，炭酸塩として大部分が骨中に，一部が筋肉，神経，体液中に存在している．

(2) カリウムはリン酸塩，タンパク質結合物として，おもに細胞外に存在する．

(3) 尿中への食塩排泄量は，摂取食塩量に影響されない．

(4) 銅はおもに筋肉や骨，肝臓に存在する．

(5) 食品中の鉄の利用については，2価鉄よりも3価鉄の生体内利用効率が高い．

11 ミネラル・微量元素の吸収に関する記述である．正しいのはどれか．2つ選べ．

(1) カルシウム吸収率は年齢，性別に関係なく一律である．

(2) ヒドロキシアパタイトを形成し骨や歯を構成するリンは，人体に最も多く含まれるミネラルである．

(3) 鉄の吸収効率は体内貯蔵鉄が少なくなると高まる．

(4) 腸管からの鉄吸収は食品中のビタミンCによって促進される．

(5) 穀類などに多く含まれているフィチン酸は鉄や亜鉛の吸収率を高める．

12 食物繊維と難消化性多糖に関する記述である．正しいのはどれか．2つ選べ．

(1) 食物繊維は「ヒトの消化酵素によって消化されない食物成分」と定義され，摂取してもまったくエネルギー源にならない．

(2) 食物繊維は水に対する溶解性の違いから不溶性食物繊維（IDF）と水溶性食物繊維（SDF）に大別され，IDFとSDFでは生理機能に違いがある．

(3) 食物繊維の給源となる食品は穀類，豆類，野菜類，海藻類などの植物性食品が多いが，キチンはエビやカニなどの甲殻類の外皮に含まれる食物繊維である．

(4) 難消化性オリゴ糖には，腸内細菌叢を改善するプロバイオティクスとしての働きがある：

(5) キシリトールは難う蝕性のオリゴ糖である．

予想問題

13 A〜E の化合物に関連する下の①〜⑤の事項との正しい対応は(1)〜(5)のうちどれか.

① スターチ, ② ビタミンD, ③ 脂質二重層, ④ 核内受容体・遺伝子発現, ⑤ 電子伝達系

A

B

C

D

E

(1) A ① B ② C ③ D ④ E ⑤
(2) A ① B ③ C ⑤ D ④ E ②
(3) A ① B ② C ⑤ D ④ E ③
(4) A ④ B ② C ③ D ① E ⑤
(5) A ④ B ② C ③ D ⑤ E ①

14 A〜F の化合物に関連する下の①〜⑥の事項との正しい対応は(1)〜(5)のうちどれか.

① 胃酸分泌, ② ジスルフィド結合, ③ NO, ④ 甲状腺, ⑤ ベタイン, ⑥ ナイアシン

(1) A ④ B ③ C ⑤ D ② E ① F ⑥
(2) A ⑤ B ④ C ③ D ① E ② F ⑥
(3) A ① B ⑤ C ④ D ③ E ② F ①
(4) A ⑥ B ⑤ C ④ D ③ E ① F ②
(5) A ⑥ B ⑤ C ④ D ③ E ② F ①

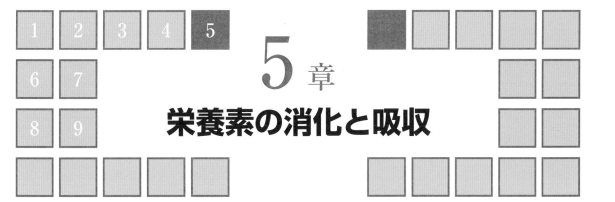

5章
栄養素の消化と吸収

5.1 消化吸収の基本概念

　人は，自身の身体を構成するため，そして日常生活を営むためのエネルギーを獲得するために，毎日適当量の食物を外界から摂取している．私たちが摂取する食物は，そのままの形で腸管から吸収されて血液中に移行するものもあるが，多くは吸収されやすい形に変化する．

　消化（digestion）とは，食物中の栄養素を分解して吸収されやすい形にする過程である．五大栄養素のうち，糖質，脂質，タンパク質が消化を受ける．糖質はグルコース，フルクトース，ガラクトースなどの単糖類に，脂質は脂質の主成分であるトリグリセリドを脂肪酸とモノグリセリドに，タンパク質は個々のアミノ酸に分解される．鶏卵，大豆，牛乳，肉類などのタンパク質を多く含む食品は，消化を受けずに高分子のまま生体内に取り入れられると，病原細菌などと同様に人体にとって異種の物質の侵入とみなされ，生体の免疫機構により排除される対象となる．これが過敏に反応するとアレルギーを起こすことになる．つまり，消化は非自己成分の分解を行う過程でもあり，不必要な免疫応答を回避する意味からも重要である．また，無機質とビタミン類は低分子であるために，そのままの形で吸収される．

　吸収（absorption）とは，消化の結果，低分子の物質に変化した栄養素を消化管の粘膜から体内に取り入れることをいう．吸収は消化を受けた分解物が，小腸上皮細胞内に取り入れられ，血管あるいはリンパ管を通じて肝臓やさまざまな組織に輸送されることである．小腸から吸収された栄養素が体内の組織に運搬される経路は二つ存在し，水溶性栄養素と疎水性栄養素とではその経路が異なる．単糖類，アミノ酸，無機質，水溶性ビタミン，短鎖・中鎖脂肪酸などの水溶性栄養素は，小腸の上皮細胞に取り込まれ，絨毛中の毛細血管網に入り，門脈を経て，肝臓に運ばれる．一方，長鎖脂肪酸，モノグリセリド，脂溶性ビタミンなどの疎水性栄養素は，十二指腸で分泌される胆汁とともにミセルを形成し，小腸上皮細胞から吸収される．吸収された長鎖脂肪酸やモノグリセリドは小腸上皮細胞内でトリグリセリドに再合成され，キロミクロンなどのリポタンパク質として絨毛のリンパ管に入り，胸管を経て左鎖骨下大静脈で血行中に移行し，全身を循環したのち肝臓やそのほか

の組織で利用される.

　胃や腸のように，消化と吸収のための特別な器官で構成されるのが消化器系である．栄養素がどの物質レベルにまで消化されて吸収されるかを知ることは，巧妙でかつ合理的な身体の機能を理解することにもつながる．この章では消化と吸収のしくみ，つまり消化器系の働きを学ぶ.

5.2　消化器と消化管

5.2.1　消化器系とは

　消化器系（digestive system）は，食物の消化・吸収にかかわる器官であり，以下に示すような消化管とそれに付随する消化腺（消化液分泌腺）よりなる（図5-1）.

　消化管（digestive tract）は，口から肛門までの長い管で，成人では口から食道までの約

5章 栄養素の消化と吸収

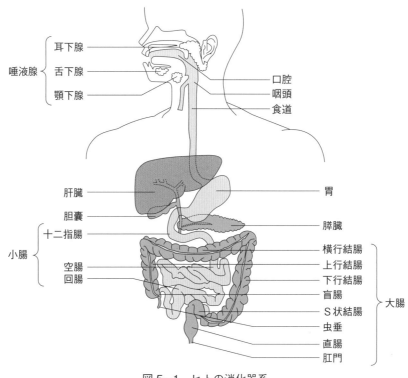

図5-1　ヒトの消化器系

消化管：口腔 ⇒ 咽頭 ⇒ 食道 ⇒ 胃 ⇒ 小腸（十二指腸 ⇒ 空腸 ⇒ 回腸）⇒ 大腸
　　　　（盲腸 ⇒ 上行結腸 ⇒ 横行結腸 ⇒ 下行結腸 ⇒ S状結腸 ⇒直腸 ⇒ 肛門）
消化腺：唾液腺（唾液），胃（胃液），膵臓（膵液），肝臓・胆嚢（胆汁），腸（腸液）

40 cm が横隔膜の上にある．横隔膜の下の胃，小腸，大腸は腹腔内にあり，全長約 9 m である．

　消化管内には，1 日約 8 L の消化液が分泌される．摂取された食物は，最も速い液体で約 1 〜 2 秒ほどで胃に到着し，小腸には約 5 分で達する．食物が大腸に到達するまでの時間は速いもので 4 〜 5 時間，遅いもので 12 〜 15 時間かかる．すなわち，食物を摂取したのち，排便されるまでには平均で 24 〜 72 時間を要する．この通過時間は滞胃時間に依存し，食物中の脂質の量が多いほど長くなる．

　口腔では舌や歯により，食物を唾液と混合して咀しゃくする．食道は食物を胃に送る管であり，胃は胃液による消化と口腔で咀しゃくした食物を一時的に蓄える働きがある．小腸では膵液と胆汁が混合された食物を消化したのち，栄養素を小腸壁から吸収する．大腸は未消化物の一部を腸内細菌で分解し，水分を吸収して糞便を形成する．

5.2.2　消化管の構造

　消化管の各器官は，外見上それぞれ異なった形状をしているが，基本構造は図 5-2 に示すように，どの器官もほぼ同じである．管の内側から粘膜層，粘膜下層，輪状筋や縦走筋などの平滑筋層，漿膜の 4 層からなり，それらの間に二つの神経叢が分布している．

　粘膜層には消化液や粘液を分泌する腺が存在している．表面はたえず潤っており，食物が通過しやすいように，また，固形物で消化管が傷つかないようになっている．なお，食道には消化液の分泌腺はない．粘膜下層には，血管やリンパ管が分布し，マイスネル神経叢という神経組織が網目状に広がっている．平滑筋層は一般に 2 層になっており，消化管の運動を受けもっている．筋線維は管壁を取り巻くように走る内輪筋層と筋線維が縦方向に走る外縦筋層からなる．内輪筋層と外輪筋層の間にはアウエルバッハ神経叢が存在し，消化液の分泌や消化管の運動を調節している．漿膜は消化管の最外層を覆う滑らかな膜で，周囲との摩擦を少なくし，消化管の運動を円滑にするのに役立っている．

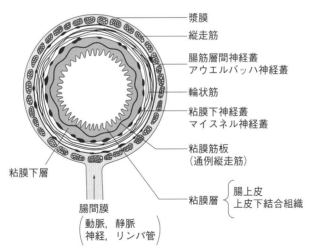

図 5-2　消化管の構造模式図（胃壁，小腸壁，大腸壁）

W. F. Ganong，星　猛ほか訳，『医学生理学展望（原書 19 版）』，丸善（2000）.

5.2.3 肝臓の構造と機能

　消化器系の中で，肝臓(liver)は人の体内で最大の臓器であり，物質代謝の中心をなしている．肝臓は成人で重さ約 1,000 〜 1,400 g あり，横隔膜のすぐ下に位置する．肝臓は血液を豊富に含むため赤褐色をしている．組織学的には，肝臓は図 5-3 に示すように肝小葉が無数に集まったものである．肝小葉は肝細胞索，毛細胆管，毛細血管が中心静脈を中心に放射状に集まった特異な構造をしている．肝臓には肝動脈と門脈の 2 系統の血管から血液が入っている．肝動脈は栄養素の代謝に必要な酸素やほかの臓器からの代謝産物を肝臓に輸送し，門脈は消化管から吸収された栄養素を肝臓に運ぶ．肝臓からは肝静脈と胆管がでている．胆管からは，肝臓でつくられた胆汁を胆嚢に運びだしている．肝静脈は中心静脈が集まったもので，下大静脈に注いでいる．

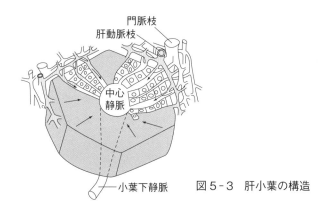

門脈枝
肝動脈枝
中心静脈
小葉下静脈　　図 5-3　肝小葉の構造

　消化器としての肝臓の基本的役割は，胆汁を胆嚢を通じて十二指腸に送り，脂質の消化と吸収を助けることである．肝細胞でつくられた胆汁は，毛細血管，小葉間胆管，総胆管を経て胆嚢に集まり，必要に応じて十二指腸に排出される．

5.3　消化のしくみ

　消化とは食物の大きさを細分・微小化するなどして，食物成分を吸収に適した状態に変える過程である．消化作用には物理的消化，化学的消化，生物学的消化の三つがある．それぞれの消化作用は互いに補い合って働いて，食物中の栄養素を分解し，吸収されやすい状態にする．

5.3.1　物理的(機械的)消化

　物理的消化(physical digestion)は機械的な運動によるもので，食物を口腔内で歯によって咀しゃくし，唾液とよく混ぜ，微細な粥状または液状にする．また，胃と小腸ではぜん動運動により食物は砕かれ，胃液や腸液と混合・撹拌される．物理的消化は消化の状態に応じて食物を次の部位に送り込む移動作用を行っている．

5.3.2　化学的消化

　化学的消化(chemical digestion)は消化作用の主役をなすもので，その大部分は消化液中の消化酵素による分解作用である．また，化学的消化には酸による分解，アルカリによる中和，胆汁との結合・乳化などの作用も含まれる．おもな消化酵素とその作用を図5-4に示す．

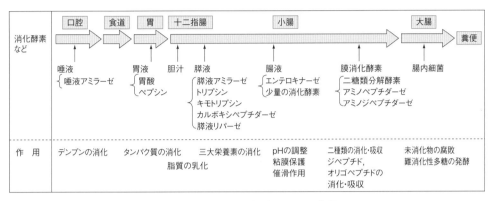

図5-4　おもな消化酵素とその作用

5.3.3　生物学的(微生物による)消化

　生物学的消化(biological digestion)は大腸内に存在する腸内細菌による消化である．腸内細菌のもっている消化酵素の働きによって，大腸に送り込まれた未消化物や未吸収成分などが発酵または腐敗を受ける．

5.4　消化管での消化

5.4.1　口腔内での消化

　食物が口腔内に入ると，唾液の分泌と咀しゃくにより消化が始まる．

　咀しゃくは食物を歯によってかみ砕き，舌を使って唾液とよく混ぜ，飲み込みやすくする物理的消化である．十分に咀しゃくすることにより，食物の可溶性成分を溶かしだし，食物の味やにおいを感知して食欲を増進させ，ときには異物混入や腐敗の有無を知ることもできる．さらに，咀しゃくによって食物の表面積は増加し，消化酵素の作用を受けるのに都合がよくなる．

　唾液には唾液アミラーゼ(salivary amylase, プチアリン)が含まれ，デンプンの化学的消化が行われる．唾液腺には耳下腺，舌下腺，顎下腺の3種があるが，これら3種の唾液腺はそれぞれ分泌物が異なっている．耳下腺からは大量の唾液アミラーゼが分泌される．一方，舌下腺と顎下腺は粘液性のムチンを含み，食塊を包み滑らかにして食道通過を容易にする催滑作用がある．

　唾液は成人で1日1～1.5 L分泌されるほぼ中性(pH 6.7～7.0)の粘稠不透明な液であ

る．唾液分泌には日内変動があり，昼は基礎分泌として持続的に毎分 0.5 mL が分泌されるが，睡眠中には分泌が止まる．唾液アミラーゼは，デンプン，グリコーゲンなどの多糖類をデキストリンと一部はマルトースにまで分解する．しかし，口腔内での食物の停滞時間は短いので，唾液アミラーゼの作用はむしろ胃内での作用時間が長い．唾液は摂取した食事形態により分泌量が変化する．たとえば，デンプンを多く摂取すると唾液アミラーゼを多く含む耳下腺液が多く分泌され，固形物が多いと舌下腺液と顎下腺液が多量に分泌されて，食物をえん下しやすくする．

　唾液の生理作用としては，ほかに以下のようなものがある．

○催滑・発声作用………口腔の粘膜面を潤して，舌や唇の動きを円滑にする．
○口腔内清浄作用………食物の残りかすや異物などを除き，口腔内の細菌の増殖を防止し，
　　　　　　　　　　　　歯や口腔の衛生を保持する．
○体温調節作用…………唾液中の水分を蒸発させることによって，体熱の放散を助長する
　　　　　　　　　　　　（イヌなどは汗腺がないため，唾液中の水分を蒸発させることに
　　　　　　　　　　　　より，体熱を放散している）．
○水分代謝調節作用……唾液分泌量によって，水分の出納を調節する．

5.4.2　胃での消化

　胃における消化は，おもに食塊を均等な液状に近い乳び状に変化させ，これを少量ずつ規則的に十二指腸へ送り込むことと，タンパク質をペプシン（pepsin）によって分解する化学的消化の二つである．胃では栄養素の吸収はほとんど行われない．また，胃は摂取した食物を蓄えておく働きがある．

（1）胃の構造

　胃は消化管全体で最も大きく広がった袋状の器官である．図5-5に示すように，胃は食道から胃の入り口のあたりを噴門（cardia），噴門より上にある部分は胃底（fundus of stomach），胃の中央部は胃体（body of stomach），十二指腸への出口を幽門（pylorus）という．幽門はさらに幽門前庭（pyloric antrum）と幽門管（pyloric canal）に分かれる．

　食物を摂取すると成人の胃の容積は 1.2 ～ 1.4 L にもなる．胃の内壁は粘膜で覆われ，その下に内斜筋，輪走筋，縦走筋の順に筋層が配列し，胃に強度を与えている．

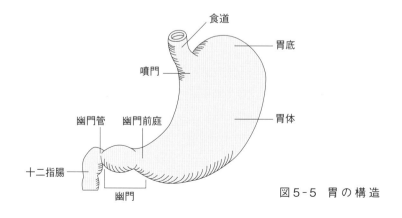

図5-5　胃の構造

（2）胃液の分泌

胃粘膜表面には，胃小窩（いしょうか）(gastric pit)という小さなくぼみがたくさん存在する．胃小窩は胃腺の開口部になっており，くぼみの奥は主細胞(chief cell)，壁細胞(parietal cell)，副細胞(mucous cell)からなる分泌腺がつながっている（図5-6）．

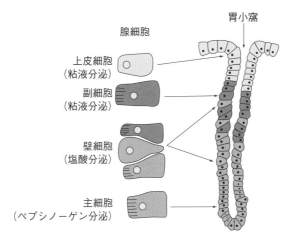

腺細胞

胃小窩

上皮細胞
（粘液分泌）

副細胞
（粘液分泌）

壁細胞
（塩酸分泌）

主細胞
（ペプシノーゲン分泌）

図5-6　胃腺の構造

胃腺には，胃底から胃体に分布する胃底腺(fundic gland)，噴門周囲にある噴門腺(cardiac gland)，幽門に分布する幽門腺(pyloric gland)の3種があり，1日1.5〜2.5Lの胃液が分泌される．主細胞からはペプシンの前駆体であるペプシノーゲン(pepsinogen)，壁細胞からは塩酸，副細胞からはムチンを主成分とする粘液が分泌される．これらの混合物である胃液のpHは1.5〜2.5である．

（3）胃液の成分

● 塩　酸

壁細胞から分泌される塩酸(HCl)のpHは約1.0であるが，胃内ではほかの分泌液や食物などと混合され，pH2.5〜4となる．

塩酸の生理作用は，① 不活性型のペプシノーゲンを活性型のペプシンに変換する，② タンパク質を膨化して変性を促進し，ペプシンの消化作用を受けやすくする，③ 糖質に対しては加水分解を促進する，④ 殺菌作用と微生物の増殖を抑える，⑤ 胆汁や膵液の分泌を促す，などがある．

● ペプシン

ペプシンは主細胞より分泌されるタンパク質分解酵素で，酵素作用のない不活性型のペプシノーゲンの形で分泌される．ペプシノーゲンは胃内で塩酸や既存のペプシンにより活性型のペプシンに変換される（図5-7）．ペプシンの至適pHは1.5〜2.0で，タンパク質をプロテオース，ペプトン，ポリペプチドにまで分解する．

5・4　消化管での消化

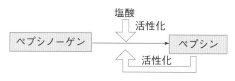

図5-7　ペプシンの活性化

● レ ン ニ ン

　レンニン（rennin）は，乳児の胃底腺主細胞より分泌される凝乳酵素である．レンニンは乳汁中のカゼインを凝固性のパラカゼインとし，ペプシンの作用を受けやすくしている．

● 胃リパーゼ

　胃液には胃リパーゼ（gastric lipase）の存在が確認されているが，その作用は弱く，成人の胃内ではその働きがほとんどない．

● 粘　液

　粘液は副細胞から分泌され，胃内面を覆って胃粘膜を物理的・化学的刺激から保護するとともに，胃自体が塩酸や消化酵素で損傷するのを阻止している．

5.4.3　小腸における消化

　小腸（small intestine）は胃の幽門から大腸に至る約6 mの長さの管で，腹腔内に密にたたみ込まれている．小腸は十二指腸，空腸，回腸に分けられ，栄養素の消化と吸収を行う．小腸は物質の吸収に最適な構造をしており，管腔側の粘膜には多数の輪状ひだと絨毛が密生し，絨毛の上にさらに微絨毛が密生している（図5-8）．絨毛は小腸全体に3,000万本あり，微絨毛は絨毛1本当たり1億本，小腸全体では300兆本ある．したがって，小腸内面の表面積は単なる円筒である場合に比べると600倍以上の大きさになり，食物の消化と吸収が効率よく行われるしくみになっている．

　小腸では膵液中のさまざまな酵素と胆汁の作用により，摂取した栄養素の消化が行わ

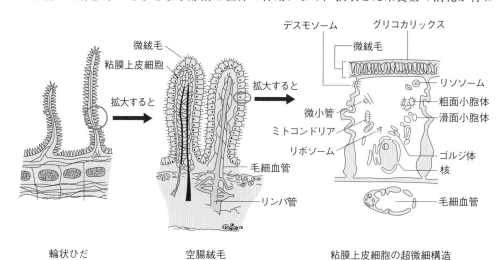

図5-8　小腸粘膜の構造

る．さらに，小腸粘膜細胞の表面膜の内在性酵素による膜消化で，栄養素が分解されながら吸収される．

（1）膵液による消化

膵臓は胃の下方背部に位置する重さ約 80 g の細長い臓器で，1 日に 700 ～ 1,000 mL の各種の消化酵素を含む膵液を分泌する．膵臓には，消化酵素（膵液）を分泌する外分泌細胞（exocrine cell）と，膵臓組織に点在するランゲルハンス島からインスリン，グルカゴンなどのホルモンを分泌する内分泌細胞（endocrine cell）がある．外分泌細胞により分泌された膵液は，膵臓の中央を走る膵管を通り総胆管と合流して十二指腸乳頭部に開口している．

膵液は，無色透明のアルカリ性（pH 7.0 ～ 8.0）の液で，三大栄養素を分解する強力な消化酵素を含んでいる．また，膵液中に含まれる炭酸水素ナトリウムは，胃から送り込まれた酸性の食物を中和して膵液や小腸粘膜の消化酵素の至適 pH に近づける働きがある．

（2）膵液の生理作用

● タンパク質分解酵素

タンパク質分解酵素は，タンパク質のポリペプチド鎖を分子の内部で切断するエンドペプチダーゼ（endopeptidase）とタンパク質のポリペプチド鎖を端からアミノ酸 1 個ずつ切断していくエキソペプチダーゼ（exopeptidase）の 2 種類に大別される．

エンドペプチダーゼとしては，トリプシン（trypsin），キモトリプシン（chymotrypsin）があげられるが，この二つの酵素は，胃液のペプシンと同様に，活性型のトリプシンやキモトリプシンの形で分泌されるわけではない．トリプシンの場合，不活性型のトリプシノーゲン（trypsinogen）として分泌され，小腸粘膜から分泌されるエンテロキナーゼ（enterokinase）によってトリプシンに活性化され，そのトリプシンがさらにトリプシノーゲンに作用してトリプシンに変換する．キモトリプシンも不活性型のキモトリプシノーゲン（chymotrypsinogen）として分泌され，トリプシンの作用によって活性型のキモトリプシンになる（図 5-9）．トリプシンとキモトリプシンは，強い凝乳作用とタンパク質をペプチドまで分解する作用をもつ．

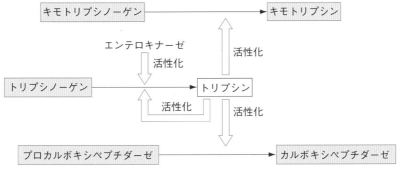

図 5-9　トリプシン，キモトリプシン，カルボキシペプチダーゼの活性化

エキソペプチダーゼとしては，カルボキシペプチダーゼ(carboxypeptidase)があり，タンパク質分子のカルボキシル基のある側からペプチド結合を切断してアミノ酸を1分子ずつ遊離し，最終的にジペプチドにまで分解する．

● 糖質分解酵素

糖質分解酵素としては，膵液アミラーゼがあり，別名アミロプシン(amylopsin)ともよばれる．膵液アミラーゼは唾液中の唾液アミラーゼと同様にデンプンを消化する酵素であるが，その作用は唾液中のものより強力である．膵液アミラーゼはデンプンをデキストロースとマルトースにまで分解する．

● 脂質分解酵素

脂質分解酵素としては，膵液リパーゼがあり，別名ステアプシン(steapsin)ともよばれる．膵液リパーゼはトリグリセリドを脂肪酸とモノグリセリドに分解し，摂取された脂質はこのときはじめて分解されるという点で重要である．しかし，脂肪球は強い表面張力をもっているため，このままでは膵液リパーゼは作用しにくい．そのため，脂質の分解には肝臓から分泌される胆汁の働きが必要である．

胆嚢は50〜70 mLの内容積をもつ小さなふくろで，肝臓でつくられた胆汁を蓄えている．胆汁は，胆嚢内で蓄えられている間に濃縮され，必要に応じて総胆管から十二指腸乳頭部に1日100〜500 mLが送り込まれる．また，胆汁は微アルカリ性の黄褐色の液で，胆汁酸塩，胆汁色素(ビリルビン)，コレステロール，ステロイドホルモン，レシチンなどが含まれる．

胆汁は消化酵素を含まないが，脂質の消化に対して間接的に働く．胆汁に含まれる胆汁酸塩は表面張力を下げる作用があるので，脂質を細かな微粒子にして酵素との接触面を広げ，膵液リパーゼの作用を助けている．また，長鎖脂肪酸やモノグリセリドに対しては，胆汁酸塩と水溶性の複合体を形成して可溶性のミセルになり，吸収に役立っている．小腸内に分泌された胆汁の大部分は大腸に入るまでに再吸収され，門脈を通して肝臓に戻され，再利用されている．これを胆汁の腸肝循環(enterohepatic circulation)という．

胆汁の分泌は食物摂取後10〜30分で開始され，食後1〜2時間で最も高まる．一般に高脂肪・高タンパク質摂取は，胆汁の分泌量を増加させる．胆汁の分泌は，神経性の刺激および消化管ホルモンのコレシストキニン(cholecystokinin)により，胆嚢が収縮することによって起こる．

膵液中の酵素は適応分泌が行われ，デンプン性の食品をとると膵液中にアミラーゼが多くなり，また，肉などタンパク質性食品をとるとトリプシノーゲンが多くなる．膵液は食物摂取後まもなく分泌が開始され，胃内容物が十二指腸に入ってくる食後2〜3時間に多量に分泌される．

（3）小腸液による消化

小腸の消化腺には十二指腸に分布するブルンネル腺と小腸全体に広く分布するリーベルキューン腺がある．これらの消化腺から分泌される消化液を小腸液(small intestine juice)

といい，1日に 1,500 ～ 3,000 mL が分泌される．小腸液は粘液に富み，弱アルカリ性（pH 7.0 ～ 8.5）を示すわずかに白濁した液である．

　小腸液の分泌は，食後 2 時間では胃からの内容物が小腸に入ってこないので低いが，食塊成分が小腸を下っていくにつれて分泌が旺盛になる．また，小腸液は粘膜の保護や pH の調整以外に，消化産物の溶解，催滑作用の働きをしている．

（4）膜 消 化

　食物が小腸内で消化され，マルトース（maltose），スクロース（sucrose），ラクトース（lactose）などの二糖類やジペプチドになると，これらは小腸内腔では消化されずに膜消化（membrane digestion）とよばれる特殊な機構で消化を受ける．二糖類やジペプチドは小腸粘膜表面を覆っているグリコカリックス（glycocalyx）を通り，微絨毛細胞膜表面へ到着する．この膜にはマルターゼ（maltase），スクラーゼ（sucrase），ラクターゼ（lactase）の二糖類分解酵素やジペプチダーゼなどの膜消化酵素が分布し，小腸内腔で消化されて生成した二糖類やジペプチドは，ここで最終的な消化を受け，膜を通過して吸収される．

5.5　消化液の分泌調節

　消化液の分泌は神経性刺激，化学的刺激，機械的刺激の三つの機序により調節されている．

　神経性刺激（nervous stimulation）は中枢神経と局所神経によるものがあるが，消化管上部では中枢性の刺激によるものが主体で，消化管の下部では局所神経により，消化管ホルモンの分泌を促して調節している．化学的刺激（chemical stimulation）は消化管ホルモンによる消化液の分泌調節で，摂取した食物の状態や栄養素の種類により特有の消化管ホルモンが分泌される．消化管ホルモンは，血行を介して個々の消化管ホルモンに特異的な消化腺に消化液の分泌を起こさせる．機械的刺激（mechanical stimulation）は消化管の内容物により消化管の内壁が摩擦，圧迫，伸展などの物理的刺激を受けることによって起こるもので，刺激を受けた局所の消化腺で消化液が分泌される．

5.5.1　唾液分泌の機序

　唾液の分泌は，自律神経系（副交感神経）により調節されている．唾液の分泌過程で分類

表 5-1　唾液分泌のしくみ

相	分泌のしくみ
脳　相	食事や食物を思い浮かべたり，実際に食物を見たり，よい香りをかいだり，調理の音を聞いたりなど，過去の経験に基づいた条件反射による分泌．
味覚相	食物が口に入り，口腔粘膜，舌などが刺激されることにより，無条件反射で起こる分泌．唾液の分泌量としては最も多い．
胃　相	食物が胃に入ったあとに起こる分泌．からしなど，刺激の強い食物を摂取したときに分泌量が多い．胃相による唾液の分泌は，食物が小腸に送られたあとも続く．

すると，表5-1に示すように脳相，味覚相，胃相の連続した3段階の分泌相がある．

5.5.2 胃液分泌の機序

胃液の分泌は，唾液と同様，自律神経系により調節され，副交感神経の刺激によって分泌が促進され，交感神経により抑制される．また，消化管ホルモンによる調節も行われている．胃液の分泌は，表5-2に示すように脳相，胃相，腸相の3段階で行われる．

表5-2　胃液分泌のしくみ

相	分泌のしくみ	分泌時間	分泌量
脳　相	中枢神経分泌相（無条件反射）と精神相（条件反射）の二つがあり，いずれも迷走神経を介した分泌相． 中枢神経分泌相…食事をすると反射的に起こる胃液の分泌． 精神相…食事のことを考える，見る，かぐ，聞くなどによって起こる胃液の分泌．	持続時間が短く，消化が開始された20～30分間	50～150 mL
胃　相	食塊が胃に入り，胃の局所を刺激することによって起こる分泌相． 神経性分泌相…胃に入った食物の機械的な刺激によるもの． 体液性分泌相…タンパク質性の消化産物が幽門粘膜を刺激することにより，消化管ホルモンのガストリンが生成され，血行を介して塩酸に富む胃液を分泌させる．	3～5時間	250～350 mL
腸　相	酸性の胃内容物が十二指腸，空腸に送られることにより起こる分泌相．十二指腸粘膜の化学的な刺激により，セクレチンやコレシストキニンなどの消化管ホルモンの分泌が増加し，血行を介して分泌を促す．		少量

表5-3　膵液分泌のしくみ

相	分泌のしくみ	膵液の種類
脳　相	中枢神経分泌相（無条件反射）と精神相（条件反射）の二つがあり，いずれも迷走神経を介した分泌相． 中枢神経分泌相…食事をすると反射的に起こる膵液の分泌． 精神相…食事のことを考える，見る，かぐ，聞くなどによって起こる膵液の分泌．	消化酵素に富んだ膵液が分泌される．
腸　相	消化管ホルモンによる分泌相．消化管ホルモンには，セクレチンとコレシストキニンとがある．	
	セクレチン…十二指腸粘膜に，酸性の胃内容物，胆汁，グルコース，脂質，アルコールなどが触れると，小腸粘膜内に生成され，血行を介して膵臓の外分泌細胞を刺激し，膵液を分泌させる．	炭酸水素ナトリウムに富んだ大量の膵液が分泌される．
	コレシストキニン…十二指腸粘膜に，糖質，脂質，タンパク質などの消化産物が触れると十二指腸粘膜内に生成され，血液を介して膵臓の外分泌細胞を刺激し，膵液を分泌させる．	消化酵素に富んだ少量の膵液が分泌される．

5.5.3 膵液分泌の機序

　膵液の分泌には神経性調節と体液性調節の二つの機序があるが，通常の分泌は体液性によって行われている．膵液の分泌は，表5-3に示すように脳相，腸相の2段階で行われる．

5.6　吸収のしくみ

　消化された栄養素が，腸管内から毛細血管やリンパ管へ移行するためには，小腸の細胞膜を通過して細胞内に取り込まれる必要がある．小腸の細胞膜から栄養素が通過する機構には，ATPのエネルギーを利用して効率的に行う能動輸送とエネルギーを使用しない受動輸送があり，栄養素の種類によって輸送経路は異なる（表5-4）．

表5-4　能動輸送と受動輸送

	エネルギー消費	特異的輸送体	濃度勾配	輸送される栄養素
能動輸送	有	有	逆らうことが可能	グルコース ガラクトース L-アミノ酸 ビタミンB$_{12}$
受動輸送 単純拡散	無	無	勾配に従う	遊離脂肪酸 D-アミノ酸 多くの水溶性ビタミン
促進拡散	無	有	勾配に従う	フルクトース

5.6.1　能動輸送

　能動輸送（active transport）とは，栄養素が細胞膜を隔てた両側の電気的・化学的濃度勾配に逆らって輸送される吸収形態である．能動輸送では細胞膜に分布する特異的輸送体が栄養素と結合し，エネルギーを使って細胞外の低い濃度から細胞内の高い濃度へ輸送される．能動輸送の特異的輸送体はATPのエネルギーにより活性型となり，細胞外の栄養素と結合して細胞膜を通過する．栄養素を輸送したあとの特異的輸送体は不活性型となり，細胞内でエネルギーの供給を受けて，ふたたび活性型となる．細胞外の栄養素の濃度が高く，特異的輸送体の輸送能力を超えると飽和現象が見られる．また，吸収する栄養素に類似する物質が存在すると競合が起こる．能動輸送による吸収には，グルコース，ガラクトース，L-アミノ酸，ビタミンB$_{12}$などがある．

5.6.2　受動輸送

　受動輸送（passive transport）とは，栄養素の輸送にエネルギーを必要としない吸収形態で，単純拡散（simple diffusion）と促進拡散（facilitated diffusion）がある．単純拡散は栄養素が膜の電気的・化学的濃度勾配に従って移動するので，細胞内外で栄養素の濃度差が大きいほど吸収が促進される．単純拡散による吸収には，多くの水溶性ビタミン，遊離脂肪

酸，D-アミノ酸などがある．促進拡散は，細胞内外の栄養素の濃度差に従ってエネルギー非依存的に吸収する．また，促進拡散では栄養素の輸送に特異的輸送体が使われるので，単純拡散と比較して速やかに栄養素が膜を通過する．促進拡散は輸送に特異的輸送体が必要である点で能動輸送と類似しているが，エネルギーを必要としない点で異なる．促進拡散による吸収には，フルクトースなどがある．

5.6.3 飲作用

飲作用（pinocytosis）とは，細胞膜の一部が伸展して，吸収しようとする比較的大きな分子の物質を飲み込むように徐々に取り囲み，細胞内に取り入れる方法である．新生児は，この方法により母乳の初乳中にある免疫タンパク質を腸管で吸収している．

5.7 栄養素の吸収経路

5.7.1 糖質の吸収

糖質は小腸の内腔で二糖類にまで分解され，さらに二糖類分解酵素の作用による膜消化を受け，グルコース，フルクトース，ガラクトースなどの単糖類となって絨毛の上皮細胞に吸収される．

グルコースは微絨毛膜に分布する Na^+／グルコース共輸送体（SGLT1：sodium-glucose transporter 1）と結合し，Na^+との共輸送により小腸の粘膜上皮細胞へ取り込まれる（図5-10）．取り込まれたグルコースは，側底膜に分布するグルコース共輸送体2（GLUT2：glucose transporter 2）により排出される．この吸収経路では，Na^+がグルコースとともに同一の特異的輸送体へ結合し，細胞内へ共輸送されるので，細胞内のNa^+濃度は上昇する．そこでNa^+は側底膜に分布するNa^+／K^+-ATPase（Na^+ポンプ）により細胞内から能動的に汲みだされ，細胞内では低Na^+濃度が維持される．SGLT1によるグルコースの輸送は

5章　栄養素の消化と吸収

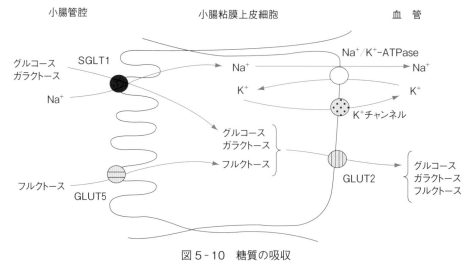

図5-10　糖質の吸収

小腸粘膜上皮細胞におけるグルコース，ガラクトース，フルクトースの膜輸送機構．

Na^+が駆動力となるので，この輸送は二次性能動輸送とよばれる．ガラクトースも，グルコースと同様の経路で小腸粘膜上皮細胞を通過する．一方，フルクトースはフルクトースに特異的なフルクトース輸送担体(GLUT 5)により小腸粘膜上皮細胞に吸収される．吸収されたこれらの単糖類は絨毛中の毛細血管に入り，門脈を経て肝臓に運ばれる．

　小腸で完全に消化・吸収されなかった糖質は，そのまま大腸に輸送され，腸内常在菌による発酵で，乳酸，酢酸，酪酸などが産生される．食物繊維(dietary fiber)は，人の消化酵素で分解されない食物中の難消化性成分の総称と定義されるもので，そのまま吸収されて栄養成分として働くことはない．しかし，食物繊維には，いくつかの重要な生理作用があり，今日では栄養素の一つとして扱われている．

5.7.2　タンパク質の吸収

　タンパク質は小腸内腔でペプチドの段階まで分解され，さらにペプチダーゼの作用による膜消化を受けて，アミノ酸，ジペプチド，トリペプチドの形で吸収される．小腸粘膜上皮細胞の微絨毛には，個々のアミノ酸に対応したアミノ酸輸送系が存在し，遊離のアミノ酸を細胞内に取り込んでいる．アミノ酸輸送系の多くは複数種のアミノ酸を輸送することができる．また，グルコースの吸収経路と同様にNa^+との共輸送に依存しているものもある．

　ペプチドは微絨毛膜のH^+/ペプチド共輸送体により，二次性能動輸送される．一般にジペプチドやトリペプチドの吸収速度は，同じ組成のアミノ酸混合物よりも速い．吸収されたアミノ酸とペプチドの大部分は，そのままの形で門脈を経て肝臓に運ばれる．

5.7.3　脂質の吸収

　小腸内で分解された脂質は，消化された形態により吸収経路が異なる．

　短鎖脂肪酸(炭素数6以下)，中鎖脂肪酸(炭素数8～12)，グリセロールの水溶性脂質は小腸粘膜上皮細胞に吸収されたあと，門脈へ移行し，肝臓に運ばれる．短鎖脂肪酸および中鎖脂肪酸は，通常の食事中にはあまり含まれていない．

　一方，長鎖脂肪酸(炭素数14～18)やモノグリセリドは強い界面活性をもつ胆汁酸塩と結合してミセルを形成する．ミセルは小腸粘膜上皮細胞の微絨毛に入り込み，長鎖脂肪酸とモノグリセリドは単純拡散により細胞膜を通過し，細胞内に取り込まれる．細胞内に入った脂肪酸とモノグリセリドは，滑面小胞体でトリグリセリドに再合成され，キロミクロンなどのリポタンパク質に組み込まれる．キロミクロンは絨毛中のリンパ管に入り，胸管を経て左鎖骨静脈で血管に移行し，全身を循環したあと，肝臓やそのほかの組織で利用される．また，吸収されずに大腸に輸送された脂質は，腸内細菌によって分解される．

5.7.4　ビタミンの吸収

　ビタミンは水溶性ビタミンと脂溶性ビタミンによって，吸収経路が異なる．

　脂溶性ビタミン(A，D，E，K)の吸収経路は，長鎖脂肪酸などの疎水性栄養素の吸収経路とほぼ同じである．すなわち，脂溶性ビタミンは，胆汁酸塩と脂質により形成したミセルに取り込まれて，小腸粘膜上皮細胞内からリンパ管へ移行する．したがって，食物中の

脂質が少ないと小腸でのミセルの形成が不十分となり，脂溶性ビタミンの吸収は悪くなる．

　水溶性ビタミンの吸収は，多くが受動輸送により行われる．ビタミンB_{12}の場合は，胃の壁細胞から分泌される内因子（intrinsic factor）と結合し，回腸の末端で特異的受容体を介して能動輸送により吸収される．

5.7.5 無機質の吸収

　生体内において多く含まれる無機質としては，カルシウム，リン，カリウム，ナトリウムなどがあり，微量に含まれる無機質としては鉄，銅，マンガン，ヨウ素，コバルト，亜鉛，モリブデンなどがある．

　これらの無機質のほとんどはイオンの形で吸収され，門脈を経由して肝臓に運ばれる．食品中の無機質は，食品中に共存する物質や食品の形態などによって吸収率が異なる．ここでは，鉄とカルシウムの吸収について述べる．

（1）鉄の吸収

　鉄の吸収の大部分は十二指腸および空腸上部で行われる．

　食品に含まれる鉄はヘム鉄（heme iron）と非ヘム鉄（nonheme iron）に分けられる．ヘム鉄は，ポルフィリン骨格に鉄が囲まれたもので，非ヘム鉄より吸収がよい．ヘム鉄は動物性食品に含まれ，非ヘム鉄は野菜類，穀類，鶏卵，乳製品などに含まれる．食品中に含まれる鉄の多くは3価の鉄（Fe^{3+}）であるが，2価の鉄（Fe^{2+}）に還元されると吸収率がよくなる．胃では胃液により鉄を可溶化し，吸収されやすくしている．鉄の吸収率を上げるためには，ビタミンCなどの還元性物質とともに鉄を含む食品をとることが重要である．逆に，穀類のフィチン酸，茶のタンニン，卵黄のホスビチンなどは鉄の吸収を低下させる．また，銅は鉄の吸収を促進させ，高食物繊維食では吸収率が低下する．

　鉄の吸収率は，鉄の種類，鉄欠乏の有無や同時に摂取する食品などで大きく変わる．ヘム鉄の吸収率は鉄欠乏症患者で35%，健常人では15〜25%である．非ヘム鉄の吸収率も状態に応じて，2〜20%と異なる．よって，鉄の吸収率の代表値を設定することは困難であるが，諸外国の通常食における吸収率の推定値やFAO／WHOが採用している値を参考として，「日本人の食事摂取基準（2020年版）」では，おおむね15%としている．

（2）カルシウムの吸収

　カルシウムの吸収はおもに十二指腸と空腸上部で行われ，能動輸送と受動輸送により行われる．能動輸送によるカルシウムの吸収は，ビタミンDの欠乏により強く抑制される．

　カルシウムの吸収は食事内容によって左右されやすい．カルシウム：リンの比が，1：1〜2：1のときが最も吸収がよい．近年の加工食品や炭酸飲料などを多く摂取する食生活では，カルシウムよりもリンを過剰に摂取している可能性が考えられ，カルシウムの吸収率の低下が懸念される．また，動物性食品のカルシウムは，植物性食品のカルシウムより吸収率が高い．とくに，乳類のカルシウムの吸収率はよいといわれている．さらに，カルシウムは酸に溶解してイオン化するので胃酸の酸性度が高いと吸収されやすい．カルシウムの吸収を高める食事成分として，ラクトース，リシン，アルギニンがある．一方，カル

シウムの吸収を低下させるものとして，野菜に含まれるシュウ酸，穀類に含まれるフィチン酸などがある．

「日本人の食事摂取基準(2020年版)」では，カルシウムの吸収率は18～29歳の男性および女性で30％，30～64歳の男性で27％，65歳以上の男性および30歳以上の女性で25％としている．

5.8　糞便の形成

摂取された食品は小腸を通過するまでに消化と吸収を受けるが，消化と吸収を受けずに残った残渣は大腸に運ばれ，水分を吸収して糞便が形成される．食物繊維などの難消化性成分を多く摂取すれば，それだけ糞便量は多くなる．健康な成人の場合，糞便量は1日100～250 gで，排便の回数は通常1日1回である．一般的な食事をとったときの糞便の組成は，水分が75％，固形分が25％で，固形成分のほとんどは腸内細菌や消化管上皮細胞の脱落などによる内因性の成分である．なお，糞便には消化と吸収を受けずに残った残渣以外の未消化の成分はほとんど含まれない．

大腸は全長1.5～1.6 m，内径5～7 cmで，粘膜面の輪状ひだは少なく，絨毛はない．図5-11に大腸の構造と機能を示す．大腸の内容物は，通常，盲腸から上行結腸の付近と下行結腸からS状結腸にかけて認められ，ここで水分の再吸収が行われる．これら以外の部位では，ほとんど貯留物が認められない．回腸末端から大腸に入る内容物は1日に1～2 Lで，糞便中の水分量のほぼ10倍である．大腸は，Na^+とCl^-をともによく吸収する．その結果，大腸内腔と大腸上皮細胞の間に浸透圧勾配が形成され，これを駆動力に水分が吸収される．回腸末端から大腸に入った内容物には多量の水分が含まれるが，その90％以

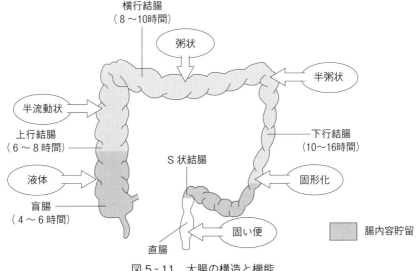

図 5-11　大腸の構造と機能

上が大腸で吸収される．大腸での水分の吸収は，消化液として分泌される大量の水分を回収するうえで重要な意義をもつ．

　糞便はS状結腸と直腸との間にある輪状筋が収縮しているために，S状結腸にとどまっている．通常，直腸内は空である．糞便の量が多くなると，糞便は自身の重みによって直腸内に移行する．また，食事をすると横行結腸の中ほどからS状結腸にかけて起こる強い総ぜん動（結腸反射）によって，S状結腸の内容物が直腸に輸送される．直腸への糞便の貯留が起こると直腸壁が拡張され，直腸壁が伸展刺激を受け，排便反射が生じる．

5.9　生物学的利用度

　食品から摂取した栄養素は人の消化管において効率的に消化される．しかし，摂取された食物の 100% すべてが吸収されるわけではない．食物の中には消化酵素や腸内細菌の分解を受けないで，糞便として排泄されるものも存在する．摂取した栄養素がどれだけ消化吸収されたかを示す値を消化吸収率（digestibility）という．消化吸収率には見かけの消化吸収率（apparent digestibility）と真の消化吸収率（true digestibility）がある．

　見かけの消化吸収率とは，摂取した食品中の栄養素の量から糞便中に排泄した栄養素の量を差し引いたものを体内に吸収された栄養素の量とし，これを食品から摂取した栄養素の量で除したものである．

$$見かけの消化吸収率（\%）= \frac{吸収量}{摂取量} \times 100 = \frac{摂取量－糞中排泄量}{摂取量} \times 100$$

　糞便中には，食物中の未消化物質のほかに消化液成分の残渣，消化管粘膜のはく離細胞，腸内微生物などの内因性の排泄物が含まれる．たとえば無タンパク質食を与えた場合，糞便中には 1 日 $0.5 \sim 0.9\,g$ の窒素が排泄され，また無脂肪食の場合でも 1 日 $0.6 \sim 1.3\,g$ の脂肪が排泄される．このように食物に由来しない窒素や脂質を内因性窒素あるいは内因性脂質とよぶ．そこで，糞便中に排泄されるこれらの内因性損失量を糞中排泄量から差し引いて，消化吸収率を求めたものを真の消化吸収率という．

$$真の消化吸収率（\%）= \frac{摂取量－（糞中排泄量－内因性損失量）}{摂取量} \times 100$$

　見かけの消化吸収率と真の消化吸収率の比較を白米で行った結果を表5-5に示す．見かけの消化吸収率は，真の消化吸収率より低い値となる．食品の消化吸収率は食物の種類または食品に含まれる栄養素の種類により異なる．おもな食品の真の消化吸収率を表5-6に示す．一般的に肉類や魚介類の消化吸収率は高く，豆類，穀類は低い．また，消化しにくい食物繊維を多く含む植物性食品より動物性食品のほうが消化吸収率は高い．

表5-5　白米の消化吸収率（人）　　　　　　　　　　　　　　（%）

	タンパク質	脂 質	糖 質
見かけの消化吸収率	78.57	78.63	99.66
真の消化吸収率	97.58	99.45	－

市来健史，栄養と食糧，5：88(1952).

表5-6　食品の消化吸収率（真の消化吸収率）

食品名	消化吸収率（%）		
	タンパク質	脂 質	糖 質
精白米	88	100	100
胚芽精米	83	64	99
小麦粉	96	80	100
そば粉	85	86	99
大豆（煮豆），納豆	91	91	97
豆腐，油揚げ	95	97	97
きな粉	78	87	97
鶏卵	92	100	98
鶏肉	97	96	98
牛乳	97	100	98
チーズ	100	100	98
魚（あじ）	97	100	98
マーガリン	97	100	98
コーンオイル	－	99	－
ラード	－	100	－

科学技術庁資源調査所資料，第99号，1982.

5.10　腸内細菌叢とその役割

5.10.1　腸内細菌叢とは

　消化管上部からもたらされた未消化物の処理には，腸管内に生息する70～700種の細菌が関与している．腸内に生息する細菌の集まりを腸内細菌叢（intestinal bacterial flora）とよび，大部分が嫌気性菌である．とくに大腸内に生息している細菌の数はきわめて多く，100兆個に及ぶ．消化管にすむ腸内細菌の種類には個人差が認められるが，これは消化管のぜん動，胃酸や胆汁酸の分泌の違い，食べ物の違いによると考えられている．腸内細菌がもつ酵素の種類は莫大で，肝臓中の酵素よりも種類が多い．

5.10.2　腸内細菌叢の働き

　腸内細菌叢の働きは，① 免疫機能の増強や抑制，② ビタミンB群（B_2，B_6，B_{12}，葉酸，パントテン酸，ビオチン），ビタミンK，アミノ酸およびタンパク質の腸管内での合成，③ 難消化性成分の分解，④ 発がん物質の生成や不活性化がある．とくに，セルロースなどの食物繊維は乳酸菌などにより分解され，乳酸や短鎖脂肪酸（酢酸，プロピオン酸，酪酸な

ど)となる．これらはエネルギー源として大腸細胞で利用される．

　腸管内に適応して定住している細菌を定住菌とよぶ．通常，定住菌の状態はきわめて安定しているので，人工的にこの状態を変化させることは難しい．しかし，このバランスが崩れて悪い菌種が優位に増殖してくることもある．このような状態になると有害物質が生成したり，下痢や便秘が引き起こされる．そこで，近年，腸内環境を整えるという視点から，プレバイオティクスおよびプロバイオティクスが注目されている．プレバイオティクス（prebiotics）は，大腸で乳酸菌など有用菌の餌となり，増殖させる働きのある食品のことで，代表的なものとしてオリゴ糖や食物繊維がある．プロバイオティクス（probiotics）は，わが国では「腸内細菌叢を改善することによって，宿主に有用な作用をもたらす生きた微生物」と説明されており，腸内細菌叢のバランスを改善することにより有益な生理作用をもたらす乳酸菌，ビフィズス菌，バチルス，酵母などの微生物のことである．また，好ましいプロバイオティクスの条件として，① 人由来の微生物であり，② 酸ならびに胆汁酸で死滅せず，③ 腸管粘膜ならびに腸管粘液性糖タンパク質に付着されやすく，④ 腸管内で病原菌を排除し，⑤ 腸管での生息能力をもち，⑥ 発がん物質を排除し，⑦ 安全な微生物であり，⑧ 保健効果が確認されていること，などがある．

予想問題

1 消化吸収に関する記述である．正しいのはどれか．2つ選べ．
   (1) グルコース，ガラクトースは能動輸送，フルクトースは促進拡散により輸送される．
   (2) 脂溶性ビタミンは，水溶性ビタミンと異なり，小腸で吸収されたあと，門脈に入る．
   (3) ペプシンは，胃酸により活性化されペプシノーゲンになる．
   (4) ガストリンは，胃壁から分泌され，胃酸の分泌を促進する作用がある．
   (5) 胃酸は，強い酸であるが，食物とともに入る細菌に対して抗菌作用は示さない．

2 消化吸収に関する記述である．正しいのはどれか．2つ選べ．
   (1) 能動輸送では濃度勾配に従って物質が吸収される．
   (2) 小腸で消化吸収された脂質のうち，モノグリセリドと長鎖脂肪酸は，小腸の粘膜上皮細胞内で脂質に再合成されたあとキロミクロンとなり，リンパ管を通って血流に乗る．
   (3) 胆汁には，強い界面活性作用のある胆汁酸塩が含まれている．
   (4) 栄養素の消化吸収過程は内分泌系によって調節されていない．
   (5) 消化吸収率はほかの栄養素の存在に影響を受けず，一定である．

3 消化吸収に関する記述である．正しいのはどれか．2つ選べ．
   (1) 受動輸送による吸収速度には飽和現象が生じる．
   (2) 胃内でのタンパク質の消化は，ガストリンの作用により胃酸が分泌され，胃内 pH が 2.0 以下に低下してペプシン活性を増加させることにより進行する．
   (3) 見かけの消化吸収率は真の消化吸収率より常に高い値を示す．

(4) トリプシン, キモトリプシンは, タンパク質分子の内部から切断するので, エンドペプチダーゼとよばれる.

(5) 大腸では消化も吸収も行われず, 腸内細菌による発酵あるいは腐敗が行われるのみである.

4 消化吸収に関する記述である. 正しいのはどれか. 2つ選べ.

(1) 唾液には, 糖質を分解する酵素である β-アミラーゼが含まれている.

(2) 胃液には, 塩酸, ペプシン, 粘液などが含まれている.

(3) 膵液は酸性であり, 強力な消化酵素が含まれている.

(4) マルトースやスクロースなどの二糖類は, 小腸粘膜の細胞膜に存在する二糖類分解酵素によって消化吸収を受ける.

(5) 胆汁の分泌は, 消化管ホルモンのセクレチンによって促進される.

5 消化吸収に関する記述である. 正しいのはどれか. 2つ選べ.

(1) 胃液には, 糖質を分解する酵素が含まれている.

(2) 膵液中には, 糖質分解酵素のアミラーゼ, タンパク質分解酵素のトリプシンやキモトリプシン, 脂質分解酵素のリパーゼが含まれている.

(3) タンパク質の消化によって生じたアミノ酸, オリゴペプチドは, 同じ輸送系で吸収される.

(4) セルロースは, 唾液の作用を受けるとマルトースになる.

(5) グルコースは, Na^+/グルコース共輸送体によって小腸上皮細胞内に取り込まれる.

6 消化吸収に関する記述である. 正しいのはどれか. 2つ選べ.

(1) 糖質, タンパク質, 脂溶性ビタミン, 無機質などは, 消化吸収されたあと小腸毛細血管に入り, 門脈を経て肝臓に送られ, 代謝を受け全身に運ばれる.

(2) 小腸に分泌された胆汁酸の約90%以上は再吸収を受け, 肝臓に戻る. これを腸肝循環という.

(3) ペプシンの最適pHは8〜9で, 酸性では失活する.

(4) カルボキシペプチダーゼは, タンパク質のN-末端のペプチド結合を加水分解するエキソペプチダーゼである.

(5) 吸収されたアミノ酸は, 体タンパク質分解由来のアミノ酸と合流して, 体内アミノ酸プールを形成する.

7 消化吸収に関する記述である. 正しいのはどれか. 2つ選べ.

(1) 促進拡散や能動輸送では, 物質は濃度勾配に逆らって吸収されるためにエネルギーを必要とする.

(2) コレステロールや脂溶性ビタミンは, 胆汁酸, 脂肪酸, モノグリセリドからなるミセルに取り込まれ, 小腸から吸収される.

(3) カルシウムの腸管吸収には, 活性型ビタミンDによって誘導される特殊なタンパク質が関与している.

(4) マルトース, スクロース, ラクトースなどの二糖類は, 腸液に分泌される二糖類分解酵素によって単糖へ分解されながら吸収される.

(5) トリプシンは, エンテロキナーゼによってトリプシノーゲンに活性化される.

8 消化吸収に関する記述である．正しいのはどれか．2つ選べ．

(1) マルターゼ，スクラーゼなどの消化酵素は日内リズムを形成するので，食事の規則的な摂取は消化吸収の負担を軽減する．

(2) 経腸栄養剤にオリゴペプチドが使われるのは，アミノ酸よりもオリゴペプチドのほうが速やかに消化吸収されるからである．

(3) 米飯をよく噛んでいると甘味が増してくるのは，タンパク質の消化が進んで甘味の強いグリシンなどの遊離アミノ酸が増加するためである．

(4) 鉄の吸収率は，非ヘム鉄よりヘム鉄のほうが，また2価の鉄より3価の鉄のほうがよい．

(5) 小腸で吸収の最も盛んな部位は，回腸である．

9 胃の消化についての記述である．正しいのはどれか．2つ選べ．

(1) 主細胞から分泌される胃酸は，食物の摂取とともに入る細菌の繁殖を防ぎ，腐敗，発酵が起こらないようにしている．

(2) 胃酸によって活性が消失するまで唾液のアミラーゼによる消化は続き，デンプンの消化は胃内で完了する．

(3) 胃から分泌されるタンパク質分解酵素は，粘膜組織を消化しないように不活性の形で分泌される．

(4) 粘液は，副細胞から分泌され，胃粘膜を保護し，胃自体が消化されることを阻止している．

(5) 乳児は，胃底腺主細胞からレンニンを分泌して脂質を乳化する．

10 消化吸収率についての記述である．正しいのはどれか．2つ選べ．

(1) 栄養素は人の消化管において効率的に消化され，摂取された食物は，100% すべて吸収される．

(2) 真の消化吸収率とは，食物の摂取量から内因性損失量を差し引いた吸収量の摂取量に対する割合である．

(3) 内因性成分とは，消化液成分の残渣や消化管粘膜のはく離細胞や腸内微生物など，食物に由来しない成分のことである．

(4) エネルギー換算係数の決定には，消化吸収率を考慮する必要がある．

(5) 消化吸収率を決定するためには，その栄養素の尿中への代謝物質を考慮する必要がある．

11 栄養素のおもな吸収形態―吸収部位―吸収後の輸送系についての記述である．正しいのはどれか．2つ選べ．

(1) アミノ酸――小腸――リンパ管

(2) 短鎖脂肪酸――小腸――リンパ管

(3) ビタミンA――小腸――リンパ管

(4) 2価の鉄――小腸――門　　脈

(5) ビタミンC――小腸――リンパ管

12 消化酵素についての記述である．正しいのはどれか．2つ選べ．

(1) タンパク質分解酵素のペプシン，脂質分解酵素のリパーゼはともに膵液に含まれる．

(2) エキソペプチダーゼは，ポリペプチドあるいはオリゴペプチドの末端のペプチド結合を切断する酵素である．

(3) レンニンは十二指腸から分泌される酵素であり，ラクトースを分解する．

(4) エンドペプチダーゼは，タンパク質分子の内部のペプチドを大まかに切断する酵素である．

(5) 唾液アミラーゼは，グルコース鎖を端から2分子ずつマルトースとして切断していく α-アミラーゼである．

13 ホルモンについての記述である．正しいのはどれか．2つ選べ．

(1) 消化管ホルモンは，消化液の分泌を調節するが，消化管の運動には関係しない．

(2) 消化管ホルモンの分泌には，食物中の成分が関係する．

(3) 膵臓には，膵液を分泌する内分泌細胞と，インスリン，グルカゴンなどのホルモンを分泌する外分泌細胞がある．

(4) セクレチンは，胃で分泌され，ガストリンの分泌を促進する．

(5) コレシストキニンは，膵液酵素の分泌を促進する．

14 栄養素の消化吸収についての記述である．正しいのはどれか．2つ選べ．

(1) ジペプチダーゼは，膵液に含まれる核酸分解酵素である．

(2) ペプシンは塩酸により活性化される．

(3) トリグリセリドは，ジグリセリドにまで分解されて吸収される．

(4) 食物を見たり，においをかいだりするだけでも消化液の分泌は起こる．

(5) 経腸栄養剤に配合されたジペプチドは，アミノ酸に加水分解されてはじめて吸収される．

15 消化吸収に関する組合せである．正しいのはどれか．2つ選べ．

(1) 難消化性成分——腸内細菌——短鎖脂肪酸——リンパ管

(2) デンプン—— α-アミラーゼ——グルコース——門　脈

(3) 脂　質——リパーゼ——モノグリセリド，脂肪酸——リンパ管

(4) タンパク質——レンニン——アミノ酸，ジペプチド——門　脈

(5) ビタミン A ——リパーゼ——ミ　セ　ル——リンパ管

16 消化液とその pH，およびその中に含まれる消化に関連した成分との組合せである．正しいのはどれか．2つ選べ．

(1) 唾　液—— 6.0〜7.0 —— β-アミラーゼ

(2) 胃　液—— 1.0〜3.5 ——トリプシン

(3) 膵　液—— 8.0〜8.3 ——ペプシン

(4) 胆　汁—— 5.6〜7.2 ——胆汁酸塩

(5) 小腸液—— 7.8〜8.9 ——炭酸水素ナトリウム

17 タンパク質の消化吸収，代謝についての記述である．正しいのはどれか．2つ選べ．

(1) タンパク質の消化の第一段階は，胃内に分泌されるペプシンによりポリペプチド鎖が切断されることである．

(2) 腸管から吸収されたアミノ酸は，肝動脈を経て肝臓に達する．

(3) トリプシンが活性化されてキモトリプシンになる．

(4) 摂取するタンパク質の種類の差異によって，体内で合成されるタンパク質は異なってくる．

(5) タンパク質の摂取量が増加すると，摂取量に対する尿中への窒素排泄量の割合が増加する．

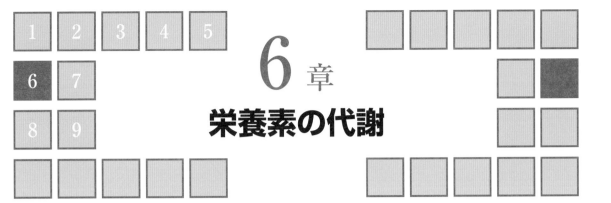

6章
栄養素の代謝

　私たちは食物を摂取して身体をつくり，またエネルギーを得て生命活動を行っている．代謝（metabolism）とは生命現象における生体物質の化学的変化とエネルギー変換をいう．栄養素の代謝経路（metabolic pathway）では食物が消化されて最小単位となって吸収されたあと，生体内でのエネルギーの変換や生体内物質の合成に利用され，最終的には分解して体外へ排泄される．

6.1　糖質の代謝

　食物中に含まれるおもな単糖類としてはグルコース（glucose，ブドウ糖），フルクトース（fructose，果糖），ガラクトース（galactose）がある．これらのうち細胞内に取り込まれ，直接利用される糖質はグルコースである．腸管より吸収された単糖類は門脈を経て肝臓に送られる．グルコースはそのまま利用されるが，フルクトースやガラクトースの大部分は肝臓内でグルコースやグリコーゲン（glycogen）となって解糖系などを経て代謝される．

　腸管で吸収されたグルコースは門脈を経て肝臓組織に取り込まれるか，あるいはそのまま血糖として全身を循環し各組織に運ばれて利用される．肝臓組織に取り込まれたグルコースはグリコーゲンに合成され，同時に余剰のグルコースは脂質へ転換される．糖質は代謝されると最終的には二酸化炭素と水になり，この過程でエネルギーが産生される．

6.1.1　グルコースの分解とエネルギー産生反応 ─────────●

　グルコースまたはグリコーゲンが分解されATP（アデノシン三リン酸，adenosine triphosphate）が産生される過程には，解糖系（glycolysis），TCA回路*1（tricarboxylic acid cycle），電子伝達系（electron transport system）の三つの経路がある．これらの過程で最も多くATPが産生されるのは電子伝達系である．解糖系は細胞質基質（cytoplasmic matrix）で行われる嫌気性代謝経路であり，TCA回路，電子伝達系はミトコンドリア（mitochondria）で行われる好気性代謝経路である．

　グルコースの分解には解糖系とは別にペントースリン酸回路があり，ここではATPを産生せず，NADPH〔nicotinamide adenine dinucleotide phosphate：ニコチンアミドアデニ

---

*1　カルボキシル基（−COOH）を三つもつトリカルボン酸（TCA：tricarboxylic acid）が関与する回路という意味．

ンジヌクレオチドリン酸（還元型）〕の生成とリボース（ribose）の供給を行う．

（1）解糖系

　グルコースあるいはグリコーゲンがピルビン酸（pyruvic acid）や乳酸（lactic acid）になるまでの経路であり，酸素を必要としない．血液中のグルコースは細胞内に入るとすぐにリン酸化されてグルコース 6-リン酸（glucose 6-phosphate）になり，解糖系に入り分解されるか，グリコーゲン生成の経路に入る（図 6-1）．骨格筋の激しい運動時にはこの経路が重要となる．

（2）TCA 回路

　細胞質基質で生成されたピルビン酸はミトコンドリアに入り，完全に酸化され二酸化炭素と水になる．まず，ピルビン酸は脱炭酸されてアセチル CoA（acetyl-CoA）[*2]に変えられ，オキサロ酢酸（oxaloacetic acid）と縮合してクエン酸（citric acid）になる．クエン酸は次つぎに起こる反応に共役し，$NADH + H^+$ と $FADH_2$ が生成され，二酸化炭素を放出して，オキサロ酢酸に戻る．オキサロ酢酸は，アセチル CoA が TCA 回路に入って回るために必要な物質である．TCA 回路の酵素はミトコンドリア内膜の内表面に結合しており，生成した $NADH + H^+$ と $FADH_2$ は隣接する電子伝達系とよばれる呼吸鎖に送られる（図 6-1）．

　アセチル CoA は TCA 回路の入り口となる物質であるが，糖質の完全酸化だけでなくタンパク質と脂質の酸化の最終段階もアセチル CoA に行き着くことになる．とりわけ脂質の燃焼を促進するには糖質が必要であり，飢餓や糖尿病など糖質の摂取不足や利用障害が起こると，オキサロ酢酸が供給されず TCA 回路がまわらなくなる．

　TCA 回路の中間代謝産物は，アミノ酸やポルフィリンなどの生合成の原料として使われるため減少する．オキサロ酢酸からはアスパラギン酸がつくられるので，回路を順調に回すために，ピルビン酸 → オキサロ酢酸の供給経路は重要である．

（3）電子伝達系

　解糖系と TCA 回路で切り離された水素原子（還元単位）は，NADH〔nicotinamide adenine dinucleotide，ニコチンアミドアデニンジヌクレオチド（還元型）〕と $FADH_2$〔flavin adenine dinucleotide，フラビンアデニンジヌクレオチド（還元型）〕としてミトコンドリア内膜の呼吸鎖に順送りされ，酸素に伝達されて水になる．この間に多くの ATP が産生される．最終的にグルコース 1 分子から生成される ATP は，酸素がない嫌気的条件下で 2 分子，好気的条件下のみで 36 分子となり，合計で 38 分子である．

（4）ペントースリン酸回路

　ペントースリン酸回路（pentose phosphate cycle）では乳腺，脂肪組織，肝臓など脂肪酸やステロイド合成が活発な組織において 10% ほどのグルコースが代謝される．グルコースはリン酸化されグルコース 6-リン酸になり，ペントースリン酸回路の酸化的段階でリブロース 5-リン酸（ribulose 5-phosphate）に変わるときに NADPH が合成される．次の非酸化的段階でリボース 5-リン酸（ribose 5-phosphate）などがつくられ，ついでグリセルアルデヒド 3-リン酸（glyceraldehyde 3-phosphate）とフルクトース 6-リン酸（fructose 6-

*2 パントテン酸を含むコエンザイム（coenzyme, CoA）と酢酸が結合した活性型酢酸．

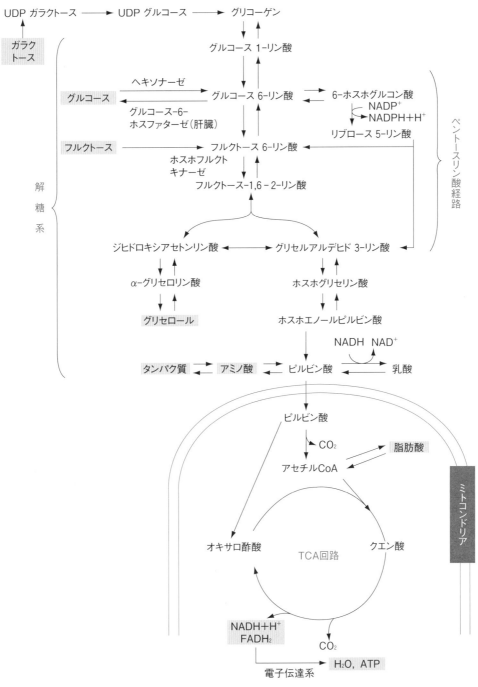

図6-1　糖質の代謝経路とタンパク質・脂質代謝との相互関係

phosphate)となってこれらは解糖系に合流する(図6-1).

　グルコースがペントースリン酸回路で代謝される過程で生成したNADPHは脂肪酸やステロイドの合成などに利用され,リボース5-リン酸は核酸合成の素材として利用される.

6.1.2　血糖値の維持に関与するグリコーゲンの分解と糖新生 ──────●

　血液中のグルコースは脳・神経組織の直接的なエネルギー源として重要であるので，たとえ絶食しても血糖値（blood sugar）はある閾値以下にならないように調節されている[*3]．食事をとらない食間期には，肝臓グリコーゲンの分解や肝臓・腎臓における糖新生によりグルコースを再合成し供給している．

（1）グリコーゲンの分解

　食間期あるいは食事からの糖質摂取が細胞の消費に追いつかなくなると，おもに肝臓に貯蔵されているグリコーゲンが分解され，グルコースを供給する．まずグリコーゲンはグリコーゲンホスホリラーゼ（glycogen phosphorylase）によりグルコース1-リン酸（glucose 1-phosphate）に変わり，グルコース6-リン酸を生じる．グルコース6-リン酸からグルコース-6-ホスファターゼ（glucose-6-phosphatase）によりリン酸を除きグルコースを生成する．グルコース-6-ホスファターゼは肝臓と腎臓にしか存在しておらず，筋肉には存在しないので筋肉グリコーゲンからグルコースを直接生成することはできない．したがって，筋肉はグリコーゲンの分解により，血糖値の上昇に直接寄与しない（図6-2）．

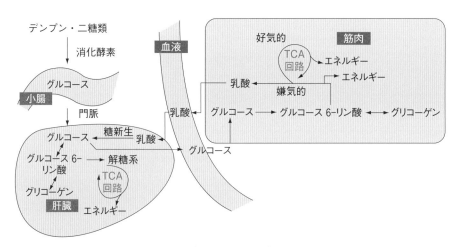

図6-2　肝臓と筋肉におけるグルコースの利用

　肝臓のグリコーゲンホスホリラーゼはアドレナリンやグルカゴンにより活性化され，グリコーゲン分解を促進する．

（2）糖 新 生

　ピルビン酸，乳酸，グリセロール，アミノ酸などの糖質でないものからグルコースを合成することを糖新生（gluconeogenesis）という（図6-3）．糖新生の90%は肝臓で行われる．糖新生の残り10%は腎臓で行われ，飢餓時には重要な役割を果たす．

　糖質の摂取が制限されるようになると，糖新生がおもなグルコース供給源となる．糖新生は解糖系の逆行とTCA回路の中間代謝産物を経由して行われる．

[*3] 血糖値が40 mg／100 mL以下まで低下すると痙攣，意識混濁を起こし，危険な状態となる．

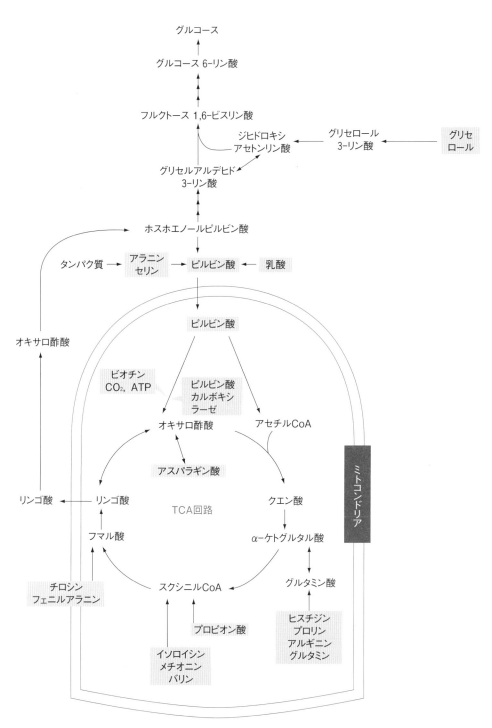

図6-3 ピルビン酸,乳酸,グリセロール,アミノ酸からの糖新生経路

（a）ピルビン酸

　ピルビン酸はホスホエノールピルビン酸（phosphoenolpyruvic acid）へ逆行することが

できない．そこでまずミトコンドリアに入って，過剰なアセチルCoAの存在下でピルビン酸カルボキシラーゼ（pyruvate carboxylase）によりオキサロ酢酸に変わる．オキサロ酢酸はミトコンドリアの外へ拡散できないため，TCA回路を逆行してリンゴ酸（malic acid）となって細胞質基質に移り，オキサロ酢酸を経て，ホスホエノールピルビン酸から解糖系を逆行してグルコースになる．

（b）グリセロール

脂肪組織でトリグリセリド（TG：triglyceride）がグリセロールと脂肪酸に分解されると，グリセロールは肝臓または腎臓のグリセロキナーゼによりグリセロール3-リン酸（glycerol 3-phosphate）へ変わり，ジヒドロキシアセトンリン酸（dihydroxyacetone phosphate）を経て解糖系を逆行してグルコースになる．

一方，脂肪酸からは糖を合成することはできない．これは，ピルビン酸からアセチルCoAへ変わる反応は不可逆であり，解糖系をそのまま逆行できないからである．トリグリセリドからのグルコース合成はグリセロールに限られるため，量的には非常に少ない．

（c）アミノ酸

アミノ酸の中でアミノ基転移や脱アミノ反応によりピルビン酸やTCA回路の中間代謝産物を経て，グルコースを生成するアミノ酸を糖原性アミノ酸（glucogenic amino acid）という．糖原性アミノ酸の中でも，とくにアラニン（alanine）はグルコースに変わりやすい．飢餓状態や運動時では骨格筋の分解により生じたアミノ酸のアミノ基がグルコース由来のピルビン酸に渡されてアラニンとなり，血中を介して肝臓に運ばれる．肝臓でアラニンはアミノ基転移反応によりピルビン酸に変わり，糖新生経路によりオキサロ酢酸，グルコース6-リン酸を経てグルコースとなり，血中に放出される．グルコースは再び筋肉に運ばれエネルギー源として利用される．これをグルコース-アラニン回路という．

（3）コリ回路

運動時の筋肉ではクレアチンリン酸からATPを産生して，エネルギーを供給している．一方で筋肉は，グリコーゲンを分解して得られるグルコース6-リン酸からも解糖系によりATPを産生している．ATPの産生は解糖系に引き続いてTCA回路で行われるが，急激な運動時のように筋肉への酸素の供給が十分でなくなると，解糖系で生じたピルビン酸がTCA回路で満足に処理できなくなり，このような場合にはピルビン酸から乳酸が生成される．筋肉では糖新生の機構がないので，筋肉で生じた多量の乳酸は血液を介して肝臓に運ばれる．肝臓に運ばれた乳酸は糖新生によりグルコースに再生され，血液を通じて筋肉に引き戻されてエネルギー源として利用される（図6-2参照）．このように筋肉と肝臓の間で行われるグルコースの再利用の経路をコリ回路（Cori cycle）という．

6.1.3　糖質合成

グルコースは肝臓，筋肉などの組織におけるグリコーゲン合成の素材であり，グルコース以外の糖（ムコ多糖類，乳汁のラクトース生成など）の素材でもある．

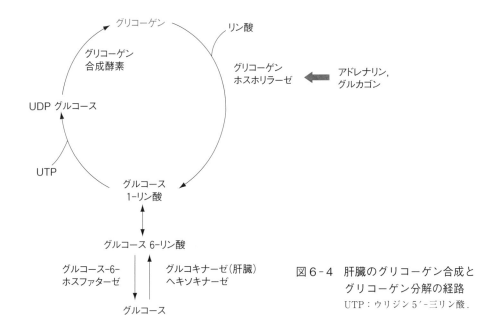

図6-4　肝臓のグリコーゲン合成と
　　　　グリコーゲン分解の経路
UTP：ウリジン5′-三リン酸.

表6-1　健常成人(体重70 kg)の糖質貯蔵

	濃　度	重　量	総　量
細胞外の糖質	0.1%	10,000 g	10 g
肝臓グリコーゲン	4%	1,800 g	72 g
筋肉グリコーゲン	0.7%	35 kg	245 g
総　計			327 g

R. K. Murray ほか，『ハーパー・生化学』，上代淑人 監訳，丸善(1991).

（1）グリコーゲン合成（図6-4）

　グリコーゲンはおもに肝臓と筋肉に多く含まれている．グリコーゲン合成（glyco-genesis）はグリコーゲン分解（glycogenolysis）と異なった経路で行われる．細胞内に入ったグルコースはヘキソキナーゼまたはグルコキナーゼによりグルコース6-リン酸になり，次にグルコース1-リン酸となり，UDP（ウリジンジホスホ）グルコース（uridine diphosphate glucose）を経てグリコーゲンを合成する．肝臓では4〜6%，筋肉では0.5〜1% のグリコーゲンを含むが，総量は重量の多い筋肉で高い．体内にある糖質貯蔵の総量は327 gになる．これから体内のグルコースとグリコーゲンが燃焼して発生するエネルギーを計算すると1,300 kcal程度であり，貯蔵糖質を全部燃やしても1日の基礎代謝量くらいでしかない（表6-1）．

（2）ラクトース合成

　ラクトース（lactose，乳糖）は哺乳動物の乳汁中の主成分である．ラクトースは授乳時に乳腺でグルコースからUDPグルコースに転換されて，グルコースと縮合し合成される．

6.1.4　脂肪への転換

　余剰のグルコースは解糖系でピルビン酸から，アセチル CoA となり，脂肪へ転換され，大部分は皮下脂肪と内臓脂肪に蓄積される．

6.1.5　食後と食間期の糖質代謝

　食事により摂取されたグルコースの 5% は肝臓でグリコーゲンに変わり，30 ～ 40% は脂肪となる．次の食事までの間に，肝臓グリコーゲンの分解が起こり血中にグルコースを放出し血糖値の低下を防ぐ．食事をしない状態が長引くとグリコーゲンが枯渇し，肝臓でアミノ酸やグリセロールから糖新生が増加する．これにより，血糖値は 40 mg / 100 mL 以下にならない．

　グルコースが十分にある状態では，糖質代謝（carbohydrate metabolism）の解糖と酸化が進行するが，不足する状態になると糖新生へ切り替わる．このような糖質代謝の切り替えは，血中グルコース濃度の変化やインスリン，グルカゴン，アドレナリンなどのホルモンを介して調節されている．グルコースが十分に存在すると解糖が進んでクエン酸とATP が多く生成されるが，これらはホスホフルクトキナーゼ（phospho-fructokinase）を阻害するようになりアロステリック阻害（allosteric inhibition）がかかる．ホスホフルクトキナーゼの作用が低下し解糖が進まなくなるとクエン酸は少なくなり，また ATP が消費され AMP（adenosine 5′-monophosphate，アデノシン 5′-一リン酸）が増加することによりホスホフルクトキナーゼが活性化され，ふたたび解糖が進むようになる．

6.1.6　臓器別の糖質代謝

（1）肝　臓

　肝臓（liver）は糖質代謝の中心的役割を果たす．健常者の血糖値は空腹時であっても 70 ～ 110 mg / 100 mL の濃度に調節されている．グルコースが不足すると肝臓におけるグリコーゲンの分解，ピルビン酸やアミノ酸からグルコースを新生して血液中に放出し血糖値の調節を行う（6.1.2 項参照，p.134）．グルコースが摂取されると肝臓ではグリコーゲンの合成が行われ，グルコースを貯蔵しておく．このほかグルコースからラクトースを合成し，またアミノ酸や脂肪酸への転換も行う．肝臓におけるグルコースは完全酸化されるよりもグリコーゲンやほかの物質に転換して備蓄され，必要に応じて補給される．肝臓におけるピルビン酸経由の糖新生のエネルギーは，脂肪酸の酸化によって得ている．

（2）骨格筋

　骨格筋（skeletal muscle）は，エネルギー源として安静時に脂肪酸を取り込み，運動時にはグルコースやグリコーゲンを利用する．グルコースは，嫌気的条件下における骨格筋でのただ一つの燃料である．酸素が十分でない条件下で骨格筋が収縮するとき，筋肉グリコーゲンを分解してエネルギー源とする．この嫌気的代謝において得られる ATP 量は少ないので，多量のグルコースの分解を必要とする．最終産物はピルビン酸から還元された乳酸であるが，酸素が十分に供給されるようになると，ミトコンドリアにおいて二酸化炭素と水に完全酸化される．TCA 回路における好気的分解はグルコースの嫌気的解糖

(anaerobic glycolysis)を阻害する．これをパスツール効果（Pasteur effect）という．

（3）脳

脳（brain）は血中のグルコースを直接のエネルギー源として利用している．これは，脳神経組織の呼吸商（RQ：respiratory quotient）が，ほとんど1であることから容易に知ることができる（呼吸商については8章を参照）．脳はグリコーゲンをごくわずかしか含んでおらず，また，糖新生も起こらないので血糖値が低下すると障害が起こりやすい．脳には解糖系の酵素が多く含まれている．

6.2　脂質の代謝

脂質（lipid）は生体構成成分としてヒトでは体重の20％前後を占めており，その多くは組織脂肪，貯蔵脂肪として存在する．貯蔵脂肪の多くはトリグリセリド（TG）であり，摂取エネルギーが消費エネルギーを上回るときに蓄積される．脂質は生理機能成分としても重要である．脂肪組織は脂肪蓄積という役割だけでなく，最近ではサイトカインやレプチンを分泌する活発な内分泌組織であることも知られている．

6.2.1　脂質の輸送形態と代謝

脂質は水に溶けないので，非極性のTGやコレステロールを中心にして表層部にはリン脂質やタンパク質（これをアポタンパク質という）を会合させたリポタンパク質として存在する．循環血中のリポタンパク質の密度は，脂質が多くタンパク質が少ないほど小さく，脂質が少なくタンパク質が多いほど大きい（表6-2）．キロミクロンとキロミクロンレムナント（残余を意味する）は外因性脂質輸送系であり，VLDL，IDL，LDL，HDLは内因性脂質輸送系である（図6-5参照）．

表6-2　ヒトのリポタンパク質

リポタンパク質	密度（g/mL）	組成（重量%）				起源
		タンパク質	リン脂質	トリグリセリド	コレステロール	
キロミクロン	< 1.006	2	10	85	3 ～ 5	小腸（食物）
VLDL	< 1.006	10	15	55	10 ～ 15	肝と小腸
LDL	1.019 ～ 1.063	20	20	10	35 ～ 40	VLDL
HDL	1.063 ～ 1.21	40 ～ 55	23 ～ 30	4 ～ 5	12 ～ 16	肝と小腸

組成：A.K. Soutar *et al.*, *Int. Rev. Biochem.*, 25, 55（1979）．

（1）キロミクロン（chylomicron）

小腸で形成される最も大きな外因性リポタンパク質である．キロミクロンはトリグリセリドを多く含むが，毛細血管内皮にあるリポタンパク質リパーゼ（LPL）により分解され，脂肪酸とグリセロールを生成する．脂肪酸は脂肪細胞や肝内に取り込まれてTGに再合成されて蓄積する．残りの脂肪酸はアルブミンと結合し組織に運ばれ利用される．TGを

失ったキロミクロンはキロミクロンレムナントとなり肝臓の受容体と結合し，細胞内に取り込まれ処理される．

（2）VLDL（very low-density lipoprotein，超低密度リポタンパク質）

　小腸粘膜細胞でのキロミクロン合成と類似するが，アポタンパク質の組成は小腸起源のそれとは異なる．肝臓で TG，コレステロール，アポタンパク質から合成され，血中に放出される．内因性の TG を肝臓から輸送するリポタンパク質である．

（3）LDL（low-density lipoprotein，低密度リポタンパク質）

　血中 LDL は VLDL の代謝過程でつくられる．すなわち，VLDL の TG が LPL により加水分解されて除かれ，IDL（intermediate-density lipoprotein，中間密度リポタンパク質）となり，さらに分解，修飾されコレステロール含量が多くなったリポタンパク質である．LDL は肝臓をはじめとするいくつかの組織の細胞の LDL レセプターを介した取り込みにより異化（分解）される．

（4）HDL（high-density lipoprotein，高密度リポタンパク質）

　血漿 HDL の起源は肝や小腸から分泌される球形粒子と TG に富む粒子の表層成分などが前駆体となってつくられる．肝臓と小腸から合成される経路と，キロミクロンと VLDL

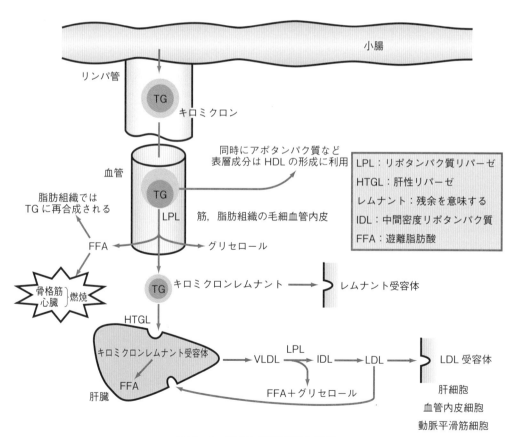

図6-5　脂質の輸送形態と代謝

が LPL によって分解される過程で生じる経路がある. 末梢組織からのコレステロールの運搬体であると考えられている.

6.2.2 トリグリセリドの代謝

食物から摂取される脂質は大部分がトリグリセリドである. トリグリセリドは小腸粘膜でキロミクロンになり, リンパ管を経由して血液中に入る. キロミクロンのトリグリセリドは毛細血管内皮にあるリポタンパク質リパーゼ (LPL : lipoprotein lipase) により分解され, グリセロールと脂肪酸を生成する. グリセロールは解糖系へ入り, 一部の脂肪酸はトリグリセリドの再合成に利用される. 残りの脂肪酸はアルブミン (albumin) と結合して体内を循環し, 骨格筋など多くの組織のエネルギー源として利用される (図6-5).

(1) グリセロールの代謝

トリグリセリドが分解されると, グリセロールと脂肪酸になる. グリセロールはα-グリセロリン酸 (α-glycerophosphate) になり, ついでジヒドロキシアセトンリン酸となって解糖系に入り酸化分解されるか, グルコースに生合成される (図6-1参照).

(2) 脂肪酸の代謝

脂肪酸 (fatty acid) の酸化は糖質やタンパク質よりもはるかに高いエネルギーを産生する. グルコース1分子が完全に酸化されると38分子の ATP を産生するが, 炭素数6の脂肪酸1分子が完全に酸化されると44分子の ATP を産生することができる. このとき, 補酵素として NAD, FAD を利用して ATP を生成する.

(a) 脂肪酸の酸化分解とエネルギー産生

脂肪酸の酸化はミトコンドリア内で行われるが, 長鎖脂肪のアシル CoA (acyl-CoA) はカルニチン (carnitine, 肝臓や腎臓で合成されるリシン誘導体) と結合しなければミトコンドリア内に入ることができない. カルニチンはとくに筋肉に豊富にある. まず, 脂肪酸は ATP と CoA の存在下でアシル CoA という活性化脂肪酸になる. 活性化脂肪酸はカルニチンと結合しアシルカルニチンになってミトコンドリア内へ入り, カルニチンが遊離し, ふたたびアシル CoA となる. ついでアシル CoA はβ酸化 (β oxidation)[*4] され, 脂肪酸のカルボキシル基末端から炭素原子2個ずつをアセチル CoA 1分子として切り離していく (図6-6). β酸化は動物組織における脂肪酸酸化の主要な経路である.

切り離されたアセチル CoA は TCA 回路に入り酸化され, 最終的には二酸化炭素と水に分解され, ATP が産生される.

(b) ケトン体の合成

TCA 回路が回るためにはオキサロ酢酸の供給が必要であるが, 飢餓や重症の糖尿病患者では糖質代謝障害により, TCA 回路が回らなくなる. そのためにアセチル CoA が蓄積し, 2分子のアセチル CoA が縮合してアセトアセチル CoA となり, これからアセト酢酸 (acetoacetic acid), β-ヒドロキシ酪酸 (β-hydroxybutyric acid) が生成される. アセト酢酸は非酵素的に脱炭酸されてアセトンを生じる (図6-7). アセト酢酸, β-ヒドロキシ酪

[*4] アシル CoA 分子のβ位の炭素が酸化されるのでこの名がある.

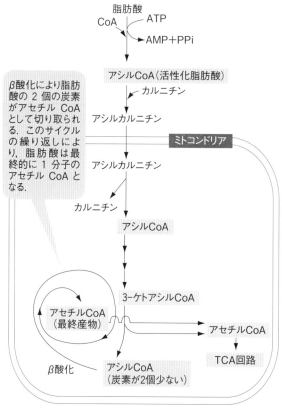

図6-6　脂肪酸のβ酸化

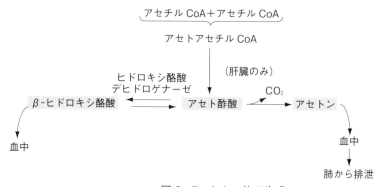

図6-7　ケトン体の生成
肝臓ではアセト酢酸，β-ヒドロキシ酪酸が生成され血中に放出される．
アセト酢酸は非酵素的に脱炭酸されアセトンになる．

酸，アセトンを総称してケトン体（ketone body）とよぶ．ケトン体の血中増加は，TCA回路に必要な糖質の不足が原因である．ケトン体は肝臓では処理されないので血液中に蓄積すると，ケトーシスを発症する．アセト酢酸とβ-ヒドロキシ酪酸は有機酸であるから体

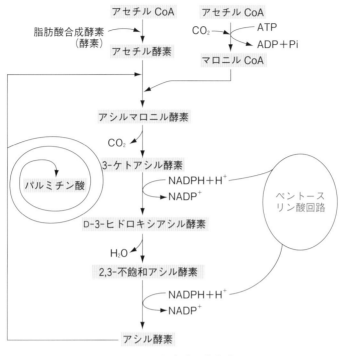

図6-8　脂肪酸の生合成

液の pH は酸性に傾き，いわゆるアシドーシスとなり，糖尿病に起因する場合，致命的になることがある．ケトン体は腎臓や心臓のエネルギー源として利用されるが，長期の絶食や糖質が不足するときには，脳においても利用される．

（c）脂肪酸の生合成

　脂肪酸の合成はミトコンドリア外の細胞質で行われる（図6-8）．脂肪酸合成の最初の段階は，アセチル CoA をカルボキシル化してマロニル CoA にする反応である．脂肪酸の合成には ATP が必要であり，また，アセチル CoA から出発するので，アセチル CoA の供給が不十分な場合には合成は抑制される．

　細胞質で合成された脂肪酸はミトコンドリアやミクロソームで飽和脂肪酸が不飽和に変えられ，また脂肪酸鎖が伸長される．

（3）トリグリセリドの合成

　細胞質で合成された脂肪酸はアシル CoA となってグルコースから代謝されたグリセロリン酸とトリグリセリドを再合成し貯蔵脂肪を形成する．トリグリセリドの素材となる脂肪酸はもともと食事から供給されて形成したキロミクロンや肝臓で生成された VLDL（very low-density lipoprotein，超低密度リポタンパク質）に由来する．

6.2.3　不飽和脂肪酸の代謝

　細胞膜（cell membrane）のリン脂質は不飽和脂肪酸（unsaturated fatty acid）を含み，膜流動性を保っている．肝臓を含むいくつかの組織は飽和脂肪酸（saturated fatty acid）から

一価不飽和脂肪酸を生成することができるが，多価不飽和脂肪酸を合成することができない．脂肪をまったく含まない食餌で動物を飼育すると，発育不全になり，生殖能力がなくなるが，リノール酸(linoleic acid)，α-リノレン酸(α-linolenic acid)，アラキドン酸(arachidonic acid)を加えることにより，成長が正常に回復する．これら三つの脂肪酸を必須脂肪酸とよぶ．

リノール酸は生合成されないが，アラキドン酸はリノール酸から合成できる．必須脂肪酸(essential fatty acid)はプロスタグランジンなどの生成に関与し，また，細胞膜のリン脂質，生殖器官中や網膜，脳灰白質に高濃度に存在する．リノール酸やリノレン酸からはn-3系やn-6系の多価不飽和脂肪酸を合成できるので，食物からこれらの脂肪酸をとる必要がある．

6.2.4 リン脂質，糖脂質の代謝

リン脂質(phospholipid)はグリセロール，脂肪酸，リン酸，コリン(choline)が結合したもので，レシチン(lecithin)やケファリン(cephalin)がある．糖脂質(glycolipid)にはガラクトースを含むセレブロシド(cerebroside)がある．リン脂質や糖脂質は脳や神経に多く含まれる．

リン脂質は，細胞，核，ミトコンドリア，ミクロソームなどの膜の構成成分である．細胞膜には酵素タンパク質が埋め込まれているので，細胞の機能と構造にとって重要である．また，リン脂質はリポタンパク質の構成成分でもある．リン脂質の脂肪酸は多価不飽和脂肪酸が多く，食物から摂取しなければならない．細胞膜に存在するリン脂質もトリグリセリドと同様に合成と分解が常に行われ，速い速度で回転している．体内のトリグリセリドは食物供給が不足すると低下するが，リン脂質は飢餓状態でもあまり低下しない．

6.2.5 コレステロールの代謝

コレステロール(cholesterol)はリン脂質とともに細胞膜の成分として重要であり，ステロイドホルモン(steroid hormone)や胆汁酸(bile acid)の前駆物質でもある．生体のコレステロールのほぼ半分は食事から，残りは生合成により供給されている．コレステロールは動物の体内のみに存在し，卵黄や動物性脂肪に含まれ，肝臓やそのほかの組織で，アセチルCoAから合成される．肝臓内のコレステロールの大部分はLDLに組み込まれ，リポタンパク質として体内を循環する．体内のコレステロールの代謝は最終的に胆汁酸塩として胆汁中に排出される．コレステロールの代謝回転速度は速く，その半減期は肝臓で数日であるが，身体全体では数週間にわたる．

LDL(low-density lipoprotein，低密度リポタンパク質)は肝臓から組織にコレステロールを運搬し，HDL(high-density lipoprotein，高密度リポタンパク質)は組織からコレステロールを取り去り，肝臓へ運ぶ．結果として，LDLは動脈硬化に促進的に働き，HDLは防御的に働く．したがって血液中のコレステロールはその総量と同時にリポタンパク質の存在形態についても知る必要がある．

6.2.6　食後，食間期の脂質代謝

　食後，食物由来のトリグリセリドが血中にでて，血漿（plasma）がミルク様となるが，この現象は時間とともにリポタンパク質リパーゼにより消失する．食事由来のトリグリセリドは脂肪組織に貯蔵脂肪として沈着し，その後，各組織に運ばれてエネルギー源として利用される．糖質を十分含む食事が摂取されたときには，脂肪酸合成の素材となるアセチルCoAや合成反応に必要な補酵素NADPHが十分供給されるので，トリグリセリドの合成も高まる．糖質の多い食事で肥満となるのは，糖質が脂肪へ容易に転換するからである．

　食間期にはホルモン感受性リパーゼ（hormone-sensitive lipase：HSL）[*5]の活性が高まり，脂肪細胞で貯蔵されたトリグリセリドが分解され，脂肪酸がエネルギー源として動員される．グリセロールと脂肪酸は血中に入り，脂肪酸は血漿タンパク質アルブミンと結合して，肝臓やそのほかの組織に運ばれる．

　最近，ホルモン感受性リパーゼと同様の作用をもつ adipose triglyceride lipase（ATGL）が発見された．ATGL は TG の分解の最初の段階で働くと考えられ，TG をジグリセリドに分解する．ATGL は TG 分解の律速酵素であり，HSL はジグリセリドをモノグリセリドに分解すると現在は考えられている．モノグリセリドは，モノアシルグリセロールリパーゼ（monoacylglycerol lipase：MGL）により分解され，最終的には TG は，グリセロールと脂肪酸に分解される（図6-9）．

6
・
2

脂質の代謝

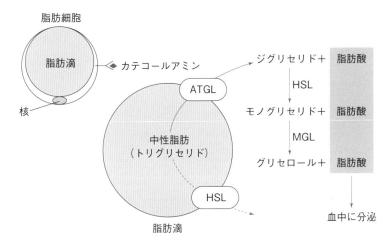

図6-9　脂肪組織での脂肪分解のメカニズム
大隅隆，『脂肪の代謝とその調節』（兵庫県立大学理学部 HP）を参考に作成．

6.2.7　臓器別の脂質代謝

（1）肝　臓

　肝臓はコレステロール生合成の半分を行い，また，小腸で吸収された脂質を VLDL に変

[*5] 脂肪組織の細胞内にあり，貯蔵トリグリセリドをグリセロールと脂肪酸に分解する．不活性型ホルモン感受性リパーゼはグルカゴン，アドレナリン，ノルアドレナリンにより活性化される．

えるなど，コレステロール代謝，脂肪酸代謝の中心的役割を果たす．肝臓でつくられた VLDL は血液中に放出され，末梢組織でリポタンパク質リパーゼの作用を受けてトリグリセリドを供給する．この間，VLDL は粒子径が小さくなりコレステロール含量の高い LDL へと変わる（p. 140，図 6 - 5 参照）．

（2）脂 肪 組 織

脂肪組織は脂肪細胞が集合した塊であり，脂肪細胞内はそのほとんどがトリグリセリドで占有され，核やミトコンドリアなど小器官は隅に追いやられている特殊な細胞である（図 6 - 10）．脂肪細胞のトリグリセリドは常に合成と分解が繰り返されて，中身は絶えず入れ替わっている．血液中のキロミクロンや VLDL のトリグリセリドは脂肪細胞に分布する毛細血管内皮にあるリポタンパク質リパーゼ（LPL）によりグリセロールと脂肪酸に分解され，脂肪酸は取り込まれて，トリグリセリドの再合成に利用される．

一方，グリセロールは脂肪細胞内にグリセロキナーゼがないのでリン酸化されず，そのまま血液中に放出される．トリグリセリドの合成のためのグリセロールは血液中のグルコースから供給される．また，脂肪組織内部のトリグリセリドは ATGL やホルモン感受性リパーゼにより分解され，グリセロールは肝臓や腎臓へ運ばれ利用される．脂肪酸はふたたびトリグリセリド合成へ向かうか，アルブミンと結合して血液中へ放出され，多くの組織へ運ばれエネルギーとして利用される．

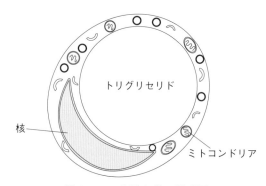

図 6 - 10　脂肪細胞の模式図

6.3　タンパク質・アミノ酸の代謝

食事により摂取されたタンパク質は消化されアミノ酸（amino acid）になり，門脈を経て肝臓へ運ばれる．体内のアミノ酸は体構成成分やホルモン，酵素，抗体などの機能性タンパク質になる．体タンパク質は絶えず合成と分解の繰り返しによる代謝回転で常に入れ替わっている．成人のように，体タンパク質の蓄積や損失のない動的平衡状態でも，摂取タンパク量の 3 〜 4 倍のタンパク質が合成され，また同時に分解される．

体タンパク質が分解されると，遊離したアミノ酸の約 80% はタンパク質合成に再利用

されるが，窒素以外の成分は最終的に二酸化炭素と水に代謝される．タンパク質に含まれる窒素は完全に酸化されず，尿素(urea)，尿酸(uric acid)，クレアチニン(creatinine)，アンモニア(ammonia)として，体外へ排出される．タンパク質合成には，食事由来のアミノ酸だけでなく，体タンパク質分解により遊離したアミノ酸も再利用される．

6.3.1 体タンパク質の代謝

体タンパク質の代謝回転速度は臓器により異なり，小腸，血液，肝臓，膵臓で速く，なかでも小腸粘膜は最も速い．一方，筋肉の代謝回転速度は遅いが，骨格筋は体重の約45%を占める大きな組織であるため，タンパク質の代謝量は莫大である．

(1) タンパク質の合成と分解

タンパク質の合成は細胞内のリボソーム(ribosome)で行われる．核のDNAのアミノ酸配列に関する遺伝情報をメッセンジャーRNA(mRNA：messenger RNA)が写し取って細胞質に入り，小胞体のリボソーム上でタンパク質が合成される(9章参照，p.196)．

半減期の長いタンパク質の分解は，おもに細胞内のリソソーム内にあるタンパク質分解酵素により行われる．半減期の短いタンパク質の分解は，細胞質内でプロテアソームとよばれるATP依存性のタンパク質分解酵素の複合体により行われる．

(2) アルブミンと急速代謝回転タンパク質

血液中のアルブミン濃度はタンパク質の欠乏，肝硬変，ネフローゼなどにより減少する．また，プレアルブミン(PA：prealbumin)，レチノール結合タンパク質(RBP：retinol-binding protein)，トランスフェリン(transferrin)は急速代謝回転タンパク質とよばれる．PA，RBPは肝臓で合成され，その半減期は16時間から数日であり，代謝回転速度が極端に速いので，これらの血中濃度は肝臓でのタンパク質合成能と栄養状態を早期に反映する．このことから，血液中のPA，RBP，トランスフェリンはアルブミンとともに栄養評価の指標となっている．

6.3.2 アミノ酸の代謝

(1) アミノ酸の異化

アミノ酸はまずアミノ基がアミノ基転移反応，または酸化的脱アミノ反応により離脱される必要がある．離脱したアミノ基に由来する窒素は最終的には尿素となり排泄される(図6-11)．残りの炭素骨格は糖質と脂質の中間代謝物質に流入し代謝される．

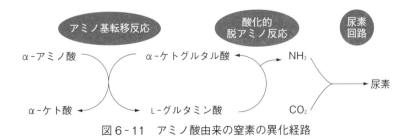

図6-11 アミノ酸由来の窒素の異化経路

（a）アミノ基転移反応

　アミノ基転移反応（amino transfer reaction）はトランスアミナーゼ（transaminase）とよばれる酵素によりアミノ酸からアミノ基を取りはずしてケト酸（keto acid）に変えるとともに，別のケト酸へアミノ基を移す反応である（図6-12）．大部分のアミノ酸（リシン，トレオニン，プロリン，ヒドロキシプロリンを除く）はアミノ基転移反応の基質となり，この反応を経ておもにアラニン，グルタミン酸（glutamic acid）を生成する．

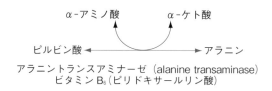

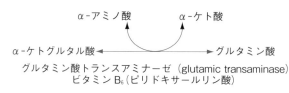

図6-12　アミノ基転移反応
アラニントランスアミナーゼとグルタミン酸トランスアミナーゼにより，ほとんどのアミノ酸のアミノ基の転移反応が行われる．

（b）酸化的脱アミノ反応

　アミノ酸の脱アミノ反応（deamination）の多くはアミノ基転移反応であるが，グルタミン酸による酸化的脱アミノ反応も重要である．大部分のアミノ酸はアミノ基転移反応により α-ケトグルタル酸（α-ketoglutaric acid）へアミノ基を移し，最終的にはグルタミン酸となる．グルタミン酸は酸化的脱アミノ反応によりアンモニアを放出し，ケト酸を生じる．放出されたアンモニアは肝臓の尿素回路で尿素になり無毒化される．脳の場合，アンモニアの除去はグルタミン酸からグルタミンの生成でなされる．生成したグルタミンは血液を介して肝臓に運ばれ，グルタミナーゼ（glutaminase）によりアンモニアが遊離される．

（c）尿素の生成

　肝臓において，アンモニア，二酸化炭素，アスパラギン酸（aspartic acid）から尿素を生成する回路を尿素回路（urea cycle）という（図6-13）．おもにグルタミン酸から離脱したアンモニア（NH_3）[*6]は二酸化炭素とともに ATP を消費してカルバモイルリン酸（carbamoyl phosphate）となり，オルニチン（ornithine）と結合してシトルリン（citrulline）に，これにアスパラギン酸のアミノ基が加わって，アルギニンを経て尿素が分離される．尿素は哺乳動物におけるタンパク質代謝の終末産物として，尿中に排泄される．

（d）アミノ酸の炭素骨格の代謝

　アミノ酸からアミノ基が離脱すると，残りの炭素骨格はピルビン酸となるか，または

[*6] 生理的 pH ではほとんどが NH_4^+ のイオン化した状態で存在している．

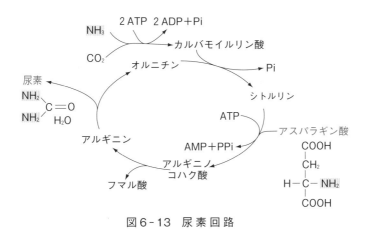

図6-13 尿素回路

TCA回路の中間代謝物として代謝経路に入る．アスパラギンとアスパラギン酸からアミノ基が離脱すると，オキサロ酢酸に変換される．アラニン，トレオニン，システイン，セリン，グリシンの場合は，ピルビン酸になる．プロリン，アルギニン，ヒスチジン，グルタミン，グルタミン酸の場合は，α-ケトグルタル酸になる．オキサロ酢酸，ピルビン酸，α-ケトグルタル酸に変換されるアミノ酸はグルコースを生成することができるので，これらを糖原性アミノ酸（glycogenic amino acid）という．一方，ロイシン，フェニルアラニン，チロシンなどはアセチルCoAやケトン体であるアセト酢酸に変えられるので，ケト原性アミノ酸（ketogenic amino acid）とよばれ，アミノ酸が過剰にある場合は脂質に変換される（表6-3）．

表6-3 アミノ酸の炭素骨格のゆくえ（糖原性アミノ酸とケト原性アミノ酸）

糖原性アミノ酸		糖原性・ケト原性アミノ酸	ケト原性アミノ酸
アラニン	ヒスチジン	イソロイシン	ロイシン
アルギニン	メチオニン	リシン	
アスパラギン酸	プロリン	フェニルアラニン	
システイン	セリン	トリプトファン	
グルタミン酸	トレオニン	チロシン	
グリシン	バリン		

（2）非必須アミノ酸の生合成

　非必須アミノ酸（nonessential amino acid）は各種のトランスアミナーゼにより，生体内で容易に合成される．ほとんどのトランスアミナーゼはα-ケト酸としてα-ケトグルタル酸を使うので，アミノ基転移反応により生成されるグルタミン酸がアミノ基の供与体として使われる．解糖系やTCA回路の中間代謝産物であるα-ケト酸にアミノ基が転移されて，各種の非必須アミノ酸が合成される．たとえば，ピルビン酸はアミノ基転移反応によりグルタミン酸からアミノ基を受け取り，アラニンになる．

6.3.3　アミノ酸の特殊生成物への変換

　アミノ酸は体タンパク質，酵素，ペプチドホルモンの合成に利用されるだけでなく，ほ

かの生体機能成分の重要な素材でもある．核酸のプリン塩基（purine base）やピリミジン塩基（pyrimidine base）の骨格は，グリシン，アスパラギン酸，グルタミンに由来している．補酵素として働くニコチン酸（nicotinic acid）はトリプトファンからつくられる．アドレナリン（adrenaline），ノルアドレナリン（noradrenaline）はチロシンから合成される．筋肉に存在するクレアチンリン酸（creatine phosphate）のクレアチン（creatine）は，肝臓でメチオニン，グリシン，アルギニンから合成される．ヘモグロビン（hemoglobin）のヘム（heme）の窒素成分はグリシンに由来する．

（1）クレアチニン

クレアチンはクレアチンリン酸として，骨格筋のATPの供給源となっている．運動時の骨格筋は，クレアチンリン酸を分解してATPを得ることにより，収縮エネルギーを補給している．尿中に排泄されるクレアチニンはクレアチンリン酸に由来しており，1日当たりの排泄量は骨格筋量に比例するので，個人ではほぼ一定値を示す．

（2）ポルフィリンと胆汁色素

ヘムはポルフィリン（porphyrin）と鉄から生合成され，タンパク質と結合して赤血球のヘモグロビン，筋肉中のミオグロビン（myoglobin），呼吸酵素のシトクロムc（cytochrome c）の機能的成分となる．ヘムは分解されると胆汁色素と鉄になる．

ヘムのポルフィリンはグリシンとスクシニルCoAの縮合反応により生成され，グロビンと結合してヘモグロビンになり，赤血球内の成分として酸素運搬を行う．このほかにヘムは，赤筋ではミオグロビンの一部をなす．寿命により赤血球が破壊されると，グロビンとヘムは再利用されるが，ヘムからはずれたポルフィリンは，肝臓，脾臓，骨髄などでビリルビン（bilirubin）になる．ビリルビンは肝臓で水溶性に変えられ，胆汁の成分として分泌される．

6.3.4 食後，食間期のタンパク質代謝

食事からタンパク質が多く摂取されると，分枝鎖アミノ酸（BCAA：branched chain amino acid）とよばれるバリン，ロイシン，イソロイシンは肝臓から放出され，筋肉に優先的に取り込まれ酸化される．このとき生じるアミノ基はピルビン酸からアラニンの生成に使われる．タンパク質が過剰に摂取されると，体タンパク質への合成は限界に達し，余剰タンパク質は脂質に転換される．

食間期の血中アミノ酸濃度は，体内組織のタンパク質から遊離されたアミノ酸と組織のアミノ酸の利用のバランスにより決まる．また血糖値が低下すると，糖新生にアミノ酸が利用され，絶食が継続すると糖新生がさらに増強され，骨格筋タンパク質の分解が促進される．また，絶食期には分枝鎖アミノ酸が筋肉から放出され，脳における重要なエネルギー源となる．

6.3.5 臓器別タンパク質代謝

肝臓は多量のアラニンを取り込み，アミノ酸から離脱したアミノ基を尿素として無毒化している．また，脱アミノ化されたアミノ酸の残りの炭素骨格からは糖新生あるいは脂質の合成を行い，一方で酸化分解して水と二酸化炭素に代謝している．

　筋肉は体内の遊離アミノ酸プールの50%以上を生成している．また，筋肉はセリン，システイン，グルタミン酸を取り込み，アラニンとグルタミンを血中へ放出している．筋肉において，分枝鎖アミノ酸は，酸化されるかあるいはアミノ基供与体として利用される．

　腸管や腎臓はグルタミンを取り込み，その大部分をアラニンに変換する．腎臓ではグルタミンからアンモニアを放出し，尿中へ排出する．

　脳における分枝鎖アミノ酸，とくにバリンの取り込みは高く，酸化する能力は筋肉や肝臓の数倍もある．また，食後には筋肉からかなりの分枝鎖アミノ酸が放出されるが，肝臓では取り込まれず，おもに脳に取り込まれる．分枝鎖アミノ酸は，脳において絶食時のエネルギーとして利用される．

6.4　ビタミンの代謝

　ビタミンは食物から摂取され，水溶性ビタミンはおもに糖質代謝，脂質代謝，タンパク質代謝の補酵素（図6-14）として，また，脂溶性ビタミンは重要な生理機能としての役割を

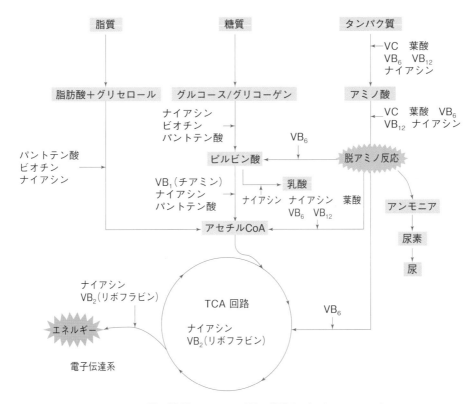

図6-14　脂質，糖質，タンパク質の代謝とビタミンのかかわり
W. D. McArdle et al., "Exercise Physiology, 7th," LWW (2009)を参考に作成．

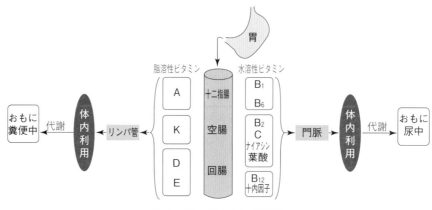

図6-15　ビタミンの代謝

果たす(4.4節　ビタミンの栄養参照, p. 87). 体内のビタミンは複合型になったり, 活性化されて役割を果たした後, そのままの形で, あるいは代謝されて尿中や糞便中に排出される(図6-15).

6.4.1　水溶性ビタミン

水溶性ビタミン(water-soluble vitamin)は小腸から吸収され, 門脈を通って肝臓に運ばれる. また, 水溶性ビタミンは過剰に摂取しても水溶性のため蓄積されることなく, おもに尿中へ排泄される.

6.4.2　脂溶性ビタミン

脂溶性ビタミン(fat-soluble vitamin)は, 胆汁酸の存在下で脂質と同様に小腸上皮から吸収されてキロミクロンとともにリンパ管へ入る. 脂溶性ビタミンはおもに胆汁酸と結合し, 最終的に胆汁として腸管へ排泄されて糞便中にでる.

6.5　無機質の代謝

無機質(mineral)は体構成成分として, また酵素の活性作用, 各種生理作用および生体の調節機能に重要な役割を果たす. 無機質の種類により代謝速度は大きく異なっている. 体内の無機質は, 糞便中や腎臓を経由して尿中へ排泄されるだけでなく, 一部は汗中へも排泄される.

6.5.1　カルシウムの代謝

体内のカルシウム(calcium)は, 99% がリンと結合して骨や歯に沈着し, 残りの1% が血液をはじめ筋肉, 神経に分布する. 血液中のカルシウム濃度は 10 mg / 100 mL であり, パラトルモン(parathormone), カルシトニン(calcitonin), 活性型ビタミンによりほぼ一定に保たれている.

骨のカルシウムは常に溶出と沈着を繰り返し, ゆっくりではあるが入れ替わっている. カルシウムの代謝回転速度は加齢とともに遅くなり, また骨量も変化する. 骨量は幼児期, 成長期には増加するが, 高齢期になると減少して骨折しやすくなる. とくに, 閉経後

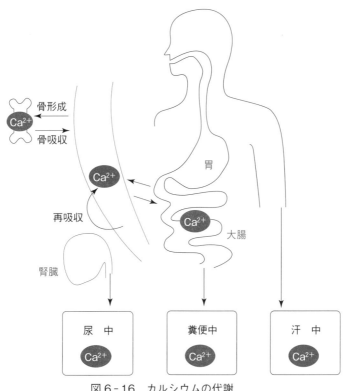

図6-16　カルシウムの代謝

の女子ではエストロゲン欠乏により，重度の骨粗しょう症を起こしやすい．カルシウムは
おもに糞便と尿中に排泄されるが，汗中にも排泄される（図6-16）．

6.5.2　鉄の代謝

　体内の鉄（iron）は70％が赤血球ヘモグロビン，4％が筋肉ミオグロビンとして存在し，
このほか，貯蔵鉄のフェリチン（ferritin）やヘモシデリン（hemosiderin）として，おもに肝
臓，脾臓，骨髄に分布する．また，血液中の鉄は常にトランスフェリンと結合した状態に
あり，トランスフェリンは鉄の運搬役として鉄代謝の中心的役割を果たしている（図6-17）．

　約120日の赤血球の寿命により，ヘモグロビンの破壊と合成が繰り返される．赤血球の
破壊により血液中に放出された鉄はトランスフェリンと結合して運搬され，大部分の鉄は
骨髄に取り込まれてヘモグロビン合成にふたたび利用される．一部の鉄は貯蔵鉄として肝
臓に貯蔵される．血漿中のトランスフェリンの濃度は鉄の全結合能を表し，通常，3分の
1のトランスフェリンが鉄で飽和されている．鉄欠乏性貧血では，トランスフェリンの鉄
の飽和度は通常値より低く，反対に過剰の鉄が蓄えられている場合は大きくなる．

　血液中の鉄はトランスフェリンと結合しているために腎臓からはろ過されにくく，尿中
への排出は微量である．しかし，成人女子では月経血による鉄損失のため鉄欠乏を起こし
やすい．また，妊婦や高齢者においては，鉄必要量の増加あるいは鉄の吸収不全などによ
り鉄欠乏を生じやすいので，とくに注意を要する．

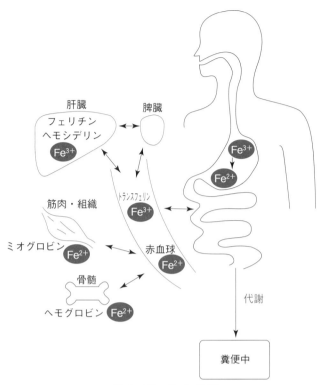

図 6-17 鉄 の 代 謝

6.6 代謝経路の調節

　細胞内の代謝はホルモンや自律神経により調節される．一般に神経系は緊急事態に対応できるよう速やかな調節を行うが，ホルモンは神経系よりは緩慢であるが持続性のある調節を行っている．神経系は内分泌系の上位にあり，ホルモンの産生と分泌を支配する．

　細胞内では数百の代謝反応が同時に進行しているので，細胞レベルでは酵素活性の調節が最も重要である．細胞内の代謝経路は一連の酵素によって触媒される反応から成り立っており，反応速度を調節するものとしてアロステリック機構とホルモン機構が重要である．

6.6.1 アロステリック機構

　酵素には基質と結合する部位とは異なる最終産物と結合する部位があり，これをアロステリック部位（allosteric site）という．ふつう，代謝経路では最初の反応段階でアロステリック制御（allosteric regulation）を受ける酵素に触媒される（図6-18）．そのため，一連の酵素作用により生成された物質が蓄積してくると，この生成物が最初の段階の酵素活性を阻害するフィードバック阻害（feedback inhibition）により，必要以上の物質の生成を抑制する．フィードバック阻害は酵素反応の初発段階を抑制するので，最終生産物だけでなく中間代謝産物の蓄積をも防ぐことができる．たとえば，グルコースの解糖系では ATP が産生されるが，解糖系の中でホスホフルクトキナーゼが ATP によってアロステリック阻

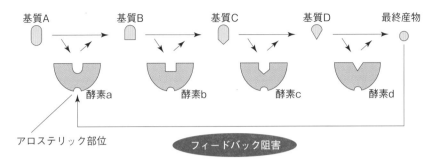

図6-18 アロステリック機構
酵素aがアロステリック酵素となり，反応が阻害される.

害を受ける．つまり高濃度のATPは解糖系の反応を阻害することで余分なATP蓄積を防いでいる.

6.6.2 ホルモン機構

　ホルモンの作用は標的細胞の受容体に結合して初めて起こる．ホルモンが受容体タンパク質に結合すると，二次情報分子が細胞内に放出され，酵素やほかのタンパク質分子に信号が伝わる．副腎皮質刺激ホルモン（ACTH：adrenocorticotropic hormone），甲状腺刺激ホルモン（TSH：thyroid stimulating hormone），グルカゴン（glucagon），バソプレッシン（vasopressin）の二次情報分子であるサイクリックAMP（cAMP：cyclic adenosine monophosphate）を通して酵素を活性化する．また，甲状腺ホルモンやステロイドホルモンの作用機構は，細胞質，核の受容体と結合し，標的細胞の酵素の合成を促進する.

予想問題

予想問題

1 糖質に関する記述である，正しいのはどれか．2つ選べ.

(1) 血糖値が低下すると，筋肉グリコーゲンが分解され，グルコースとなって血液中に放出される.

(2) 血糖値が低下すると肝臓で脂肪酸からグルコースを合成し，血糖を供給する.

(3) 血糖値が低下すると，肝臓における糖新生によりアミノ酸からグルコースを合成し供給するようになる.

(4) 糖質摂取により血中に吸収されたグルコースは，濃度差により肝臓や筋肉に取り込まれ，血糖値は低下する.

(5) 糖質を十分に摂取すると，グルコースはグリコーゲン合成に利用されるだけでなく，脂質合成にも利用される.

2 脂質に関する記述である．正しいのはどれか．2つ選べ.

(1) 脂質は糖質よりも大きなエネルギーを放出し，糖質が不足しても脂質を完全に燃焼させてエネルギーを得ることができる.

(2) グリセロールはβ酸化によりアセチルCoAになり，ミトコンドリアで酸化分解される．

(3) 肝臓は脂肪酸からケトン体を生成するが，利用できず血中に放出する．

(4) 骨格筋は静止期には脂肪酸からエネルギーを得ている．

(5) 脂肪細胞は不活発な細胞であり，その大部分は代謝回転しない安定したトリグリセリドからなる．

3 タンパク質に関する記述である．正しいのはどれか．2つ選べ．

(1) タンパク質の代謝回転は年齢により異なり，成長期には分解が合成を上まわる．

(2) アミノ酸より離脱した窒素部分は最終的には尿素となり，尿中に排泄される．

(3) アミノ基転移反応によりピルビン酸はアラニンになり，α-ケトグルタル酸はグルタミン酸になる．

(4) 必須アミノ酸とは，生体内に合成経路がまったく存在しないアミノ酸のことである．

(5) アミノ酸はタンパク質合成や糖新生に利用されるが，脂質には転換しない．

4 血糖に関する記述である．正しいのはどれか．1つ選べ．

(1) 骨格筋で運動により生成された乳酸は，筋肉内でグルコースに転換される．

(2) 運動は血糖からの筋細胞内へのグルコース取り込みを抑制する．

(3) 食間期には，肝グリコーゲンを分解して血液にグルコースを供給し，血糖の低下を防ぐ．

(4) 飢餓時には，脂質を分解し糖新生によりグルコースを供給し，血糖を維持する．

(5) 食後に血糖値が上昇すると，筋肉でのグリコーゲン分解が亢進する．

5 リポタンパク質に関する記述である．正しいのはどれか．1つ選べ．

(1) キロミクロンは小腸から門派に分泌され，肝臓に運搬される．

(2) キロミクロンは肝臓で合成されて血液中に分泌され，他組織に運搬される．

(3) VLDLは脂肪組織から分泌され，トリアシルグリセロールの含有率が最も高い．

(4) LDLはコレステロールの含有率が最も低いリポタンパク質である．

(5) HDLは肝外組織からコレステロールを肝臓に輸送する．

6 食後の糖質とタンパク質の代謝に関する記述である．正しいのはどれか．2つ選べ．

(1) グリコーゲンからグルコースを合成する．

(2) グルコースからアセチルCoAを生成し脂肪を合成する．

(3) アミノ酸から糖新生によりグルコースを生成する．

(4) 体タンパク質の合成が促進される．

(5) 筋タンパク質が分解されBCAAを放出する．

7 食間期の糖質代謝についての記述である．正しいのはどれか．2つ選べ．

(1) 血糖値が低下してアドレナリンが分泌され，グリコーゲンを分解しグルコースが供給され血糖値の低下を防ぐ．

(2) 筋グリコーゲンが分解され，血糖降下を抑制する．

(3) 糖質が不足して脂肪分解により生じたケトン体が蓄積する．

(4) 食間期が長びくとグルカゴンによるアミノ酸からの糖新生が盛んになる．

(5) 絶食中には肝臓と筋肉で糖新生が促進される．

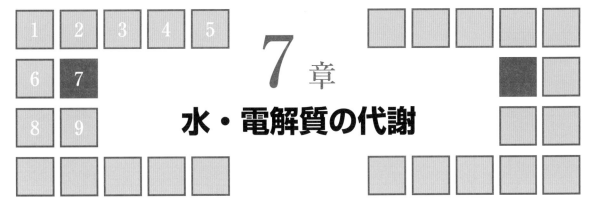

7章 水・電解質の代謝

7.1 水の代謝

7.1.1 水の分布

　水（water）は人の体内に最も多く存在する成分であり，成人男子では体重の約60%，女子では約55%を占める．脂肪組織に含まれる水分は約20%で，ほかの組織より少ない．一般に女子は男子より体脂肪が多いため，体重に対する水分の割合は女子のほうが男子より低い．また，体内の水分量は年齢とともに減少する傾向がある．新生児は体重の70～80%が水分であるが，高齢期では40～50%程度に減少する．

　体内の水の約3分の2は細胞内液として，残りの約3分の1は細胞外液として存在する．細胞外液は，組織間液と血漿やリンパ液などの管内液に分けられる（図7-1）．

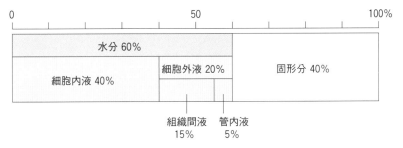

図7-1　成人男子の体重に対する水分の割合

7.1.2 水の機能

　水はさまざまな物質を溶かすことができるため，体内において，① 栄養素や老廃物の運搬，② 消化液やホルモンの分泌，③ 化学反応の場としての溶媒などの機能を果たしている．また，④ 発汗による体温調節も水の重要な機能である．

7.1.3 水の出納

　成人の1日における水の出納量は約2,500 mLである（図7-2）．

（1）水の摂取

　飲料水として約1,200 mL，食物中の水として約1,000 mLが摂取され，このほかに代謝

摂取 (2,500 mL)	代謝水 300 mL	食　物 1000 mL	飲料水 1200 mL

排泄 (2,500 mL)	不感蒸泄（900 mL）		尿（1500 mL）	
	皮膚から 500 mL	肺から 400 mL	不可避尿 500 mL	可避尿 1000 mL

糞便
100 mL

図 7-2　成人における 1 日の水の出納量

水（metabolic water）として約 300 mL の水分が体内で生成される．代謝水とは栄養素が体内で酸化分解される際に生じる水である．

（2）水の排泄

　尿として約 1,500 mL，糞便中へ約 100 mL の水分が排泄される．体内で生じる老廃物などを排泄するのに約 500 mL の尿が必要であり，これを不可避尿（obligatory urine）という．不可避尿を除いた残り約 1,000 mL は可避尿であり，可避尿の量は摂取した水分量によって変動する．尿や糞便中への排泄のほか，不感蒸泄（insensible perspiration）として皮膚から約 500 mL，肺から呼気中に約 400 mL の水が無意識に失われている．不感蒸泄と汗は異なり，不感蒸泄では体液中の電解質は失われない．

　不可避尿 500 mL と不感蒸泄 900 mL は避けることのできない水の排泄量である．これらの合計 1,400 mL から代謝水 300 mL を差し引いた 1,100 mL が 1 日に摂取しなければならない不可避水分摂取量となる．

7.2　電解質の代謝

7.2.1　体液に含まれる電解質の組成と機能

　電解質（electrolyte）とは水に溶けるとイオンに解離する物質である．体液に含まれるおもな電解質は Na^+（ナトリウムイオン），K^+（カリウムイオン），Cl^-（塩化物イオン），Ca^{2+}（カルシウムイオン），Mg^{2+}（マグネシウムイオン）などの無機イオンで，細胞内液と細胞外液ではその組成が大きく異なる（図 7-3）．体液中の電解質には，① 体液の浸透圧の調節，② 体液量の調節，③ 体液の pH の調節などの機能がある．

（1）体液の浸透圧の調節

　細胞膜（cell membrane）は水分子が通過できる小孔のある半透膜で，細胞内液と細胞外液はこの小孔を通って互いに移動することができる．浸透圧（osmotic pressure）とは，半透膜で区切られた溶液に濃度差があるとき，低濃度側から高濃度側へ水が移動する力である．浸透圧は溶質のモル濃度に比例するが，溶質がイオン化している場合はそのイオンの量に比例する．

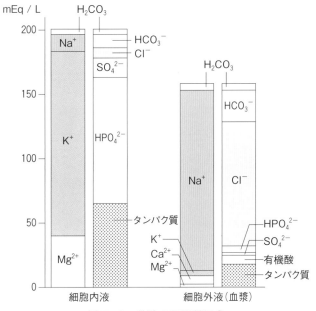

図7-3　体液の電解質組成

　細胞内液には陽イオンとしてK^+が，陰イオンとしてHPO_4^{2-}（リン酸一水素イオン）が多く，細胞外液には陽イオンとしてNa^+が，陰イオンとしてCl^-が多い．また，細胞内液や血漿中にはイオン化したタンパク質が含まれている．これらの電解質によって体液の浸透圧は一定に調節されている．

（2）体液量の調節

　体液量の調節は細胞外液の浸透圧を一定に保とうとする作用に基づいて行われる．水分摂取量の不足などにより体内で水が欠乏状態になると，細胞外液が減少し細胞外液の浸透圧が上昇する．細胞外液の浸透圧が上昇すると，視床下部の渇中枢（水を飲みたいという願望を調節する）が刺激され口渇感が起こり，水分摂取量の増加をもたらす．同時に下垂体後葉からの抗利尿ホルモン（バソプレッシン）（antidiuretic hormone, vasopressin）の分泌が促進される．抗利尿ホルモンは腎臓における水の再吸収を促進し，その結果，尿量は減少し細胞外液は増加して浸透圧も正常化する．

　逆に体内で水が過剰になると，細胞外液が増加して浸透圧は低下する．抗利尿ホルモンの分泌が抑制されて尿量が増加することにより，細胞外液が減少し浸透圧も正常化する．

（3）体液のpHの調節

　少量の酸や塩基を加えても溶液のpHを大きく変化させずに一定範囲内に保つ作用を緩衝作用（buffer action）という．体液のpHはほぼ一定に保たれているが，これは体液に含まれる電解質の緩衝作用によるものである．とくに血漿のpHは7.35～7.45という狭い範囲に維持されており，おもに重炭酸緩衝系（bicarbonate buffer system）の作用によって調節されている．すなわち，血漿中に酸が加わった場合には重炭酸イオンと結合して炭酸と

なるため pH の低下は起こらず，アルカリが加わった場合には炭酸によって中和されるため pH の上昇は起こらない．

$$\text{重炭酸イオン（HCO}_3{}^-\text{）} \overset{\text{酸（H}^+\text{）}}{\underset{\text{アルカリ（OH}^-\text{）}}{\rightleftharpoons}} \text{炭酸（H}_2\text{CO}_3\text{）}$$

7.2.2　ナトリウムの代謝と血圧

　Na^+ は細胞外液の陽イオンの大部分を占め，浸透圧や体液量の調節に最も重要な役割を果たす電解質である．

　体内の Na^+ が不足すると細胞外液の浸透圧が低下するため，図7-4に示すように抗利尿ホルモンの分泌，尿量，細胞外液量を調節して浸透圧は正常化されるが，循環血液量が減少し血圧は低下する．逆に食塩の過剰摂取などにより体内の Na^+ が過剰になると，循環血液量が増加し血圧は上昇する．

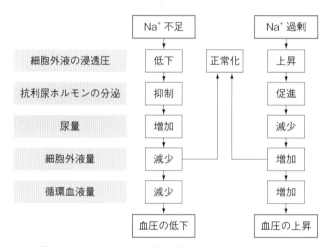

図7-4　ナトリウムの過不足にともなう血圧の変化

　このような Na^+ の過不足にともなう血圧の変化はレニン・アンギオテンシン・アルドステロン系（renin - angiotensin - aldosterone axis）によって調節される（図7-5）．Na^+ が不足し循環血液量が減少すると，腎臓からタンパク質分解酵素であるレニンが分泌される．レニンは血漿タンパク質のアンギオテンシノーゲンに作用し，最終的にアンギオテンシンⅡという物質が生成される．これは副腎皮質からのアルドステロンの分泌を促進し，アルドステロンは腎臓での Na^+ 再吸収を促進する．Na^+ が過剰になるとこの調節系の働きが抑制され，尿への Na^+ 排泄量が増加する．

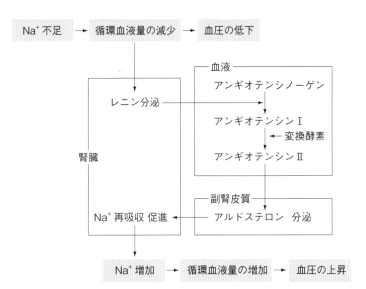

図7-5 レニン・アンギオテンシン・アルドステロン系による血圧の調節

7.3 脱水と浮腫

7.3.1 脱　水

　体液が不足した状態を脱水(dehydration)といい,高張性脱水(水分欠乏型脱水),等張性脱水,低張性脱水(塩分欠乏型脱水)に分類される.高張性脱水は,水分の摂取不足がおもな原因で,細胞外液の水分が不足して電解質濃度が高まり,細胞外液が高張となる.そのため,細胞内から細胞外へ水分が移動し,細胞内液は減少する(図7-6).等張性脱水は,発熱や運動による多量の発汗,嘔吐や下痢などにより,細胞外液の水分と電解質の両方が

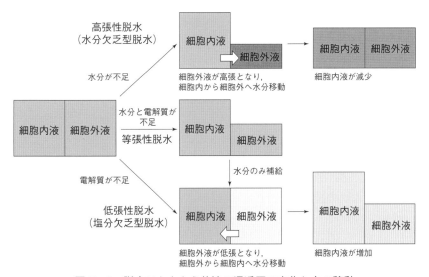

図7-6 脱水にともなう体液の浸透圧の変化と水の移動

失われた場合の脱水である．低張性脱水は，等張性脱水のあとに水分のみを補給して電解質を補給しなかった場合などに起こる脱水で，細胞外液の電解質が不足して細胞外液が低張となる．そのため，細胞外から細胞内へ水分が移動し，細胞内液は増加する．細胞外液の浸透圧が低下すると，抗利尿ホルモンの分泌が抑制されるため尿量が減少せず，脱水が悪化する．

7.3.2 浮　腫

体液が過剰となり，組織間液が異常に溜まった状態を浮腫（edema）といい，腎障害などによる水の排泄障害がおもな原因である．また，血液中のアルブミン濃度が低下すると，血液のコロイド浸透圧が低下し，血液から組織間に水分が移動し浮腫の原因となる．

予想問題

1 人の体内における水の分布についての記述である．正しいのはどれか．2つ選べ．
(1) 体内の水分量は年齢とともに減少する傾向がある．
(2) 体内の水の約3分の2は細胞内液として，残りの約3分の1は細胞外液として存在する．
(3) 細胞外液のほとんどは血漿である．
(4) 体重に対する水分の割合は女子のほうが男子に比べて高い．
(5) 体内の脂肪組織に含まれる水分は約10%程度で，ほかの組織より少ない．

2 水の代謝についての記述である．正しいのはどれか．2つ選べ．
(1) 成人の1日における水の出納量は約2,500 mLであり，おもに食物や飲料水から摂取される．
(2) 代謝水とは，栄養素の代謝にともない体外に排泄される水である．
(3) 成人の1日の不感蒸泄は約200 mLである．
(4) 尿として排泄される水は，成人の1日における水の排泄量の約6割程度である．
(5) 不可避尿として，成人で1日約1,000 mLの尿が必要である．

3 体液中の電解質に関する記述である．正しいのはどれか．2つ選べ．
(1) 不感蒸泄によって体液の電解質は失われない．
(2) 細胞内液と細胞外液では電解質の組成が異なり，細胞内液には Na^+ が，細胞外液には K^+ が多く含まれる．
(3) 体液の浸透圧は細胞内液・外液中のイオン化した無機質やタンパク質によって調節されている．
(4) 体内の Na^+ が過剰になると循環血液量が減少し，血圧が低下する．
(5) アルドステロンは腎臓における Na^+ の再吸収を抑制するホルモンである．

4 体液の浸透圧に関する記述である．正しいのはどれか．2つ選べ．
(1) 水分摂取量の不足などにより体内で水分が欠乏すると，細胞外液の浸透圧が高まる．
(2) 塩分欠乏型脱水では，細胞内液量は増加する．
(3) 水分欠乏型脱水では，細胞内液量に変化はない．
(4) 低張性脱水では，抗利尿ホルモンの分泌が促進されて尿量が減少する．
(5) 血液中のアルブミン濃度が上昇すると，浮腫の原因となる．

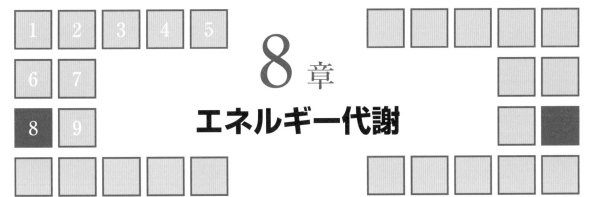

8章
エネルギー代謝

8.1 エネルギーとその単位

　人が食欲を感じて食物を摂取する意味は，日常的にエネルギー補給といわれるように，食物がもつ化学エネルギーを取り込むことである．人は生きていくために食物を常に摂取しなければならない．それは人が生命を維持するために，筋肉を動かすための機械エネルギー，体に必要な物質を生合成するための化学エネルギー，体温を一定に保つための熱エネルギー，神経の伝達のための電気エネルギーを必要とするからである（図8-1）．したがって，食物の摂取が途絶えると，エネルギーの供給源を体内に求め，肝臓や筋肉のグリコーゲン，体脂肪または体タンパク質を分解してエネルギーをつくりだすことになる．

　エネルギーは形を変えることができ，その形態に応じて電気エネルギーはワット（W），光エネルギーはルクス（lx）というようにエネルギーの単位を使い分けている．栄養学においてはエネルギーを熱量として取り扱うので，日本では熱エネルギーの単位としてキロカロリー（kcal）を用いるのが一般的である．1 kcalとは1 kgの水を1気圧下で14.5℃から15.5℃に上げるために必要なエネルギー量のことである．

　栄養学で使用する熱量の単位としては，国際的にはジュール（J）の使用が推奨されている．1 Jとは1 kgの物質を1ニュートンの力で1 m移動することができるエネルギー量である．WHO/FAOもエネルギーの単位としてキロジュール（kJ）を採用している．しかし，日本においては熱量の単位としてキロカロリーのほうが幅広く浸透しているため，専門的な研究とは区別して「日本人の食事摂取基準（2020年版）」では熱量の単位をキロカロリーで示してある．

> 1 kcal…1気圧下で1 kgの水を14.5℃から15.5℃に上げるエネルギー
> 1 kcal = 4.184 kJ
> 1 kJ = 0.239 kcal

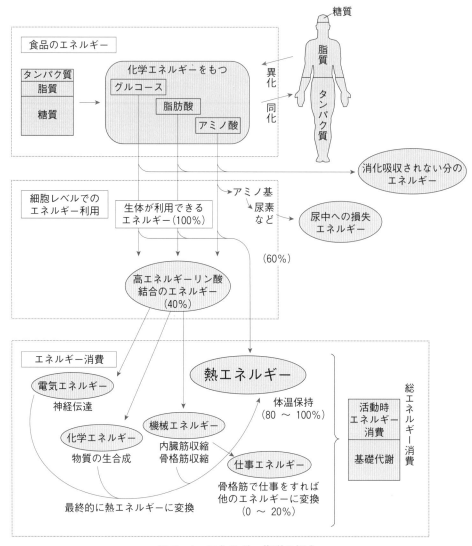

図 8-1　エネルギー代謝の概念

8.2　食品の物理的エネルギー量

　三大栄養素である糖質，脂質，タンパク質は，体内で酸化分解してエネルギーとして代謝されると水と二酸化炭素が生じ，同時にエネルギーが放出される（図8-2）．糖質，脂質，タンパク質のもつエネルギー量は，これらを空気中で燃焼させたときに発生する熱量で測定される．これを物理的燃焼値（physical energy value）といい，ボンベ熱量計で測定することができる．ボンベ熱量計（bomb calorimeter）は気密性，断熱性の高い箱に燃焼させるものを入れ，燃焼させたときに生じるエネルギーをまわりに満たした水の上昇温度で測定するものである．三大栄養素の物理的燃焼値は食品の種類によって異なるが，日常摂取す

る食品から平均値を求めると,糖質で4.10 kcal/g,脂質で9.45 kcal/g,タンパク質で5.65 kcal/gとなる.

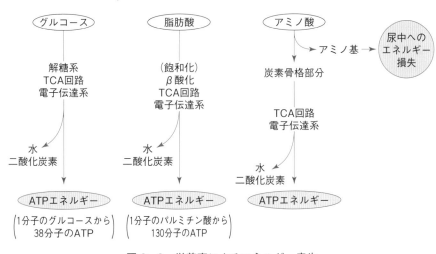

図8-2 栄養素によるエネルギー産生

8.3 栄養素の生理的エネルギー量

　生体で利用可能な食品のエネルギー量は,食品に含まれる三大栄養素(糖質,脂質,タンパク質)の含有量によって決まる.しかし,人は食品のもつ化学エネルギーをすべて利用できるわけではない.つまり,食品のもつエネルギーの利用効率は,後述するように,摂取した栄養素の消化吸収率と体内で利用されずに損失したエネルギーを考慮しなければならない.

　アトウォーターはアメリカ人の食事から栄養素の消化吸収率を糖質で98%,脂質で95%,タンパク質で92%と推定した.また,糖質と脂質は最終的に水と二酸化炭素に代謝されるので,体内で発生したエネルギーをすべて利用できる.一方,タンパク質の場合,その構成成分であるアミノ酸のアミノ基は尿素,尿酸,クレアチニンといった窒素化合物として尿中に排泄される.これらの窒素化合物は燃焼可能なエネルギー値をもっている.

　すなわち,タンパク質がエネルギーとして代謝される場合,尿中に排泄される窒素化合物のエネルギーの損失分を差し引かなければならない.アトウォーターはこのタンパク質の損失エネルギー値を1.25 kcal/gとしたが,日本では日本人の実測値である1.30 kcal/gを採用している.

　したがって,糖質と脂質は物理的燃焼値に消化吸収率を乗じた値が生体で利用され,タンパク質は物理的燃焼値に消化吸収率を乗じた値から,さらに尿中に排泄される損失エネルギーを引いた値が生体で利用される.この生体で利用される栄養素のエネルギー値を生理的燃焼値(physiological energy value)という.また,三大栄養素の1g当たりの生理的

燃焼値（kcal）を整数に直して，糖質を4，脂質を9，タンパク質を4としたものをアトウォーターのエネルギー換算係数（Atwater's calorie factor）とよぶ．

	物理的燃焼値 (kcal/g)		消化吸収率		尿中損失 エネルギー (kcal/g)		生理的燃焼値 (kcal/g)	アトウォーターの エネルギー換算係数
糖質	4.10	×	0.98			=	4.02	4
脂質	9.45	×	0.95			=	8.98	9
タンパク質	5.65	×	0.92	−	1.30	=	3.90	4

「日本食品標準成分表2015年版（七訂）」に掲載されている食品のエネルギー値の算定には，三大栄養素のエネルギー換算係数として，日本人で測定された数値がおもに使用され，一部の食品についてはFAO/WHOの数値が用いられている．エネルギー換算係数が不明の場合や複数の原材料からなる加工食品については，アトウォーターのエネルギー換算係数が用いられている．また，三大栄養素以外には，アルコールが7.1 kcal/g，酢酸が3.5 kcal/gのエネルギーをもつ．各食品のエネルギーは可食部100 g当たりの糖質（炭水化物），脂質，タンパク質の含有量(g)に各成分のエネルギー換算係数を乗じて算出してある（表8-1）．

表8-1　おもな食品エネルギー換算係数

食品群	食品	炭水化物(kcal/g)	脂質(kcal/g)	タンパク質(kcal/g)
穀類	精白米	4.20	8.37	3.96
	小麦粉	4.20	8.37	4.32
いもおよびでん粉類	じゃがいも	4.03	8.37	2.78
砂糖および甘味類	上白糖	3.87	−	−
豆類	豆腐	4.07	9.02	4.18
種実類	アーモンド	4.07	8.37	3.47
野菜類	かぶ	3.84	8.37	2.78
果実類	レモン	2.70	8.37	3.36
きのこ類	きのこ類	アトウォーター係数より求めた値に0.5を乗じる		
藻類	藻類	アトウォーター係数より求めた値に0.5を乗じる		
魚介類	魚肉	4.11	9.41	4.22
肉類	鶏肉	4.11	9.41	4.22
卵類	鶏卵	3.68	9.41	4.32
乳類	牛乳	3.87	9.16	4.22
油脂類	植物油	−	9.21	−

文部科学省　科学技術・学術審議会　資源調査分科会　報告，「日本食品標準成分表2015年版（七訂）」，(2015)．

＜精白米（うるち米）のエネルギーを求めてみよう＞

日本人における利用エネルギー測定調査より

　糖質（炭水化物）：4.20 kcal/g，脂質：8.37 kcal/g，タンパク質：3.96 kcal/g

可食部100g当たりの三大栄養素の含有量（「日本食品標準成分表2015年版（七訂）」より）

　　糖質（炭水化物）：77.6 g，脂質：0.9 g，タンパク質：6.1 g

　　エネルギー　＝(77.6×4.20)＋(0.9×8.37)＋(6.1×3.96)＝　358 kcal

8.4　細胞レベルのエネルギーの利用状況

　食物を体外で燃焼させると，食物のもつエネルギーはすべて熱エネルギーになる．一方，摂取した栄養素を体内で燃焼させる場合，得られたエネルギーの形態が熱エネルギーのままでは体温を保つ程度にしか利用できない．そこで，栄養素がエネルギーとして体内で利用される場合，得られたエネルギーは ATP（アデノシン三リン酸）などの高エネルギーリン酸化合物（high-energy compound）として生体で利用可能な形態に変換される．

　高エネルギー化合物とは，ATP のように加水分解される際に自由エネルギーとして高いエネルギーを放出し，生体内の活動に利用できるものをいう（図 8 - 3）．高エネルギー化合物には ATP のほかに筋肉に多く含まれるクレアチンリン酸（creatine phosphate）があり，加水分解されると 9.5 kcal のエネルギーを放出する．クレアチンリン酸は筋肉の収縮のために ATP が消費されたあとに生成する ADP を ATP に変換する役割を果たす（図 8 - 4）．また，ATP が過剰になればクレアチンリン酸を合成してエネルギーを貯蔵する．

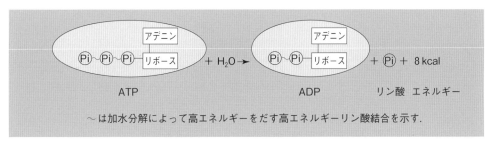

図 8 - 3　ATP の加水分解によるエネルギー放出

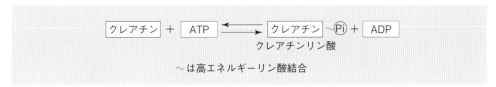

図 8 - 4　ATP とクレアチンリン酸

　このように食物の化学エネルギーは，生体内で利用できる高エネルギー化合物に変えるために摂取されているが，その利用効率は悪く，約 40% が高エネルギー化合物に転換されているにすぎない（図 8 - 1 参照）．残りの 60% は熱として失われる．高エネルギー化合物のエネルギーは生体活動に応じて神経伝達のための電気エネルギー，物質の生合成のための化学エネルギー，内臓筋収縮や骨格筋収縮のための機械エネルギーに転換されていく．生体で利用されたエネルギーのほとんどは最終的に熱エネルギーへと転換されるが，機械エネルギーの一部（0 〜 20%）は外的仕事のためにほかのエネルギーに転換される．たとえば，物を高い位置にもち上げるために使用した機械エネルギーは，位置エネルギーに転換される．

8.5　エネルギー消費量

　日本人は食物から平均して 2,000 kcal 前後のエネルギーを取り込み，これを体内で必要に応じてエネルギーの形態を変えて使用し，結果的に摂取量と同量の 2,000 kcal 前後のエネルギーを消費している．

　最近は摂取エネルギーと消費エネルギーのアンバランスによる肥満が増加し，肥満が引き金となって発症する生活習慣病が問題となっている．そのため消費エネルギーを正しく把握し，消費エネルギーに応じたエネルギー量を摂取することが大切である．総エネルギー消費(TEE：total energy expenditure)は，エネルギー代謝の概念である基礎代謝，睡眠時エネルギー代謝，安静時エネルギー消費，食事誘発性熱産生，活動時エネルギー消費に分けて考える(図 8 - 5)．

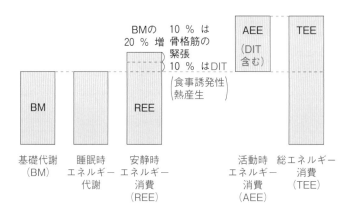

図 8 - 5　消費エネルギー

8.5.1　基礎代謝

(1) 基礎代謝(BM：basal metabolism)とは

　エネルギー消費量は，食事摂取，身体活動，環境温度など，さまざまな因子によって影響を受ける．そのため，人に共通したエネルギー消費として基礎代謝が考えられた．基礎代謝とは人が生きていくうえで必要な最低限のエネルギー代謝のことで，身体的，精神的に安静な状態で消費されるエネルギーである．基礎代謝の測定は，後述する食事誘発性の熱産生を抑えるために前日の夕食後 12 ～ 15 時間経過した翌朝，20 ～ 25 ℃ の室内で覚醒時に精神的にも肉体的にも安静な仰臥の状態で行われる．「日本人の食事摂取基準(2020年版)」では，年齢別に体重 kg 当たりの基礎代謝基準値が示されている(表 8 - 2)．また，基礎代謝量は基礎代謝基準値に体重を乗じて求めることができる．

表 8-2　基礎代謝量

性　別	男　性			女　性		
年齢(歳)	基礎代謝基準値 (kcal/kg 体重／日)	参照体重 (kg)	基礎代謝量 (kcal／日)	基礎代謝基準値 (kcal/kg 体重／日)	参照体重 (kg)	基礎代謝量 (kcal／日)
1 ～ 2	61.0	11.5	700	59.7	11.0	660
3 ～ 5	54.8	16.5	900	52.2	16.1	840
6 ～ 7	44.3	22.2	980	41.9	21.9	920
8 ～ 9	40.8	28.0	1,140	38.3	27.4	1,050
10 ～ 11	37.4	35.6	1,330	34.8	36.3	1,260
12 ～ 14	31.0	49.0	1,520	29.6	47.5	1,410
15 ～ 17	27.0	59.7	1,610	25.3	51.9	1,310
18 ～ 29	23.7	64.5	1,530	22.1	50.3	1,110
30 ～ 49	22.5	68.1	1,530	21.9	53.0	1,160
50 ～ 64	21.8	68.0	1,480	20.7	53.8	1,110
65 ～ 74	21.6	65.0	1,400	20.7	52.1	1,080
75 以上	21.5	59.6	1,280	20.7	48.8	1,010

厚生労働省「日本人の食事摂取基準(2020 年版)」.

＜基礎代謝量を計算してみよう＞

モデル：20 歳女子　体重 51 kg

18 ～ 29 歳女性の基礎代謝基準値に体重を乗じる(表 8-2 より).

基礎代謝量 = 22.1×51(kg)

　　　　　 = 1127.1 kcal(1 日当たり)

（2）基礎代謝に影響する因子

（a）体 表 面 積

　体内で産生された熱エネルギーは，そのほとんどが体表より失われる．そのため，体表面積とエネルギー消費量には顕著な正の相関があり，体表面積当たりの基礎代謝量は人だけでなくほかの動物ともほぼ同じ値になる．人の体表面積は高比良の変法により算出される．

体表面積(m^2)　男子：(体重 kg)$^{0.424}$×(身長 cm)$^{0.725}$×0.007246
　　　　　　　　女子：(体重 kg)$^{0.427}$×(身長 cm)$^{0.718}$×0.007249

（b）筋 肉 量

　体重が同じ場合，脂肪組織が多いほど基礎代謝は低い．これは脂肪組織の代謝活性が低く，逆に筋肉組織などの実質細胞組織の代謝活性が高いためである．

（c）年　齢

　体表面積または体重当たりの基礎代謝量は生後 2 歳くらいまで上昇し，その後加齢とともに徐々に低下していく．また，1 日当たりの基礎代謝量で見ると，男子では 15 ～ 17 歳，女子では 12 ～ 14 歳で最も高くなる．

（d）性　別

　基礎代謝は一般的に女子は男子より低く，小児期では 5%，思春期以降になると 10% 程

度女子で低い．これは女子が男子と比較して体脂肪の割合が多いためである．このため，除脂肪体重で基礎代謝を比較すると，男女の差はほとんどなくなる．

女子は黄体ホルモンの影響で排卵後2週間ほどは基礎体温が上昇し，月経期に入ると低下する．また，基礎体温が上昇している期間は基礎代謝も高くなっている．妊娠期の場合，基礎代謝は妊娠前期で5〜10%，妊娠後期で15〜20%高くなる．妊娠による基礎代謝の増加は，ほとんどが胎児に由来している．

（e）環境温度

外気温が低くなると体表からの体熱放散が高くなる．したがって，体温を一定に保つためには熱産生を増やさなければならない．寒くて震えるのは骨格筋が収縮することによる熱産生の増加である．寒冷地に長期間生活していると，環境に適応して基礎代謝が高くなる．

一方，外気温が高くなると熱の産生を抑えたり，熱を放散したりする．外気温が30℃で人の代謝量は最低となる．そのため，夏と冬の気温差が激しい日本では，基礎代謝は季節の変動に応じて冬に高く，夏に低くなり，その差は10%程度といわれる．しかし，最近の冷暖房設備の充実した生活様式により，基礎代謝の変動幅は減少傾向にある．

（f）ホルモン

甲状腺ホルモンのチロキシン（thyroxine），副腎髄質ホルモンのアドレナリン（adrenaline）とノルアドレナリン（noradrenaline），男性ホルモンのアンドロゲン（androgen）は基礎代謝を亢進させる．また，甲状腺機能が亢進するバセドウ病では基礎代謝は亢進し，甲状腺機能が低下する粘液水腫では逆に低下する．

（g）その他

低栄養状態では基礎代謝の低下が見られる．これは低栄養になると，熱産生をする臓器の代謝活性が下がるためである．一方，過食による体重増加時には基礎代謝が亢進する．また，発熱すると基礎代謝が上がり，体温が1℃上がると13%程度の基礎代謝の上昇が見られる．

8.5.2　睡眠時エネルギー代謝

睡眠時エネルギー代謝は，骨格筋の弛緩，交感神経系の低下，心臓の機能の抑制があるため，生命を維持するための最低限のエネルギー代謝と見ることができる．このため，基礎代謝と睡眠時エネルギー代謝は同等とみなされている．

睡眠時エネルギー代謝　＝　基礎代謝

8.5.3　安静時エネルギー消費

安静時エネルギー消費（REE：resting energy expenditure）とは，軽食を摂取してから2〜4時間後に30分間の安静を保ったあと，いすに座った状態で消費されるエネルギーであ

る．安静時エネルギー消費量は基礎代謝量の 20% 増しとされ，その 20% の内訳は骨格筋の緊張などによるものが 10%，後述する食事誘発性熱産生によるものが 10% である．最近の携帯用簡易熱量計の実用化にともない，安静時エネルギー消費は比較的簡単に測定されるようになった．そのため，安静時エネルギー消費量に 0.8 を乗じて基礎代謝量を求めることができる．

$$基礎代謝量 ＝ 安静時エネルギー消費量 × 0.8$$

8.5.4　食事誘発性熱産生

食事を摂取したあと，体が温まったように感じる．これは栄養素の消化，吸収，輸送，代謝などにより産生された熱によるものである．このように，食事の摂取により誘発される熱産生のことを食事誘発性熱産生（DIT：diet-induced thermogenesis）という．栄養素別に見ると摂取したタンパク質で 30%，糖質で 5%，脂質で 4% が熱産生にまわされる．日本人の食事は糖質が 50 ～ 60% を占めているので，平均して食物のもつエネルギーの 10% 程度が食事誘発性熱産生として使われる．食事誘発性熱産生は食後すぐに現れて 1 時間で最も高く，約 12 時間ほど続く．食事誘発性熱産生は，安静時エネルギー消費あるいは活動時エネルギー消費に含まれるので，後述する推定エネルギー必要量の算出の際には加算しない．

8.5.5　活動時エネルギー消費

基礎代謝，安静時エネルギー消費，食事誘発性熱産生は，人が生活をするための共通したエネルギー消費である．しかし，活動時エネルギー消費（AEE：activity energy expenditure）は個人のライフスタイルによって大きく異なり，個人のエネルギー消費量の違いを決定づけている．活動時エネルギー消費は，朝起きてから夜寝るまでの生活活動のあり方，身体をどのようにどのくらい動かしているかによって異なってくる．各種の生活活動の強度を表す方法として，Af，メッツ（METS），エネルギー代謝率（RMR），活動代謝（Ea）などがある．

（1）Af

Af（activity factor：基礎代謝の倍数）は，動作にかかる総エネルギー消費量を基礎代謝量で除したものであり，各身体活動における単位時間当たりの強度を示す値である．

$$Af = \frac{動作の総エネルギー消費量（TEE）}{基礎代謝量（BM）}$$

（2）メッツ

メッツ（METS：metabolic equivalents）は，動作にかかる総エネルギー消費量を安静時エネルギー消費量で除したもので，座位安静時代謝量の倍数として表される．「日本人の

食事摂取基準（2020年版）」では，身体活動レベルを推定するために必要な各身体活動の強度を示す指標として用いられている．表8-3に身体活動の分類例を示す．絶食時の座位安静時代謝量は仰臥位で測定する基礎代謝量よりおよそ10％大きいため，メッツ値とAfの関係式は次のように成り立つ．

$$\text{メッツ値} \times 1.1 \risingdotseq \text{Af}$$

$$\text{メッツ（METS）} = \frac{\text{動作の総エネルギー消費量（TEE）}}{\text{安静時エネルギー消費量（REE）}}$$

表8-3　身体活動の分類例

身体活動の分類 （メッツ値*の範囲）	身体活動の例
睡眠（0.9）	睡眠
座位または立位の静的な活動 （1.0〜1.9）	テレビ・読書・電話・会話など（座位または立位），食事，運転，デスクワーク，縫物，入浴（座位），動物の世話（座位，軽度）
ゆっくりした歩行や家事など低強度の活動 （2.0〜2.9）	ゆっくりした歩行，身支度，炊事，洗濯，料理や食材の準備，片づけ（歩行），植物への水やり，軽い掃除，コピー，ストレッチング，ヨガ，キャッチボール，ギター・ピアノなどの楽器演奏
長時間持続可能な運動・労働など中強度の活動（ふつう歩行を含む） （3.0〜5.9）	ふつう歩行〜速歩，床掃除，荷造り，自転車（ふつうの速さ），大工仕事，車の荷物の積み下ろし，苗木の植栽，階段を下りる，子どもと遊ぶ，動物の世話（歩く／走る，ややきつい），ギター：ロック（立位），体操，バレーボール，ボーリング，バドミントン
頻繁に休みが必要な運動・労働など高強度の活動 （6.0以上）	家財道具の移動・運搬，雪かき，階段を上る，山登り，エアロビクス，ランニング，テニス，サッカー，水泳，縄跳び，スキー，スケート，柔道，空手

*　メッツ値（metabolic equivalent，MET：単数形，METS：複数形）は，Ainsworth *et al.* による．いずれの身体活動でも活動実施中における平均値に基づき，休憩・中断中は除く．
厚生労働省「日本人の食事摂取基準（2010年版）」．

（3）エネルギー代謝率

エネルギー代謝率（RMR：relative metabolic rate）は，動作にかかる総エネルギー消費量（TEE）から安静時エネルギー消費量（REE）を差し引き，これを基礎代謝量で除したものである．そのため，動作そのものに必要なエネルギーが基礎代謝の倍数で示される．エネルギー代謝率は，安静時を0としているため基礎代謝はマイナス値となる．

$$\text{エネルギー代謝率}（\text{RMR}） = \frac{\text{動作の総エネルギー消費量（TEE）} - \text{安静時エネルギー消費量（REE）}}{\text{基礎代謝量（BM）}}$$

（4）活 動 代 謝

活動代謝（Ea：activity metabolic rate）は，動作にかかる総エネルギー消費量を体重（kg）に時間（分）を乗じて，これで除したものである．活動代謝は個人に対応したもので，

動作にかかる個人のエネルギー消費量が簡単に計算できる.

$$\text{活動代謝}(Ea) = \frac{\text{動作の総エネルギー消費量}(TEE)}{\text{体重}(kg) \times \text{時間}(分)}$$

8.5.6　臓器のエネルギー代謝

　臓器によってエネルギーの消費量はさまざまである(図8‑6). 安静時,活動時ともに筋肉のエネルギー消費量が最も大きいが,それは筋肉が身体に占める割合が多いためで,組織1g当たりに換算すると腎臓や心臓のエネルギー消費量が筋肉より高い.

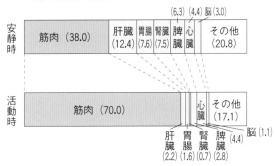

(a)　各臓器の消費エネルギー(％)

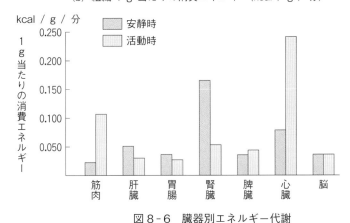

(b)　組織 1 g 当たりの消費エネルギー(kcal / g / 分)

図8‑6　臓器別エネルギー代謝

糸川嘉則,柴田克己 編,『栄養学総論(第2版)』,南江堂(1998).

（1）筋　肉

　筋肉収縮のエネルギーはATPを加水分解することにより得ている. ATPは筋肉に大量に貯蔵されていないので,必要に応じてクレアチンリン酸とADPからATPを合成する(図8‑4参照). 筋肉はクレアチンリン酸を消費すると,貯蔵グリコーゲンや血液中のグルコース,脂肪酸,アミノ酸を利用してATPを合成して用いる. このように筋肉において

は, 収縮中でも ATP の濃度が常に一定に保たれている.

（2）脳

　脳は安静時においても血流配分が多く, 全血流の 15% を占めている. 脳は睡眠時, 安静時, 活動時を通じて休むことなく電気化学的活動を行っているため多くのエネルギーを消費している. 脳はおもにグルコースをエネルギー源としているが, グルコースの供給が十分に行えない絶食などの場合は, 脂肪酸から代謝されたケトン体を利用している.

（3）肝　臓

　肝臓は安静時においても全血流の 25% 程度が配分されている. これは肝臓の代謝活動を保つために十分な血流を必要とするためである. そのため, 肝臓のエネルギー消費量は高く, 安静時でも全体のエネルギー消費量の 12 ～ 13% を占めている. 肝臓に流れ込む血管系には肝動脈と門脈があり, 肝動脈からは肝細胞がその機能を営むために必要な酸素を受け取り, 門脈からは消化管で吸収された栄養素を受け取っている.

（4）脂肪組織

　脂肪組織はエネルギー代謝にほとんど影響しない. したがって, 基礎代謝を求める際にも除脂肪体重当たりで算出すると個人差が少なくなる. 通常, 脂肪組織は白色脂肪組織（white adipose tissue）のことをさすが, これとは別に褐色脂肪組織（BAT：brown adipose tissue）とよばれるものがある. 体内に含まれる褐色脂肪組織の重量はきわめてわずかであるが, 強力に熱を産生する. 新生児ではよく発達していて肩甲骨間, 頸部などに多く存在しているが, 成長とともに白色脂肪組織に置換されていく. 褐色脂肪組織は冬眠動物や寒冷順化動物にとって大切な熱産生器官となっている. また, 褐色脂肪組織は白色脂肪組織とは異なり細胞内にミトコンドリアを多くもち, 脂肪酸を β 酸化と TCA 回路で燃焼して熱を産生する.

8.6　エネルギー代謝の測定法

　エネルギー代謝の測定は, 体内で産生したエネルギーを直接熱エネルギーの形で測定する直接法と, エネルギー産生のために消費した酸素量と発生した二酸化炭素量, さらに尿中に排泄された窒素量によりエネルギー産生量を推定する間接法などがある. また, 最近では安定同位体を用いた二重標識水法（p. 180 参照）による測定がなされている.

8.6.1　直　接　法

　人が産生するエネルギーをすべて熱エネルギーに転換して, この熱エネルギーにより上昇した水の温度を測定する方法である. 直接法で使用する装置は, 中で人が実際に活動できるようになっている（図 8-7）. 装置には熱の出入りがないように断熱材が使用され, 発生した熱は装置内のパイプに流れる水の温度を上昇させる. 水蒸気となったものも吸収されるため, 正確な熱量の測定が可能である. ただ, この方法の装置は大がかりで費用がかかるという弱点もある.

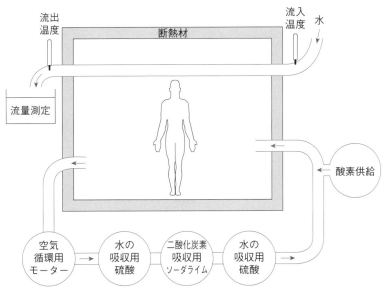

図8-7　アトウォーター・ローザ・ベネディクトの直接熱量計

エネルギー消費量＝（水温上昇度 × 水量 × 水の比熱）＋（蒸散量 × 水の潜熱）
　　　　　　　 ± （体温変化 × 体重 × 人の比熱）

8.6.2　間接法

　エネルギーを産生するということは，摂取した栄養素を酸素により水と二酸化炭素に分解することである．そのため，酸素消費量（VO_2：oxygen consumption）と二酸化炭素発生量（VCO_2：carbon dioxid output）を測定し，尿中に排泄された窒素化合物のもつエネルギーを差し引くことによりエネルギー消費量が算定できる．間接法には閉鎖された空間での酸素の減少量を測定する閉鎖式と，外気を吸入し呼気ガスから酸素消費量と二酸化炭素発生量を測定する開放式がある．

（1）閉鎖式

　閉鎖された回路系の空気を繰り返し呼吸する．呼吸により発生した二酸化炭素をソーダライムで吸収させ，空気中の体積の減少量から酸素消費量を測定する．安静時のエネルギー消費の測定に適しているが，この方法は被験者が装置と接続されるので，身体活動を行いながらの測定には適さない．

（2）開放式

　マウスピースやマスクをつけて呼吸弁で吸気と呼気が混じらないようにしたうえで，外気を吸入して呼気のみを集める．一定時間の呼気をポータブル呼吸計やダグラスバッグに集めて呼気の容積，酸素濃度，二酸化炭素濃度を分析して酸素消費量と二酸化炭素発生量を求める（図8-8）．また，小児や睡眠中などマスクやマウスピースをつけるのが困難な場合は，顔に呼吸フードをかぶせて測定する方法もある．

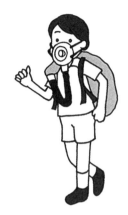

図8-8　ダグラスバッグを用いた呼気の収集

（a）酸素消費量

> 酸素消費量 ＝ ｛単位時間内の吸気量 × 吸気中の酸素濃度（0.2093）｝
> 　　　　　　 －（呼気量 × 呼気中の酸素濃度）

（b）二酸化炭素発生量

> 二酸化炭素発生量 ＝ ｛呼気中の二酸化炭素濃度
> 　　　　　　　　　 －吸気中の二酸化炭素濃度（0.0003）｝× 呼気量

（c）吸 気 量

　窒素は体内で消費されないことを利用して，呼気量を求める．

> 吸気量 ＝ $\dfrac{\text{呼気量 × 呼気中の窒素濃度}}{\text{吸気中の窒素濃度（0.7904）}}$
>
> 呼気中の窒素濃度 ＝ 1 － 呼気中の酸素濃度 － 呼気中の二酸化炭素濃度

8.6.3　間接法によるエネルギー産生量の算出

　間接法による総エネルギー消費量を算出するには，次のような考え方をする．

> ●総エネルギー産生量：食事より得られたタンパク質，糖質，脂質の燃焼によって発生したエネル
> 　　　　　　　　　　 ギー量とする．
> ●タンパク質：尿中窒素排泄量よりタンパク質の摂取量を求める．また，タンパク質の燃焼により産
> 　　　　　　 生するエネルギー量を求める．
> ●糖質と脂質：タンパク質の燃焼に関与していない酸素と二酸化炭素の量より，糖質と脂質のエネル
> 　　　　　　 ギーの発生量の割合を後述する呼吸商（RQ）の理論より推定する．

（1）呼 吸 商

　エネルギー源である糖質，脂質，タンパク質が体内で燃焼したときの酸素消費量と二酸

化炭素発生量の比を呼吸商(RQ：respiratory quotient)という．

$$呼吸商(RQ) = \frac{二酸化炭素発生量(容積)}{酸素消費量(容積)}$$

（a）糖　質

　1分子のグルコースは，6分子の酸素を消費して燃焼し，6分子の二酸化炭素を産生する．また，1gのグルコースは0.746Lの酸素を使って燃焼し，0.746Lの二酸化炭素と3.74 kcalのエネルギーを産生する．これを1L当たりの酸素に換算すると5.01 kcalのエネルギーを産生することになる．また，グルコースおよび平均的な糖質に換算すると呼吸商(RQ)は，1.000となる(表8-4)

$$
\begin{array}{cccccc}
C_6H_{12}O_6 & + & 6\,O_2 & \rightarrow & 6\,CO_2 & + & 6\,H_2O & + & 673\text{ kcal} \\
180\text{ g} & & 6\times22.4\text{ L} & & 6\times22.4\text{ L} & & 108\text{ g} & & 673\text{ kcal} \\
1\text{ g} & & 0.746\text{ L} & & 0.746\text{ L} & & 0.60\text{ g} & & 3.74\text{ kcal} \\
& & 1\text{ L} & & 1\text{ L} & & & & 5.01\text{ kcal}
\end{array}
$$

$$グルコースの呼吸商(RQ) = \frac{6\,CO_2}{6\,O_2} = 1.0$$

表8-4　栄養素の燃焼に関する値

	糖　質	脂　質	タンパク質
呼吸商(RQ)	1.000	0.707	0.801
1g当たりの酸素消費量(L)	0.829	2.019	0.966
1g当たりの二酸化炭素発生量(L)	0.829	1.427	0.774
1g当たりのエネルギー発生量(kcal)	4.12	9.46	4.32
消費酸素1L当たりのエネルギー発生量(kcal)	5.05	4.69	4.49

(Lowyによる)

（b）脂　質

　1分子のパルミチン酸は23分子の酸素を使って燃焼し，16分子の二酸化炭素を発生する．また，平均的な脂肪酸から換算すると脂質の呼吸商(RQ)は0.707となる(表8-4参照)．

$$C_{16}H_{32}O_2 + 23\,O_2 \quad \rightarrow \quad 16\,CO_2 + 16\,H_2O$$

$$パルミチン酸の呼吸商(RQ) = \frac{16\,CO_2}{23\,O_2} = 0.70$$

（c）タンパク質

　タンパク質が燃焼する場合，アミノ酸の構成元素に由来する三酸化硫黄や尿素が産生する．1分子のアルブミンは77分子の酸素を使って燃焼し，63分子の二酸化炭素を発生する．また，平均的なタンパク質から換算すると呼吸商(RQ)は0.801となる(表8-4参照)．

8・6　エネルギー代謝の測定法

$$C_{72}H_{112}N_{18}O_{22}S + 77\,O_2 \rightarrow 63\,CO_2 + 38\,H_2O + SO_3 + 9\,CO(NH_2)_2$$

$$\text{アルブミンの呼吸商(RQ)} = \frac{63\,CO_2}{77\,O_2} = 0.82$$

（2）非タンパク質呼吸商

　糖質の呼吸商が1.000，脂質の呼吸商が0.707であるため，糖質と脂質を混合した呼吸商がわかると糖質と脂質の燃焼割合が算定できる（表8-5）．これを非タンパク質呼吸商（NPRQ：nonprotein respiratory quotient）といい，全酸素消費量からタンパク質が消費した酸素量を差し引いたものと，全二酸化炭素発生量からタンパク質により発生した二酸化炭素量を差し引いたものの比で表される．

$$\text{非タンパク質呼吸商} \atop (\text{NPRQ}) = \frac{\text{全二酸化炭素発生量} - \text{タンパク質により発生した二酸化炭素量}}{\text{全酸素消費量} - \text{タンパク質が消費した酸素量}}$$

　タンパク質により発生した二酸化炭素量と消費した酸素量は，尿中窒素排泄量から算出されるタンパク質の摂取量より求められる（表8-4参照）．なお，タンパク質は平均で16%の窒素を含み，窒素はそのまま尿中に排泄されるので，タンパク質の摂取量は尿中窒素排泄量に6.25（窒素換算係数：100% /16%）を乗じて算出する．

　　タンパク質燃焼量 ＝ 尿中窒素排泄量 ×6.25
　　タンパク質により発生した二酸化炭素量 ＝ タンパク質摂取量 ×0.774
　　タンパク質が消費した酸素量 ＝ タンパク質摂取量 ×0.966

（3）エネルギー産生量の求め方

　タンパク質のエネルギー産生量を求める．

　　タンパク質によるエネルギー産生量 ＝ タンパク質燃焼量 ×4.32（表8-4参照）

　非タンパク質呼吸商から消費酸素1L当たりの発生熱量を求め（表8-5参照），糖質と脂質のエネルギー産生量を求める．

　　糖質と脂質のエネルギー産生量
　　＝（全酸素消費量－タンパク質が消費した酸素量）× 消費酸素 1L 当たりの発生熱量

総エネルギー産生量を求める．

　　総エネルギー産生量
　　＝ タンパク質のエネルギー産生量＋糖質と脂質のエネルギー産生量

表 8-5　非タンパク質呼吸商より見た糖質・脂質の燃焼比率

非タンパク質呼吸商	燃焼比率		酸素1L当たりの発生熱量 (kcal)	非タンパク質呼吸商	燃焼比率		酸素1L当たりの発生熱量 (kcal)
	糖質(%)	脂質(%)			糖質(%)	脂質(%)	
0.707	0	100	4.686	0.86	54.1	45.9	4.875
0.71	1.10	98.9	4.690	0.87	57.5	42.5	4.887
0.72	4.76	95.2	4.702	0.88	60.8	39.2	4.899
0.73	8.40	91.6	4.714	0.89	64.2	35.8	4.911
0.74	12.0	88.0	4.727	0.90	67.5	32.5	4.924
0.75	15.6	84.0	4.739	0.91	70.8	29.2	4.936
0.76	19.2	80.8	4.751	0.92	74.1	25.9	4.948
0.77	22.8	77.2	4.764	0.93	77.4	22.6	4.961
0.78	26.3	73.7	4.776	0.94	80.7	19.3	4.973
0.79	29.9	70.1	4.788	0.95	84.0	16.0	4.985
0.80	33.4	66.6	4.801	0.96	87.2	12.8	4.998
0.81	36.9	63.1	4.813	0.97	90.4	9.58	5.010
0.82	40.3	59.7	4.825	0.98	93.6	6.37	5.022
0.83	43.8	56.2	4.838	0.99	96.8	3.18	5.034
0.84	47.2	52.8	4.850	1.00	100.0	0	5.047
0.85	50.7	49.3	4.862				

ツンツ・シュンブルグ・ラスクによる.

＜エネルギー産生量(1日当たり)を計算してみよう＞

モデル：酸素消費量…373 L，二酸化炭素発生量…334 L，尿中窒素排泄量…8.8 g

① タンパク質のエネルギー産生量

　　タンパク質摂取量 = 8.8×6.25 = 55 g

　　タンパク質のエネルギー産生量 = 55×4.32 = 237.6 kcal

② 非タンパク質呼吸商(NPRQ)

　　タンパク質により発生した二酸化炭素量 = 55×0.774 = 42.6 L

　　タンパク質が消費した酸素量 = 55×0.966 = 53.1 L

$$非タンパク質呼吸商(NPRQ) = \frac{334 - 42.6}{373 - 53.1} = \frac{291.4}{319.9} = 0.91$$

③ 糖質と脂質のエネルギー産生量

　　呼吸商 0.91 のときの酸素 1 L 当たりの発生熱量：4.936 kcal(表 8-5 参照)

　　糖質と脂質のエネルギー産生量 = (373 - 53.1)×4.936 = 1579.0 kcal

④ 総エネルギー産生量

　　総エネルギー産生量 = 237.6 kcal + 1579.0 kcal = 1816.6 kcal(1 日当たり)

（4）簡易的なエネルギー産生量の求め方

タンパク質は総エネルギー産生量の 10 〜 15% 程度と糖質や脂質に比べて少ないため，タンパク質の燃焼を最初から無視して尿中窒素排泄量を測定しない方法もある．また，実際に短時間の活動のエネルギー産生量を求める場合，尿中窒素排泄量を正確に測定することは困難である．このことから，全二酸化炭素発生量と全酸素消費量より呼吸商を求め，表 8-5 から酸素 1 L 当たりの発生熱量を求める．

> 総エネルギー産生量 ＝ 全酸素消費量 × 酸素 1 L 当たりの発生熱量

＜エネルギー産生量(1 日当たり)を簡易的な方法で計算してみよう＞

モデル：酸素消費量…373 L，二酸化炭素発生量…334 L

① 呼吸商の算出

呼吸商(RQ) ＝ 334/373 ＝ 0.90

② 総エネルギー算出量

呼吸商 0.90 のときの酸素 1 L 当たりの発生熱量：4.924 kcal(表 8-5 参照)

総エネルギー産生量 ＝ 373×4.924 ＝ 1836.7 kcal(1 日当たり)

8.6.4　二重標識水法

二重標識水法(DLW 法：doubly labeled water method)は，体内で障害を引き起こさない ^{2}H と ^{18}O の 2 種の安定同位体を用いてエネルギー消費量を求める方法で，「日本人の食事摂取基準(2020 年版)」にも採用されている．この方法での被験者は ^{2}H と ^{18}O の 2 種の安定同位体を含む水を飲み，通常の生活をしながら長期間の測定ができる利点をもつが，二重標識水が高価なことと特殊な測定装置を必要とするため手軽には利用できない．

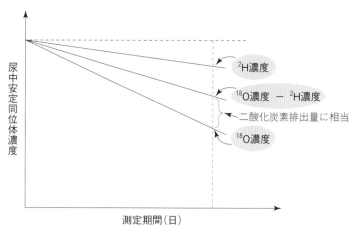

図 8-9　二重標識水法によるエネルギー消費の測定

体内では，水素(H)は水(H_2O)のみに代謝され，酸素(O)は水(H_2O)と二酸化炭素(CO_2)の両方に代謝されるため，酸素(^{18}O)の減少率が水素(^2H)の減少率より大きくなる（図8-9）．したがって，尿中へのこれらの安定同位体の減衰率を測定し，酸素の減衰率から水素の減衰率を差し引くことにより，二酸化炭素排出量を算定することが可能となる．二酸化炭素は糖質と脂質が体内で酸素により酸化分解された産物なので，二酸化炭素排出量を呼吸商(RQ)で除して，酸素消費量を求めれば，エネルギー消費量が計算できる．また，エネルギー消費量を基礎代謝量で除して，後述する身体活動レベル（PAL：physical activity level）が求められる．

$$二酸化炭素代謝率 ＝ 酸素減衰率 － 水素減衰率$$

$$酸素消費量 ＝ \frac{二酸化炭素排出量}{呼吸商(RQ)}$$

$$身体活動レベル(PAL) ＝ \frac{エネルギー消費量}{基礎代謝量}$$

8.6.5　その他の方法

（1）心拍数記録法

体内の酸素は血液によって運搬されるので，心拍数と酸素消費量には相関関係がある．安静時よりも運動時に有効な方法で，とくに有酸素運動に利用しやすい．

（2）行動時間調査法（time study 法）

生活活動の内容を1～5分単位で記録し，それぞれの生活活動を行った時間から，Af，メッツ（METS），エネルギー代謝率（RMR），活動代謝（Ea）などを用いて消費エネルギーを算出できる．

（3）歩数記録法

歩数計は手頃な価格で手に入り，運動量が歩数として示されるので普及している．個人の歩幅や歩く速さなど条件が違うので正確なエネルギー消費量を算定するのは難しいが，個人の運動量の比較という点でわかりやすい．

8.7　推定エネルギー必要量の算定

「日本人の食事摂取基準（2020年版）」において，エネルギー必要量の推定方法として，身長，体重などから推定式を用いて算定された推定エネルギー必要量（EER：estimated energy requirement）が参考表として示されている．推定エネルギー必要量は，1日の基礎代謝量に身体活動レベルを乗じて算出する．

なお，成長期である乳児・小児では，現在の体重維持に必要なエネルギーに成長に必要なエネルギー（エネルギー蓄積量）を加えたものを推定エネルギー必要量としている．また，妊婦・授乳婦では，それぞれ胎児の成長ならびに授乳のために付加的に必要となるエネルギーを加えたものを推定エネルギー必要量としている．

推定エネルギー必要量(kcal) ＝ 1 日の基礎代謝量(kcal) × 身体活動レベル

身体活動レベル(PAL：physical activity level)は，1 日のエネルギー消費量を 1 日当たりの基礎代謝量で除した指数である．「日本人の食事摂取基準(2020 年版)」では，二重標識水(DLW：doubly labeled water)法により測定されたエネルギー消費量の値をもとに，身体活動レベルを，低い(Ⅰ：身体活動レベル 1.50)，ふつう(Ⅱ：身体活動レベル 1.75)，高い(Ⅲ：身体活動レベル 2.00)の 3 区分で示してある(2 章表 2 - 6，2 - 7 参照，p.16)．なお，身体活動レベルの設定は年齢により異なる．また，身体活動レベル別の推定エネルギー必要量も示されている(2 章表 2 - 8 参照，p.17)．

8.8　健康づくりのための身体活動基準2013

現在，糖尿病，高血圧症，脂質異常症などの生活習慣病が問題になっている．これらの病気の基礎病態にはメタボリックシンドロームがあり，今後はメタボリックシンドロームの発症予防・重症化予防の考え方を取り入れた生活習慣病対策をとることが有効であると考えられている．また，高齢化が進展する日本においては，加齢にともなう生活機能低下も課題となっている．

一方，日常の身体活動量を増加させることは，メタボリックシンドロームを含めた循環器疾患，糖尿病，がんのほか，加齢にともなう生活機能低下(ロコモティブシンドロームや認知症)の発症リスクの低減へとつながる．さらに運動習慣をもつことは，これらの疾病の予防効果を高めると期待されている．そこで，生活習慣病患者やその予備軍の者，および生活機能低下者における身体活動のあり方を示し，身体活動・運動の重要性の普及啓発を推進するため，平成 25 年(2013)に「健康づくりのための身体活動基準 2013」(身体活動基準)が策定され，国民に普及することを目的とした「健康づくりのための身体活動指針」(アクティブガイド)が示された．

8.8.1　健康の維持・増進に必要な身体活動・運動量

身体活動とは，骨格筋の収縮を伴い安静時よりも多くのエネルギー消費を伴う身体の状態をいう．したがって，活発な身体活動を行うと，消費エネルギーが増えて身体機能が活性化され，生活習慣病の予防へつながると考えられる(図 8 - 10)．

身体活動基準では，図 8 - 11 のように，身体活動を運動と生活活動に区分し，生活習慣病の発症リスクが低くなる具体的な身体活動量と運動量の目標が示されている．なお，身

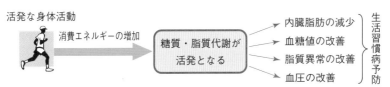

活発な身体活動 → 消費エネルギーの増加 → 糖質・脂質代謝が活発となる → 内臓脂肪の減少／血糖値の改善／脂質異常の改善／血圧の改善 ｝生活習慣病予防

図 8-10　活発な身体活動と生活習慣病予防

<身体活動> 安静にしている状態より多くのエネルギーを消費するすべての動きのこと.	
<運動> 身体活動のうち，体力の維持・向上を目的として計画的・意図的に実施し，継続性のあるもの.	<生活活動> 身体活動のうち，運動以外のものをいい，労働，家事，通勤，通学などを含む.

図 8-11　身体活動・運動・生活活動

<身体活動の強さと量の単位>

メッツ(強さの単位)：身体活動の強さを，安静時の何倍に相当するかで表す単位.

メッツ・時(量の単位)：身体活動の量を表す単位.

身体活動の強度(メッツ)×身体活動の実施時間(時)で計算される.

(例) 6 メッツの身体活動を 30 分行った場合：
6 メッツ ×1/2 時間＝3 メッツ・時

血糖・血圧・脂質に関する状況		身体活動 (＝生活活動＋運動)		運　動		体　力 (うち全身持久力)
健診結果が基準範囲内	65 歳以上	強度を問わず，身体活動を毎日 40 分(＝10 メッツ・時/週)	今より少しでも増やす(たとえば 10 分多く歩く)	―	運動習慣をもつようにする(30 分以上の運動を週 2 日以上)	―
	18〜64 歳	3 メッツ以上の強度の身体活動[*1]を毎日 60 分(＝23 メッツ・時/週)		3 メッツ以上の強度の運動[*2]を毎週 60 分(＝4 メッツ・時/週)		性・年代別に示した強度での運動を約 3 分継続可
	18 歳未満	― 【参考】幼児期運動指針：「毎日 60 分以上，楽しく体を動かすことが望ましい」		―		
血糖・血圧・脂質のいずれかが保健指導レベルの者		医療機関にかかっておらず，「身体活動のリスクに関するスクリーニングシート」でリスクがないことを確認できれば，対象者が運動開始前・実施中に自ら体調確認できるよう支援したうえで，保健指導の一環としての運動指導を積極的に行う.				
リスク重複者または受診勧奨者		生活習慣病患者が積極的に運動をする際には，安全面での配慮がとくに重要になるので，かかりつけの医師に相談する.				

＊1　歩行またはそれと同等以上,
＊2　息が弾み汗をかく程度.

図 8-12　健康づくりのための身体活動基準 2013

体活動の強さと量を表す単位として，それぞれ「メッツ」と「メッツ・時」が使われている．

身体活動基準では，健康日本21（第二次）でライフステージに応じた健康づくりを推進していることを受け，子どもから高齢者までの基準が設定されている（図8-12）．

健康づくりのための身体活動量として，18～64歳においては3メッツ以上の強度の身体活動を毎日60分（週に23メッツ・時）行い，そのうち，3メッツ以上の強度の運動を毎週60分（週に4メッツ・時）行うことが示された．この身体活動量は，歩数でみると約6,000歩に相当し，3メッツ未満の日常の身体活動量に相当する歩数（2,000～4,000歩）と合わせると，8,000～10,000歩となる．表8-6に3メッツ以上の生活活動・運動の例を示す．

65歳以上の高齢者においては，健康づくりのための身体活動量として，強度を問わず，身体活動を毎日40分（週に10メッツ・時）とすることが示された．なお，18歳未満の子どもにおいては，身体活動量は示されていないが，すべての世代共通の方向性として，身体活動を今より少しでも増やすこととされている．また，18歳未満および64歳以上では，運動量についても示されていないが，すべての世代共通の方向性として，運動習慣をもつようにすることとされている．

さらに，血糖・血圧・脂質に関する状況で，保健指導レベルの者に対しては，体調確認ができるよう支援すること，リスク重複者や受診勧奨者に対しては，かかりつけ医に相談するよう示されている．

8.8.2　健康の維持・増進に必要な体力

体力を構成する要素には，持久力，筋力，バランス能力，柔軟性などがある．とくに，全身持久力は，生活習慣病などの発症リスクの低減に寄与する可能性が示されている．全身持久力とは，できるかぎり長時間，一定の強度の身体活動・運動を維持できる能力であり，全身持久力の指標には最大酸素摂取量を用いることができる．身体活動基準には，性・年齢別の全身持久力の基準が，メッツと最大酸素摂取量の両方で示されている（表8-7）．運動中の酸素摂取量は，活動筋でのエネルギー産生量を反映しており，その最大値である最大酸素摂取量が大きいほど多くのエネルギーを産生することができ，より高い強度の運動をより長い時間実施できると考えられる．また，骨粗しょう症や骨折予防という観点からも，一定の筋力をもつことも重要である．

＜身体活動量を計算してみよう＞

バレーボールを20分，バスケットボールを30分行った場合の身体活動量は，何メッツ・時になるでしょうか？

身体活動の強さ：バレーボール（3.0メッツ），バスケットボール（6.0メッツ）

3.0メッツ×1/3時間＋6.0メッツ×1/2時間＝4.0メッツ・時

表8-6　3メッツ以上の生活活動・運動

（ａ）3メッツ以上の生活活動

メッツ	活動内容
3.0	ふつう歩行（平地, 67 m/分, 犬を連れて）, 電動アシストつき自転車に乗る, 家財道具の片づけ, 子どもの世話（立位）, 台所の手伝い, 大工仕事, 梱包, ギター演奏（立位）
3.3	カーペット掃き, フロア掃き, 掃除機, 電気関係の仕事：配線工事, 身体の動きを伴うスポーツ観戦
3.5	歩行（平地, 75～85 m/分, ほどほどの速さ, 散歩など）, 楽に自転車に乗る（8.9 km/時）, 階段を下りる, 軽い荷物運び, 車の荷物の積み下ろし, 荷づくり, モップがけ, 床磨き, 風呂掃除, 庭の草むしり, 子どもと遊ぶ（歩く/走る, 中強度）, 車椅子を押す, 釣り（全般）, スクーター（原付）・オートバイの運転
4.0	自転車に乗る（≒16 km/時未満, 通勤）, 階段を上る（ゆっくり）, 動物と遊ぶ（歩く/走る, 中強度）, 高齢者や障がい者の介護（身支度, 風呂, ベッドの乗り降り）, 屋根の雪下ろし
4.3	やや速歩（平地, やや速めに=93 m/分）, 苗木の植栽, 農作業（家畜に餌を与える）
4.5	耕作, 家の修繕
5.0	かなり速歩（平地, 速く=107 m/分）, 動物と遊ぶ（歩く/走る, 活発に）
5.5	シャベルで土や泥をすくう
5.8	子どもと遊ぶ（歩く/走る, 活発に）, 家具・家財道具の移動・運搬
6.0	スコップで雪かきをする
7.8	農作業（干し草をまとめる, 納屋の掃除）
8.0	運搬（重い荷物）
8.3	荷物を上の階へ運ぶ
8.8	階段を上る（速く）

出典：厚生労働科学研究費補助金（循環器疾患・糖尿病等生活習慣病対策総合研究事業）,「健康づくりのための運動基準2006改定のためのシステマティックレビュー」（研究代表者：宮地元彦）.

（ｂ）3メッツ以上の運動

メッツ	活動内容
3.0	ボウリング, バレーボール, 社交ダンス（ワルツ, サンバ, タンゴ）, ピラティス, 太極拳
3.5	自転車エルゴメーター（30～50ワット）, 自体重を使った軽い筋力トレーニング（軽・中等度）, 体操（家で, 軽・中等度）, ゴルフ（手引きカートを使って）, カヌー
3.8	全身を使ったテレビゲーム（スポーツ・ダンス）
4.0	卓球, パワーヨガ, ラジオ体操第1
4.3	やや速歩（平地, やや速めに=93 m/分）, ゴルフ（クラブを担いで運ぶ）
4.5	テニス（ダブルス）*, 水中歩行（中等度）, ラジオ体操第2
4.8	水泳（ゆっくりとした背泳）
5.0	かなり速歩（平地, 速く=107 m/分）, 野球, ソフトボール, サーフィン, バレエ（モダン, ジャズ）
5.3	水泳（ゆっくりとした平泳ぎ）, スキー, アクアビクス
5.5	バドミントン
6.0	ゆっくりとしたジョギング, ウェイトトレーニング（高強度, パワーリフティング, ボディビル）, バスケットボール, 水泳（のんびり泳ぐ）
6.5	山を登る（0～4.1 kgの荷物をもって）
6.8	自転車エルゴメーター（90～100ワット）
7.0	ジョギング, サッカー, スキー, スケート, ハンドボール*
7.3	エアロビクス, テニス（シングルス）*, 山を登る（約4.5～9.0 kgの荷物をもって）
8.0	サイクリング（約20 km/時）
8.3	ランニング（134 m/分）, 水泳（クロール, ふつうの速さ, 46 m/分未満）, ラグビー*
9.0	ランニング（139 m/分）
9.8	ランニング（161 m/分）
10.0	水泳（クロール, 速い, 69 m/分）
11.3	武道・武術（柔道, 柔術, 空手, キックボクシング, テコンドー）
11.0	ランニング（188 m/分）, 自転車エルゴメーター（161～200ワット）

*試合の場合.

出典：厚生労働科学研究費補助金（循環器疾患・糖尿病等生活習慣病対策総合研究事業）,「健康づくりのための運動基準2006改定のためのシステマティックレビュー」（研究代表者：宮地元彦）.

厚生労働省「健康づくりのための身体活動基準2013」.

8・8　健康づくりのための身体活動基準2013

表8-7　性・年齢別の全身持久力の基準

年齢	18～39歳	40～59歳	60～69歳
男性	11.0メッツ (39 mL/kg/分)	10.0メッツ (35 mL/kg/分)	9.0メッツ (32 mL/kg/分)
女性	9.5メッツ (33 mL/kg/分)	8.5メッツ (30 mL/kg/分)	7.5メッツ (26 mL/kg/分)

注) 表中の( )内は最大酸素摂取量を示す.
上の表に示す強度での運動を約3分以上継続できた場合, 基準を満たすと評価できる.
厚生労働省「健康づくりのための身体活動基準2013」.

　生活習慣病を予防するためには, 身体活動量を増やすだけでなく, 食事や休養のあり方も重要となる. 食事に関して,「食事バランスガイド」を参考とし, バランスのとれた栄養素の摂取やエネルギーの過剰摂取に気をつけることを心がける(図8-13).

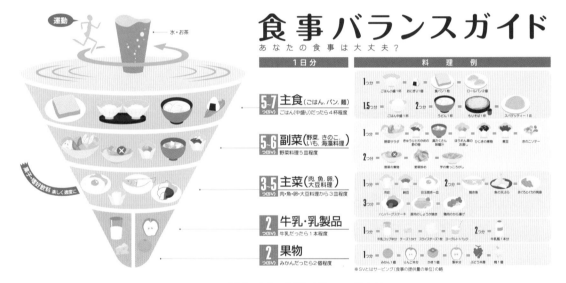

図8-13　食事バランスガイド
厚生労働省・農林水産省決定.

予想問題

1 エネルギー代謝に関する記述である. 正しいのはどれか. 1つ選べ.

(1) メッツ(METs)は, 身体活動時のエネルギー消費量を基礎代謝量で除して求める.

(2) 身体活動レベル(PAL)は, 1日のエネルギー消費量を安静時代謝量で除して求める.

(3) 体内におけるタンパク質の燃焼量は, 尿中に排泄された窒素量から求める.

(4) 食事誘発性熱産生(DIT)は, 栄養素別でみると糖質が最も高く, 約30%を占めている.

(5) 食事誘発性熱産生(DIT)で発生したエネルギーは, 運動に利用できる.

2 エネルギー代謝に関する記述である．正しいのはどれか．1つ選べ．

(1) 基礎代謝量は，甲状腺機能が低下すると高くなる．

(2) 安静時代謝量は，睡眠時代謝量より低い．

(3) 呼吸商は，酸素消費量を二酸化炭素排出量で除して求める．

(4) 体内で糖質のみが燃焼している場合，呼吸商の値は 0.7 である．

(5) 二重標識水法は，酸素と水素の安定同位体の減少速度からエネルギー消費量を求める．

3 エネルギー代謝に関する記述である．正しいのはどれか．1つ選べ．

(1) 体重当たりの基礎代謝量は，男性では 15 〜 17 歳で最大となる．

(2) 安静時代謝量は，食事誘発性熱産生(DIT)の影響を受けない．

(3) 食事誘発性熱産生(DIT)により発生したエネルギーは，熱となって放散される．

(4) 安静状態における単位重量当たりのエネルギー消費量は，心臓より骨格筋のほうが高い．

(5) 二重標識水法では，尿中に排泄された窒素と水素の安定同位体の経時変化からエネルギー消費量を推定する．

4 基礎代謝量に関する記述である．正しいのはどれか．1つ選べ．

(1) 安静座位で測定する．

(2) 除脂肪体重に比例して増大する．

(3) 環境温度に影響されない．

(4) 低栄養状態で増大する．

(5) アドレナリンにより低下する．

5 エネルギー代謝の測定に関する記述である．正しいのはどれか．1つ選べ．

(1) 直接法では，体温の変化を測定する．

(2) 非タンパク質呼吸商は，脂質の燃焼割合が増加すると大きくなる．

(3) 二酸化炭素産生量は，安静時より運動時に減少する．

(4) 尿中に排泄した窒素量は，エネルギー代謝の測定には用いられない．

(5) 二重標識水法では，尿中への安定同位体の酸素の減衰率が水素の減衰率より大きくなる．

6 基礎代謝量に関する記述である．正しいのはどれか．1つ選べ．

(1) 食後 1 時間以内に測定する．

(2) 体重よりも除脂肪体重との相関が高い．

(3) 食事誘発性熱産生(DIT)の影響を受ける．

(4) 甲状腺機能が低下すると高くなる．

(5) 1 日当たりの基礎代謝は，男女ともに 20 歳代で最も高くなる．

7 「健康づくりのための身体活動基準 2013」に関する記述である．正しいのはどれか．2つ選べ．

(1) 運動以外の生活活動は，身体活動のうちに含まれない．

(2) 身体活動の強さを表す単位としてメッツ・時が用いられている．

(3) 運動中の酸素摂取量は，活動筋でのエネルギー産生量を反映する．

(4) 最大酸素摂取量は全身持久力の指標とはならない．

(5) 4 メッツの活動を 30 分行った場合の身体活動量は 2 メッツ・時である．

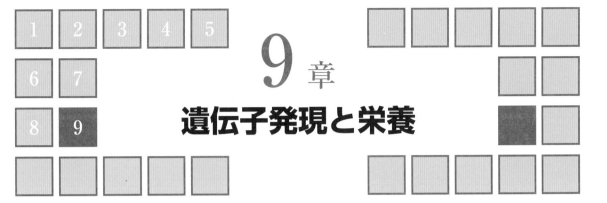

長年の食生活の慢性的な偏りや嗜好により発症する生活習慣病には高血圧, 糖尿病, 心臓病などがある. これらの病気の発症には, 栄養状態や健康状態により変動する生体の機能性タンパク質の遺伝子の発現状況にも関係がある. また, いくつかの栄養素は, 直接, 細胞の核にある遺伝子の発現を調節している. 生体のタンパク質は細胞核のゲノム DNA 配列に基づいて合成されている. この章では遺伝子の発現機構と食生活や栄養素とのかかわりについて学ぶ.

9.1 情報高分子の構造と機能

生物の形態や機能は, その種の固有の遺伝情報が遺伝子 (gene) として蓄えられており, 次世代に伝えられる. 狭義の意味での遺伝情報 (genetic information) とは, 細胞核にある遺伝子上にコードされたタンパク質のアミノ酸配列を示す塩基配列 (nucleotide sequence) のことをいう. 細胞核内での遺伝情報の保存と遺伝子の発現, さらに遺伝情報に基づいたタンパク質の合成にはさまざまな情報高分子物質が複雑に機能している.

9.1.1 ヌクレオチド

プリン塩基またはピリミジン塩基のような窒素を含む有機塩基と環状の糖がグリコシド結合によって結合した配糖体化合物を, ヌクレオシド (nucleoside) またはヌクレオチド

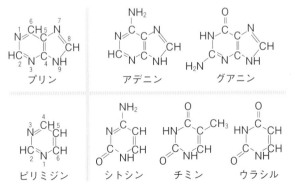

図9-1 プリン塩基, ピリミジン塩基の構造
元素は, 国際システムに従って番号をつけた.

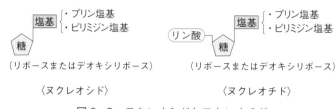

〈ヌクレオシド〉 〈ヌクレオチド〉

図9-2 ヌクレオシドとヌクレオチド

（nucleotide）という（図9-1, 9-2）．ヌクレオチドは糖のヒドロキシル基にエステル結合した リン酸残基を一つ以上もっている．これらの塩基の大部分は，細胞内ではヌクレオチドとして存在し，糖部分がD-リボースであるか，あるいは2-デオキシリボースであるかによって，リボヌクレオチド（ribonucleotide）またはデオキシリボヌクレオチド（deoxyribonucleotide）とよばれる．ヌクレオシドを指示する略号の前にd（デオキシ）がついていると，糖（リボース）が2-デオキシリボースであることを示し，リボースの5′位の炭素にリン酸がエステル結合しているときはMP（一リン酸）をつけ加える．ヌクレオチドのリン酸に，さらにリン酸が付加されるとヌクレオチド二リン酸，ヌクレオチド三リン酸が生じる（図9-3）．

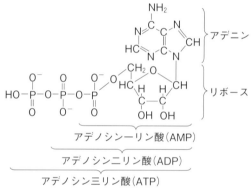

アデノシン一リン酸（AMP）
アデノシン二リン酸（ADP）
アデノシン三リン酸（ATP）

図9-3 AMPの構造と相当する二リン酸および三リン酸

　ヌクレオチド三リン酸の加水分解によるリン酸基の開裂は，主要な生物的自由エネルギー変換体として働く．とりわけアデノシン三リン酸（ATP）は哺乳動物の細胞中に最も多く存在するヌクレオチドであり（細胞内濃度約1mol/L），生体におけるエネルギー代謝の主要な役割を担っている．ATPからアデニル酸シクラーゼによって触媒される反応で合成されるサイクリックアデノシン3′,5′一リン酸（サイクリックAMP：cAMP, cyclic adenosine 3′,5′-monophosphate）は，第二メッセンジャーとしてcAMP依存性プロテインキナーゼの活性調節をはじめ，細胞の多様な調節機能に関与している．

　医化学の分野では，非経口的に投与されたプリンやピリミジン，およびヌクレオシドやヌクレオチドの合成同族体が抗がん剤などとして化学療法に幅広く用いられている．

9.1.2　プリンヌクレオチド，ピリミジンヌクレオチドの代謝 ────●

　ヒトおよび大部分の脊椎動物は，十分な量のプリン，ピリミジンをde novo合成（新生合

成）することで生命活動を営んでいるため，食事中に含まれるこれらの塩基が生体組織の核酸に組み込まれることはほとんどない．

　プリンヌクレオチドの *de novo* 合成では，ペントースリン酸回路から供給されるリボース5-リン酸と ATP から合成される 5−ホスホリボシル 1−ピロリン酸（PRPP：5-phosphoribosyl-1-pyrophosphate）が最初の反応産物である（図9-4）．PRPP はグルタミン，アスパラギン酸およびテトラヒドロ葉酸と反応し，ヌクレオチドの母体であるイノシン−リン酸（IMP：inosine monophosphate）を生じる．IMP にアスパラギン酸が付加されると，アデノシン−リン酸（AMP：adenosine monophosphate）が合成され，また，IMP が酸化されたのちにグルタミンと反応すると，グアノシン−リン酸（GMP：guanosine monophosphate）が合成される．AMP と GMP はヌクレオシド−リン酸キナーゼの触媒により，それぞれヌクレオシド二リン酸へ転換される．グアノシン二リン酸（GDP）はヌクレオシド二リン酸キナーゼによりグアノシン三リン酸（GTP）へ，ADP は酸化的リン酸化，解糖系あるいは TCA 回路を介して ATP へ変換される．

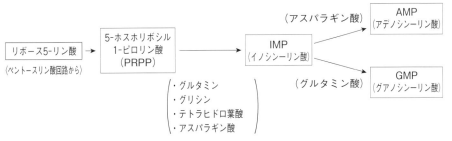

図9-4　プリンヌクレオチドの合成（*de novo*）

　ピリミジンヌクレオチドの *de novo* 合成では，まず細胞質局在のカルバモイルリン酸シンターゼ II によりグルタミン，ATP，CO_2 からカルバモイルリン酸が合成され，ついでアスパラギン酸が縮合し，閉環，脱水素によりオロト酸が生じる（図9-5）．オロト酸への PRPP の付加および脱炭酸によりウリジン−リン酸（UMP）が合成され，リン酸化を受けることで，ウリジン二リン酸（UDP）およびウリジン三リン酸（UTP）に変換される．さらに，UTP はグルタミンと反応してシチジン三リン酸（CTP：cytidine triphosphate）を合成する．また，UDP はレダクターゼの作用によりデオキシウリジン二リン酸（dUDP：

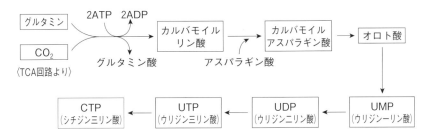

図9-5　ピリミジンヌクレオチドの合成（*de novo*）

deoxyuridine diphosphate）に変換され，脱リン酸化後，N^5, N^{10}-メチレンテトラヒドロ葉酸によるメチル化を受けて，チミジン一リン酸（TMP：thymidine monophosphate）を合成する.

　ヒトをはじめとする真核生物の多くは，遺伝子融合によりプリンおよびピリミジンの生合成を触媒する酵素を単一の多機能ポリペプチドとして合成する. PRPP が合成される反応は，いずれのヌクレオチドによってもフィードバック阻害されることから，生体の要求量に応じたプリンヌクレオチドとピリミジンヌクレオチドの合成が行われる.

　デオキシリボヌクレオチドは，リボヌクレオシド二リン酸がリボヌクレオチドレダクターゼ複合体により還元され合成される. この反応にはチオレドキシン，チオレドキシンレダクターゼ，NADPH を必要とする. また，この過程はフィードバック機構により複雑な調節を受けており，デオキシヌクレオチドを過不足なく合成することを可能にしている.

　プリンヌクレオチドとピリミジンヌクレオチドの分解は，まず脱リン酸化されたヌクレオシドとなり，加リン酸分解されることでアデノシンはヒポキサンチン，グアノシンはグアニン，チミジンはチミン，ウリジンおよびシチジンはともにウラシルに変換される. プリン塩基はキサンチンを経て尿酸（uric acid）となり，尿中に排泄される（図9-6）. 健常成人における全尿酸の正味排泄量は 400～600 mg/ 日程度であり，血中尿酸濃度が過剰になると関節や腎臓などに尿酸ナトリウムの結晶を生じ，痛風や腎障害を誘発する. 一方，ピリミジン塩基はピリミジン環を開環して代謝され，チミンは β-アミノイソ酪酸，ウラシルは β-アラニンに変換され，二酸化炭素とアンモニアを生じる. これらの産物は水溶性が高く，産生過多が臨床的異常をもたらすことはまれである.

　また，プリンおよび一部のピリミジン塩基は，サルベージ反応（再利用反応）によってヌクレオチドに転換される. この反応に必要なエネルギーは de novo 合成に比べてはるかに少なく，PRPP による遊離プリンのホスホリボシル化およびプリンヌクレオシド，ピリミジンヌクレオシドの直接的なリン酸化による合成機構がある.

　プリン・ピリミジン代謝に関与する酵素の欠損や異常は，さまざまな疾患を誘発する.

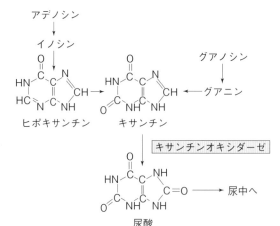

図9-6　プリンヌクレオシドからの
　　　　尿酸生成

哺乳類では胃腸管粘膜にこれらの反応を触媒する酵素がすべて存在する.

PRPP シンテターゼの異常による高尿酸塩血症では，尿酸ナトリウムの結晶が軟組織や関節で形成され痛風を発症する．日本で最初の遺伝子治療の対象となったアデノシンデアミナーゼ欠損症では，dATP（デオキシアデノシン 5′-三リン酸）の蓄積により強い免疫不全が生じる．

9.1.3 核 酸

核酸にはデオキシリボヌクレオチドがリン酸ジエステル結合で重合したデオキシリボ核酸（DNA：deoxyribonucleic acid）と，リボヌクレオチドが重合したリボ核酸（RNA：ribonucleic acid）の二種が存在する．

1950 年代初期，ワトソンとクリックによって DNA の二重らせんモデルが提唱された．二重らせんの 2 本の DNA 鎖は，特異的なプリン-ピリミジン間の水素結合で安定化されている．すなわち，デオキシグアノシン（G，deoxyguanosine）とデオキシシチジン（C，deoxycytidine）の間は 3 個の水素結合を形成し，デオキシアデノシン（A，deoxyadenosine）とデオキシチミジン（T，deoxythymidine）の間は 2 個の水素結合を形成し，それぞれ塩基対（base pair）をつくっている（図 9 - 7）．

9・1 情報高分子の構造と機能

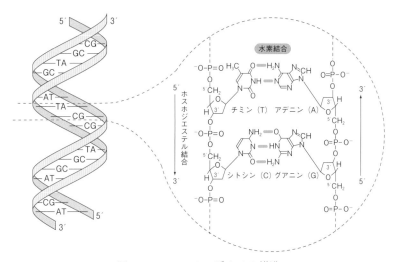

図 9 - 7 DNA の二重らせん構造

真核細胞の DNA は核内でタンパク質と結合し，クロマチン（chromatin）を形成している．クロマチンに含まれるおもなタンパク質は塩基性のヒストン（histone）である．四種のヒストン（H2A，H2B，H3，H4）が各 2 分子ずつ集合して八量体を生じ，この周囲を二重らせん構造の DNA が巻きついたヌクレオソームコア（nucleosome core，10 nm 細繊維）が形成される（図 9 - 8）．さらに，一巻当たり 6 または 7 個のヌクレオソームコアが超らせん構造をとり，30 nm 繊維を形成する．これらの構造は H1 ヒストンにより安定化され，より複雑な折りたたみ構造が生じることでクロマチンが形成される．

真核細胞の分裂時にはクロマチンが凝縮した棒状の構造が観察され，これを染色体

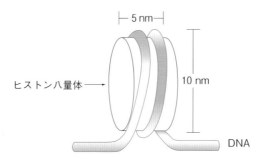

図 9-8　ヌクレオソーム（10 nm 細繊維）の構造モデル
DNA が H2A，H2B，H3，H4 ヒストンのそれぞれ二分子よりなるヒストン八量体の側面に 1.75 回（146 塩基対）巻きつく．

（chromosome）とよぶ．ヒトは 22 対の常染色体と 1 対の性染色体（XY または XX）の合計 46 本をもっている．DNA は遺伝情報を蓄積しており，細胞分裂の際には正確に複製されなければならない．分裂により生じた二つの娘細胞の DNA はともに，親細胞由来の DNA とそれを鋳型として新たに合成された DNA による二本鎖からなっている．

　DNA の複製は，トポイソメラーゼ，ヘリカーゼなどの作用により複製開始点（replication origin）における DNA 高次構造の巻き戻しが生じ，一本鎖に解離させることから始まる．解離した両鎖の複製は同時に進行するため，このような過程では複製の泡（replication bubble）が生じる（図 9-9）．鋳型となる DNA 鎖に相補的な短鎖 RNA プライマーが合成され結合したのち，その 3′ 末端から DNA ポリメラーゼによって DNA 鎖が伸長される．リーディング鎖（5′ → 3′）は連続的に重合されるのに対し，ラギング鎖（3′ → 5′）は複数の小断片として合成され，この断片を岡崎フラグメント（Okazaki fragment）とよぶ．その後，RNA プライマーが除去されるとともに DNA 鎖が合成され，各断片がつなぎ合わせられることによって DNA 複製が完了する．

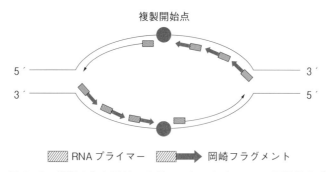

図 9-9　複製の泡と岡崎フラグメントによる DNA の不連続合成

　一方，RNA にはリボソーム RNA（rRNA），メッセンジャー RNA（mRNA），転移 RNA（tRNA）および低分子核 RNA（snRNA）の 4 種が存在する．rRNA は核小体で RNA ポリメラーゼ I により，mRNA は核質で RNA ポリメラーゼ II により，tRNA および snRNA は

核質でRNAポリメラーゼⅢによりそれぞれ転写される．二本鎖DNAの一方を鋳型鎖（template strand，他方をコード鎖とよぶ）とし，相補的なRNAが5′→3′方向へGTP，ATP，CTP，UTPを基質として伸長される．

9.1.4 遺伝子発現の調節

DNAの遺伝子の情報が生体の生理機能のために読み取られることを，遺伝子発現（gene expression）という．また，DNAからRNAを合成する過程を転写（transcription）とよび，RNAポリメラーゼをはじめ，さまざまなタンパク質が関与する．転写開始点上流に存在するプロモーターとよばれる領域が，転写を開始する位置（転写開始点）やその頻度（転写活性）を決定する重要な役割を担っている．この領域には多くの遺伝子に共通なTATAボックスやCAATボックスとよばれる配列や，個々の遺伝子に選択的に作用するタンパク質（転写調節因子）の認識配列が存在する（図9-10）．近年，脂溶性ビタミン（ビタミンAおよびD）・受容体複合体が転写調節因子として作用することが明らかにされ，詳細な検討

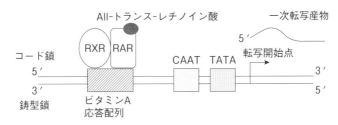

図9-10　ビタミンAによる転写制御領域の模式図

個々の遺伝子にはホルモン感受性配列をはじめ，生体シグナルに応答する転写調節領域が存在する．これらの領域には転写調節因子とよばれる核酸結合タンパク質が結合し，転写活性を制御する．プロモーターには方向性（5′→3′）があるが，エンハンサーとよばれる領域には方向性がなく，また数千塩基離れていても効力を発揮する．RXR：retinoid X receptor，RAR：retinoic acid receptor.

表9-1　遺伝子発現に直接作用する栄養素

栄養素	作　用
ビタミンA，D	ビタミンA/D受容体に結合したレチノイン酸または活性型ビタミンDが，さらに核内のビタミンA/D受容体応答配列に結合して，標的遺伝子の発現を制御する．
ビタミンB₆	ある種の転写因子に結合したピリドキサールリン酸（PLP：pyridoxal phosphate）は，標的遺伝子上流の転写調節領域への転写因子の結合を抑制して，標的遺伝子の発現を制御する．
鉄	フェリチンとトランスフェリンのmRNAに存在する鉄応答配列（IRE：iron responsive element）への鉄含有RNA結合タンパク質の結合と解離により，これらのタンパク質の合成を制御する．

が進められている(表9-1).一方,真核生物における転写の終結機構は,現在のところ明らかにされていない.

　DNAの遺伝子情報が転写されたすぐの一次転写産物(hnRNA:heterogeneous nuclear RNA)は,さまざまな修飾を受ける(図9-11).転写されたmRNA前駆体には,5′末端に7-メチルグアノシン(キャップ構造,m⁷Gppp)が,3′末端にはポリ(A)尾部が付加される.さらに,成熟RNAを構成する領域(エキソン:exon)の間に介在配列(イントロン:intron)が存在しており,イントロンの除去とエキソンの継ぎ合わせが行われる.この過程をスプライシング(splicing)とよび,snRNAが反応に関与している.スプライシングを受けたmRNAは細胞質に移行し,タンパク質合成の鋳型となる.

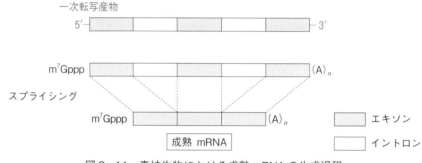

図9-11　真核生物における成熟mRNAの生成過程

9.1.5　タンパク質生合成

　mRNAにはタンパク質のアミノ酸配列を決める情報が転写されている.三つの塩基の組合せをコドン(codon)とよび,一つのアミノ酸に対応している(表9-2).タンパク質合成(翻訳)の開始には,複数の真核細胞開始因子(eIF:eukaryotic initiation factor)が関与している.また,20種類のアミノ酸はそれぞれ固有のアミノアシルtRNA合成酵素によりアミノアシルtRNAに変換される.eIF2,アミノアシルtRNA,GTPからなる三重複合体がリボソーム40Sサブユニットに結合し,ついでeIF4F(キャップ結合タンパク質複合体)・mRNA複合体が結合することで,48S開始複合体が形成される(図9-12).開始コドンを認識したのち,rRNA・タンパク質複合体からなるリボソーム60Sサブユニットが結合し,最終的に80S開始複合体が形成される.栄養状態が三重複合体およびeIF4F複合体の形成能に影響を及ぼすことが明らかにされている.

　伸長反応では,伸長因子(eEF:eukaryotic elongation factor)と次のコドンに対応するアミノアシルtRNAおよびGTPの複合体がリボソームに結合し,アミノ酸をペプチド結合で重合させていく.リボソームはペプチド結合を伸ばしながらmRNAの3′方向へ移動する.終止コドンに到達すると遊離因子(eRF:eukaryotic releasing factor)とGTPの作用でリボソームおよび合成されたタンパク質が解離し,翻訳反応が集結する.1本のmRNA

表9-2　コドンとアミノ酸の対応

コドン	アミノ酸	コドン	アミノ酸
AAA, AAG	リシン	GAA, GAG	グルタミン酸
AAC, AAU	アスパラギン	GAC, GAU	アスパラギン酸
ACX	トレオニン	GCX	アラニン
AGC, AGU, UCX	セリン	GGX	グリシン
AGA, AGG, CGX	アルギニン	GUX	バリン
AUA, AUC, AUU	イソロイシン	UAA, UAG, UGA	終止
AUG	開始，メチオニン	UAC, UAU	チロシン
CAA, CAG	グルタミン	UGC, UGU	システイン
CAC, CAU	ヒスチジン	UGG	トリプトファン
CCX	プロリン	UUC, UUU	フェニルアラニン
CUX, UUA, UUG	ロイシン		

A：アデニン，C：シトシン，G：グアニン，U：ウラシル，X は A，C，G，U いずれでもよい．

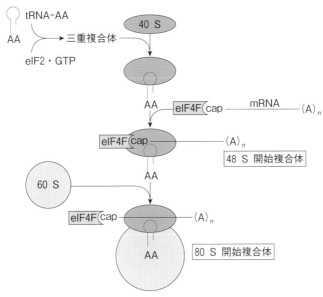

図9-12　タンパク質生合成（翻訳）における開始段階の模式図

翻訳開始には rRNA，tRNA，mRNA，GTP，ATP および少なくとも10種類の真核細胞開始因子（eIF）が必要とされる．AA：amino acid（アミノ酸），$(A)_n$：ポリ（A）尾部．

上では多数のリボソームが同時に作用しており，このような複合体をポリソーム（polysome）とよぶ．

9.2　遺伝子と栄養

9.2.1　遺伝子

　生体の恒常性は，さまざまなタンパク質（栄養を代謝する酵素，ホルモン，抗体など）に

よって維持されている．タンパク質をつくる情報を担っているのが遺伝子（gene）であり，どのようなタンパク質をつくるかを規定するプログラムが書き込まれている．ゲノム（genome）*1の中には，このような遺伝子が約2～3万種類存在しており，少なくとも10万種類（一つの遺伝子から2種類以上のタンパク質がつくられることもある）のタンパク質をつくりだす機能が備わっている．

9.2.2　遺伝子多型

　人の容姿が千差万別であるように，30億からなる遺伝子暗号も個人間で比較すると多くの部位で異なっている．この遺伝子暗号の違いは遺伝子多型（ポリモルフィズム，polymorphism）とよばれている（図9-13）．遺伝子多型とは，ある塩基の変化が人口の1％以上の頻度で存在しているものと定義されている．

● SNP とは

　SNP（single nucleotide polymorphism，一塩基変異多型）は，一つの塩基がほかの塩基に置き換わっているもので，数百～1,000塩基対に1カ所くらいの割合で存在していると推測されている．ゲノム中には，300万～1,000万カ所のSNPがあると考えられる．SNPの英語読みは「エス・エヌ・ピー」ではなく，「スニップ」とよぶ．

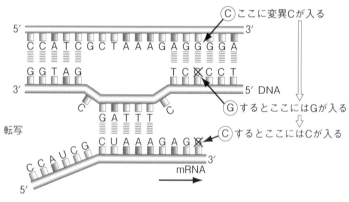

図9-13　遺伝子多型とは

9.3　病気と遺伝子

　ゲノムに書き込まれたプログラムにそって，遺伝子がいつ，どれだけ働けばよいか（どれだけタンパク質をつくるのか）は，厳密にコントロールされている．プログラムの厳密な運用によって，必要なタンパク質が，必要な細胞で，必要な時間に，必要なだけ産生されて健康な生活が維持されている．しかし，食事・生活環境・ストレスなどさまざまな外的要因や内的要因によって，この調節機構に異常が生じると，必要なタンパク質の供給が乱

*1　ゲノム：適当な日本語訳がないため，便宜的に「生命の設計図」などと訳されている．ヒトの場合，24種類の染色体（22種類の常染色体とX，Yの性染色体）に分散する形で，遺伝情報が蓄えられている．

れてしまう．タンパク質の量に過不足が生じたり，タンパク質の性質が変わって本来の働きができなくなると，生命活動の維持に必要なさまざまな物質にアンバランスが生じてしまい，これが結果として病気を引き起こす一因となる．

9.4 疾患発症に対する危険因子と決定因子

生活習慣病の場合には，複数の遺伝的要因の積み重ね，すなわち遺伝性の危険因子をいくつもっているかによって，ある病気にかかりやすいか，かかりにくいかが決められる．風邪をひきやすい体質，ひきにくい体質などといわれてきたが，これもこのような危険因子の違いによるといえる（表9-3）．

身体はゲノムという設計図に基づいてつくられているが，遺伝子多型によって個人個人は微妙に違い，たとえば糖尿病の遺伝子上の危険因子（肥満という荷重に対処できない要因）をもつ人は100 kgの肥満という負荷によって糖尿病が発症するが，危険因子をもたない人は100 kgの負荷でも発症しないという違いがでてくる．糖尿病や高血圧に代表される生活習慣病やがんなどでは，それぞれの病気について，10～20種類程度の遺伝子上の危険因子の存在が示唆されている．それらの遺伝子上の危険因子の組合せにより数倍～十数倍程度で，これらの病気に対してかかりやすさが違ってくるのであろう．したがって，単一の遺伝子で「肥満になりやすさを診断する」などの安易な遺伝子診断などはとうていできない．

表9-3 生活習慣病の発症と遺伝要因

生活習慣病	遺 伝 要 因
本態性高血圧	高血圧の発症に関与するアンギオテンシノーゲンなど，複数種の遺伝子の異常と食環境要因が重なり合って発症する．
インスリン非依存型糖尿病	インスリンを分泌する膵臓ランゲルハンス島 β 細胞の機能や，インスリン受容体の遺伝子異常と食環境要因が重なり合って発症する．
動脈硬化症（脂質異常症）	LDL受容体遺伝子，アポリポタンパク質遺伝子などの脂質異常症に関与する遺伝子の異常と，食環境要因が重なり合って発症する．

9.5 遺伝子と疾患予防

病気とは食事・生活環境・ストレスなど，さまざまな外的要因や内的要因によって，正常な生活の維持に必要な物質にアンバランスをきたした状態と考えることができる．したがって，ゲノム研究の進展によりタンパク質の転写と合成の調節のしくみが明らかとなれ

ば，病気を起こすしくみについての科学的かつ詳細な機序の解明が進むことは確実である．とくに，個人個人の病気になりやすさのリスク判定が可能となり，病気を避けるためのライフスタイルをとることによって，病気を予防したり，発症を遅らせたり，早期発見，早期治療をしたりすることが可能となる．

9.6 肥満関連遺伝子多型

　肥満はインスリン抵抗性を引き起こすことが知られており，肥満に関与する遺伝子変異は糖尿病発症に関与する可能性が考えられている．

　脂肪細胞から分泌されるレプチンは視床下部に存在する受容体を介したシグナルによって摂食抑制ホルモンとして機能している．レプチン遺伝子に先天的変異をもつと過食に陥り肥満となる症例がある．ただし，レプチン遺伝子が正常な肥満患者では，脂満度と血中レプチン濃度と正の相関関係が見られることから，レプチンを投与しても抵抗性が起こるため肥満治療には応用できない．

　β3アドレナリン受容体遺伝子はエネルギー消費，熱産生に関与している．この遺伝子多型（64番目のトリプトファンがアルギニンに変異）をもつ人はBMI（body mass index）が高く，インスリン抵抗性も高いために内臓脂肪が蓄積しやすいことが知られている．また，UCP（uncoupling protein）遺伝子はエネルギー消費に関与すると考えられており，この中のUCP2遺伝子多型は肥満に関与していることも知られている．このような遺伝子多型に加えて，Ⅱ型糖尿病に関与するいくつかの遺伝子多型が加わり，さらに脂肪摂取量増加や運動不足といった環境因子が加わるとⅡ型糖尿病が発症する可能性が考えられる．

9章　遺伝子発現と栄養

予想問題

1 人のプリンおよびピリミジンヌクレオチドの代謝についての記述である．正しいのはどれか．2つ選べ．

(1) 体内でのプリンヌクレオチド合成の経路には，既存のプリン塩基が利用される経路とされない経路の2種類がある．

(2) プリンヌクレオチドの塩基部分の最終代謝産物は尿酸である．

(3) プリンヌクレオチドは，ピリミジンヌクレオチドの前駆体である．

(4) 体内でのピリミジンヌクレオチドの合成には，食事に含まれるピリミジン塩基が前駆体として必須である．

(5) イノシン一リン酸（IMP）は，ピリミジンヌクレオチド合成の中間体である．

2 核酸についての記述である．正しいのはどれか．2つ選べ．

(1) クロマチンはDNAとRNAから構成されている．

(2) 転移RNA（tRNA）は，アミノ酸を結合することができるRNAである．

(3) DNA の相補的二本鎖を維持する結合は，塩基間に形成された水素結合である．

(4) RNA においてアデニンと相補的塩基対を形成するのはチミンである．

(5) DNA や RNA は，塩基間に形成されたリン酸ジエステル結合によってヌクレオチドが重合している．

3 遺伝子多型についての記述である．正しいのはどれか．2 つ選べ．

(1) 遺伝子多型とは，ある塩基の変化が人口中の 3% 以上の頻度で存在しているものをさす．

(2) 一塩基変異多型 (SNP) とは，エキソン領域内の一つの塩基が置換することで，タンパク質の機能が変化する多型をさす．

(3) 飢餓の時代には，摂取したエネルギーを脂質として蓄積し，できるだけ消費しない体質をつくりだした遺伝子多型が存在したといわれるが，飽食の現代では，このような多型は見られない．

(4) 病気の発症には，遺伝子多型による内的要因とともに食事，生活環境などの外的要因も重要である．

(5) 遺伝子多型の研究は，生活習慣病発症のリスク判定に有用である．

▓ 参 考 書 ▓

● 1章

島薗順雄，『ビタミン』，共立出版(1995).

島薗順雄，『栄養学史』，朝倉書店(1978).

早石　修，『酸素と生命』，東京大学出版会(1984).

五明紀春，田島　眞，三浦理代 編著，『新訂　食品機能論』，同文書院(2005).

山崎幹夫，『毒の話』，中央公論社(1985).

文部科学省科学技術・学術審議会資源調査分科会，「日本食品標準成分表 2015 年版(七訂)」，
　(2015).

● 2章

木村修一，小林修平 監修，『最新栄養学　第 8 版』，建帛社(2002).

健康・栄養情報研究会 編，『第六次改定 日本人の栄養所要量—食事摂取基準』，第一出版(2002).

第一出版編集部 編，『日本人の食事摂取基準(2005 年版)』，第一出版(2005).

厚生労働省，『日本人の食事摂取基準(2010 年版)』，第一出版(2009).

厚生労働省，『日本人の食事摂取基準(2015 年版)』，第一出版(2014).

健康・栄養情報研究会 編，『国民健康・栄養の現状』，第一出版(2006).

健康・体力づくり事業財団 編，「健康日本 21(21 世紀における国民健康づくり運動について)」，健
　康日本 21 企画検討会報告会(2002).

本郷利憲，廣重　力，豊田順一，熊田　衛 編，『標準生理学　第 4 版』，医学書院(2000).

● 3章

藤沢良知 編，『栄養・健康データハンドブック　2019/2020』，同文書院(2019).

健康・栄養情報研究会 編，『国民健康・栄養の現状—平成 28 年厚生労働省国民健康・栄養調査報
　告より』，第一出版(2019).

厚生労働省，『日本人の食事摂取基準(2020 年版)』，第一出版(2020).

K. E. Barrett ほか 著，岡田泰伸 監訳，『ギャノング生理学　原書 24 版』，丸善(2014).

玉川和子，口羽章子，木戸詔子 編著，『臨床栄養学実習書　第 12 版』，医歯薬出版(2015).

丸山道生，保木晶徳，山東勤弥 編，『経腸栄養マニュアル』，文光堂(2012).

金井正光 編，『臨床検査法提要　改訂 35 版』，金原出版(2020).

厚生統計協会 編，『国民衛生の動向　2019/2020』，厚生統計協会(2019).

● 4章

D. Voet, J. G. Voet 著，田宮信雄，八木達彦，村松正実，吉田　浩 訳，『ヴォート生化学(上・下)』，
　東京化学同人(1996).

J. D. Rown 著，長野　敬，吉田賢右 監訳，『ローン生化学』，医学書院(1991).

糸川嘉則 編，『ミネラルの事典』，朝倉書店(2003).

鈴木継美，和田　攻 編，『ミネラル・微量元素の栄養学』，第一出版(1994).

糸川嘉則，五島孜郎 編，『生体内金属元素』，光生館(1994).

清水孝雄 監訳，『イラストレイテッド ハーパー・生化学 原書 30 版』，丸善(2016).

木村修一，古野純典 翻訳監修，小川佳宏ほか 翻訳編集，『最新栄養学—専門領域の最新情報 第 10
　版』，建帛社(2014).

日本ビタミン学会 編，『ビタミン研究のブレークスルー—発見から最新の研究まで』，学進出版
　(2002).

204

日本ビタミン学会 編，『ビタミンの事典』，朝倉書店(1996)．
厚生労働省，『日本人の食事摂取基準(2020 年版)』，第一出版(2020)．
PROTEIN AND AMINO ACID REQUIREMENTS IN HUMAN NUTRITION, Report of a Joint
　FAO/WHO/UNU Expert Consultation（2007）．
日本食物繊維学会編集委員会 編，『食物繊維　基礎と応用』，第一出版(2008)．
A. C. Ross ほか 編，稲垣暢也，中屋　豊 総監訳，『ロス医療栄養科学大事典—健康と病気のしく
　みがわかる』，西村書店(2018)．

●5 章
武藤泰敏 編著，『消化・吸収－基礎と臨床－』，第一出版(2002)．
W. F. Ganong 著，岡田泰伸 ほか訳，『医科生理学展望』，丸善(2002)．
奥　恒行 編，『基礎栄養学』，南江堂(2015)．
厚生労働省，『日本人の食事摂取基準(2020 年版)』，第一出版(2020)．

●6 章
上代淑人 監訳，『ハーパー・生化学　25 版』，丸善(2001)．
W. F. Ganong 著，岡田泰伸 ほか訳，『医科生理学展望』，丸善(2002)．
田中紀子，平野直美 編，〈ステップアップ栄養・健康科学シリーズ 15〉『スポーツ栄養学—栄養サ
　ポートの理論と実践力をバランスよく身につけるために』，化学同人(2019)．

●7 章
遠藤克已，『栄養の生化学　1－2－3』，南江堂(2002)．
大久保岩男，賀佐伸省 編，『コンパクト生化学』，南江堂(2002)．

●8 章
細谷憲政 編著，『今なぜエネルギー代謝か』，第一出版(2000)．
健康・栄養情報研究会 編，『第六次改定 日本人の栄養所要量：食事摂取基準の活用』，第一出版
　(2003)．
第一出版編集部 編，『日本人の食事摂取基準(2005 年版)』，第一出版(2005)．
厚生労働省，『日本人の食事摂取基準(2010 年版)』，第一出版(2009)．
上田伸男 編，『動く，食べる，休む Science』，弘学出版(2003)．
菱田　明，佐々木敏 監修，『日本人の食事摂取基準(2015 年版)』，第一出版(2014)．
厚生労働省，『健康づくりのための身体活動基準 2013』，(2013)．
厚生労働省，『健康づくりのための身体活動指針(アクティブガイド)』，(2013)．
第一出版編集部 編，『厚生労働省・農林水産省決定食事バランスガイド—フードガイド(仮称)検討
　会報告書』，第一出版(2005)．
伊藤貞嘉，佐々木敏 監修，『日本人の食事摂取基準(2020 年版)』，第一出版(2020)．

●9 章
清水孝雄 監訳，『イラストレイテッド ハーパー・生化学 原書 30 版』，丸善(2016)．
B. Alberts ほか 著，中村桂子ほか 訳，『細胞の分子生物学 第 6 版』，ニュートンプレス(2017)．
菅野純夫 編，『ゲノム医科学がわかる』，羊土社(2001)．
香川靖雄，『生活習慣病を防ぐ』，岩波書店(2000)．

索 引

編者略歴

坂井　堅太郎
（さかい　けんたろう）
1958 年　福岡県生まれ
1985 年　長崎大学大学院水産学研究科修了
現　在　徳島文理大学人間生活学部教授
　　　　博士（栄養学）

第 1 版	第 1 刷	2003 年 12 月 15 日
第 2 版	第 1 刷	2006 年 3 月 10 日
第 3 版	第 1 刷	2010 年 8 月 20 日
第 4 版	第 1 刷	2016 年 3 月 15 日
第 5 版	第 1 刷	2020 年 9 月 20 日
	第 6 刷	2024 年 3 月 1 日

検印廃止

エキスパート管理栄養士養成シリーズ 13

基礎栄養学（第 5 版）

編　　　者　坂井堅太郎
発 行 者　曽根　良介
発 行 所　㈱化学同人

〒 600 - 8074 京都市下京区仏光寺通柳馬場西入ル
編集部　TEL 075 - 352 - 3711　FAX 075 - 352 - 0371
営業部　TEL 075 - 352 - 3373　FAX 075 - 351 - 8301
振　替　01010 - 7 - 5702
e-mail webmaster@kagakudojin.co.jp
URL https://www.kagakudojin.co.jp
印刷・製本　西濃印刷㈱